常见病中医药诊疗

主编
徐雪娇 卞亚男 张献 黄豫 邱海丽 龙亚秋

中医古籍出版社
Publishing House of Ancient Chinese Medical Books

图书在版编目（CIP）数据

常见病中医药诊疗 / 徐雪娇等主编. -- 北京 : 中医古籍出版社，2024. 8.（2025. 7重印）-- ISBN 978-7-5152-2896-9

Ⅰ. R24

中国国家版本馆 CIP 数据核字第 2024JT3777 号

常见病中医药诊疗

徐雪娇 卞亚男 张献 黄豫 邱海丽 龙亚秋 主编

策划编辑 张 欢
责任编辑 吴 頔
封面设计 石国炜
出版发行 中医古籍出版社
地　　址 北京市东城区东直门内南小街 16 号（100700）
电　　话 010-64089446（总编室）010-64002949（发行部）
网　　址 www.zhongyiguji.com.cn
印　　刷 北京中献拓方科技发展有限公司
开　　本 710mm × 1000mm 1/16
字　　数 224 千字
印　　张 18
版　　次 2024 年 8 月第 1 版 2025 年 7 月第 2 次印刷
书　　号 ISBN 978-7-5152-2896-9
定　　价 58.00 元

编委会名单

主　编	徐雪娇	黑龙江中医药大学
	卞亚男	黑龙江中医药大学
	张　献	黑龙江中医药大学
	黄　豫	昆山市中医医院
	邱海丽	哈尔滨市中医医院
	龙亚秋	广州市南方医院白云分院
副主编	孔　妍	黑龙江中医药大学附属第二医院
	韩会德	济南市第三人民医院
	黄丽娟	昆山市中医医院

目　录

CONTENTS

第一章　中医内科诊疗

第一节　病因病机

一、病因

病因也可称为致病因素，为导致疾病的原因。致病因素作用于人体而产生疾病，以证候形式表现于外。临床上根据证候，结合时令气候、情志改变及体质等因素，全面分析以探求病因的过程，就是辨证求因，又称审证求因。据此可进行辨证施治。内科病证的病因主要有六淫、七情、饮食、劳逸等方面，以及痰饮、瘀血等继发病因。

（一）六淫

指风、寒、暑、湿、燥、火六种邪气。风、寒、暑、湿、燥、火在正常情况下为六气，是自然界六种不同气候变化的统称。正常情况下，人体生理能适应气候变化，因而六气不易致病。但当外界气候变化过于急剧，或人体抵抗力下降时，机体不能及时应变，六气就成为致病因素侵袭人体而致病。这种情况下，六气就成为“六淫”，“淫”指太过。

六淫之邪一般是从肌表或口鼻而入，有从外感受的特点，因此六淫是外感疾病的致病因素。此外，临床上还有一些并非由体外侵入，而是由脏腑功能失调所产生，形成的具有类似风、寒、湿、燥、火等特征的证候。为使之与外感六淫相区别，就分别称为内风、内寒、内湿、内燥、内火。它们既是脏腑病变所致临床表现，又是影响脏腑功能的病理因素。

1. 风

是自然界大气运动的一种形式，来去迅速，流动性大，时有时无，会使树梢摇动。风邪致病的表现与此类似。

(1) 风性主动。指风邪所致病症多表现为动摇不定的特点，例如：痫证临床表现有四肢抽搐，故又名羊痫风；痉证四肢抽搐、颈项强直，甚至角弓反张，均属于风。所谓“风胜则动”（《素问·阴阳应象大论》），“诸暴强直，皆属于风”（《素问·至真要大论》）。

(2) 风性疏泄。可侵袭人体，使肌腠开泄，故多见恶风、自汗等症。

(3) 风性轻扬。最易侵犯人体高位和肌表，如头痛、感冒等病证，故《素问·太阴阳明论》说“伤于风者，上先受之”。

(4) 风为百病之长。常为外邪致病先导，其他邪气多依附于风而侵犯人体，如风湿、风寒、风热等。

(5) 风性善行而数变。善行，其症多游走不定，如痹证中的行痹，风邪偏胜，常见游走性疼痛。风性数变，风邪致病多发病急、变化快，如中风患者猝然昏仆、口眼歪斜、不省人事、半身不遂等。

2. 寒

自然界气温降低，表现为寒冷、凝结、冰冻等现象。寒邪致病症状与此相类。

(1) 寒性凝滞。凝滞者，指凝结阻滞。血得温则行，得寒则凝。寒邪侵入人体，损伤阳气，使气血凝结，阻滞不通。不通则痛，引起痛证，如胃痛、腹痛，疼痛程度较为剧烈，得热减轻，遇冷加重。

(2) 寒主收引。寒邪侵及经络关节，可使筋脉拘急挛缩，而出现屈伸不利，如痹证中的痛痹。寒邪侵袭肌表，可使毛窍收缩，腠理闭塞，而见恶寒、无汗等症，如风寒感冒。

(3) 寒为阴邪。寒邪易伤阳气，由外而入，致病有伤寒与中寒之别。寒邪伤于肌表，卫阳被遏，称为伤寒；寒邪直中脏腑，导致阴盛阳伤，称为中寒，如寒湿泄泻。

3. 暑

暑邪有季节性。夏季天气炎热，雨水较多，气候潮湿，容易产生暑邪，并多兼夹湿邪。

(1) 暑邪发散。使腠理开泄而多汗，汗多则伤津，且气随汗泄，不但伤津，还耗气。津伤则口渴多饮、小便短少，气耗则乏力、气短。

(2) 暑为阳邪。暑性炎热，暑邪致病以口渴、多汗、高热、脉洪大等热盛征象为特征。同时，暑热之邪所致病变传变迅速，易内扰心神，如中暑、暑温均可因暑热传入心包而见患者神志不清。

(3) 暑多挟湿。故暑邪为患，除有暑热症状外，又常兼见胸闷泛恶、食欲不振、四肢倦怠、大便溏泄等湿邪阻滞症状。

4. 湿

湿为自然界的潮湿之气，长期阴雨使空气中湿度增加，则人易受湿邪。久居卑湿之地，或出汗后湿衣没有及时更换，均可感受湿邪而患病。湿邪致病有下述特点：

(1) 广泛性。湿邪侵犯人体，可遍及脏腑、经络、肌肉、关节等。湿蒙上焦，则头重头胀；湿阻中焦，则脘闷纳呆；湿注下焦，则跗肿淋浊。湿邪所引起的病证多种多样，如痰饮、水肿、呕吐、泄泻、痹证、痿证等。

(2) 隐袭性。湿邪致病比较缓慢，故多不易被患者所觉察。如外湿，常因久居湿地，或伤于雾露，或水中作业，而逐渐发病。内湿大多由饮酒嗜茶成癖，或过食生冷厚味，日久中阳不振，水湿不运而感。

(3) 黏腻重浊。湿邪黏腻、留滞，不易除去。所以，湿邪为病往往病程较长，缠绵难愈。湿性重浊，重指沉重、重着，反映在症状上为头重如裹、四肢沉重、倦怠身重；浊即秽浊，反映在症状上为面垢眵多、大便黏滞不爽、小便混浊、舌苔垢腻等。

5. 燥

凡气候干燥，或久旱无雨，则容易发生燥邪为患。外感燥邪，既具有外感病一般临床特征，如发热、恶寒、头痛等；又有口鼻干燥、干咳少痰、口渴等津液缺乏证候。由于干燥天气有热有凉，所以燥邪致病又分为温燥和凉燥。前者为燥与热合，有类似风热的症状；后者为燥与寒合，有类似风寒的症状。

(1) 燥邪易伤肺。肺主气而司呼吸，与外界大气直接相通。肺需要津液濡润，才能使肺气的宣发和肃降功能维持正常。燥邪多从口鼻而入，鼻为肺窍，故外燥必内及于肺，燥伤肺津。肺失清润，从而影响宣发肃降功能，临床表现为咳呛气逆、干咳少痰，或痰黏难咯，或痰中带血。

(2) 燥性干。燥邪易伤津液，伤人以津液亏耗为主证。如口鼻干燥、咽干口渴，皮肤干燥不润，甚则皲裂；大便干结，小便短少；舌干少津等。因此，《素问·阴阳应象大论》说“燥胜则干”。

6. 火

火为热之极，风、寒、暑、湿、燥入里皆可化火。作为病因，多称热而不称火，如六淫致病的风热、暑热、湿热等；作为病证，则多称火而不称热，如心火、肝火等。

(1) 生风动血。火性阳热，火热燔灼肝经，耗伤阴液，使筋脉失养，致肝风内动，称为热极生风，可见颈项强直、角弓反张、高热、抽搐等症状。火热太盛，则灼伤脉络，迫血妄行，可引起各种血证，如衄血、吐血、便血、尿血等。

(2) 火性炎上，热象显著。火为热之极，能升腾上炎，所以火邪致病与热相似，但比热更甚。症状尤以上部为多，如目赤、面红、舌红、苔黄等。

(3) 火性躁动。可扰乱神明，导致心神失守，而出现登高而歌、弃衣而走、谵语妄言及狂躁不安等症状。《素问·至真要大论》说“诸躁狂越，皆属于火”。

(4) 易耗灼阴津。火邪致病，除有显著热象外，常伴有口渴多饮、咽干唇焦、舌干少津、大便干结、小便短赤等阴津亏耗症状。

（二）七情

指喜、怒、忧、思、悲、恐、惊。七情为人的精神情志变化，通常情况下，属于人体生理活动的一部分，然而如果长期受到精神刺激，或受突然、剧烈的精神创伤而超过生理活动所能调节的范围，就会引起脏腑的功能失调而发病。

1. 喜

欢喜适度，可调节血气运行。但过分喜笑，可使心气涣散，精神不能集中，甚至使心气涣散不收，则产生不寐、心悸及狂证等。

2. 怒

过度愤怒，可使肝失疏泄，肝气横逆上冲，血随气逆，并行走于上，而发生吐血、厥证及中风等病证。

3. 忧

长期忧郁可使肝失疏泄，肝气郁结，从而导致郁证、癫证、胁痛等病证发生。

4. 思

忧思伤脾，思虑过甚能使脾的运化功能不健，从而出现食欲不振、脘腹痞胀等症而伤胃。脾伤则气结，气结则津液不得输布，遂聚而为痰，痰气交阻于食道，可渐致噎膈。

5. 悲

悲忧伤肺，过度悲忧可使肺气耗伤，而出现少气乏力、意志消沉、情绪低落等情况。

6. 恐

恐惧伤肾，过度恐惧可使肾气不固，气陷于下，而导致二便失禁、遗精、阳痿等。

7. 惊

惊伤心胆。突然受惊，可使气机逆乱，气血失和，心无所依，神无所附，心神不安，从而发生心悸、怔忡等。

以上七情导致脏腑功能失调，引起疾病发生，张景岳称之为“因郁致病”；但脏腑功能失调，有时也会产生情志的异常改变，此可谓“因病致郁”。

（三）饮食

人体赖饮食提供必要物质以维持生活，而饮食失调，不仅可直接损伤脾胃，引起胃痛及泄泻等，而且能生湿蕴热，成为导致疾病发生的重要原因。

1. 饮食偏嗜

(1) 嗜食生冷易损伤脾阳，而使脾胃虚寒，发生腹痛、泄泻等证。

(2) 恣食辛辣、煎炸、炙煿、厚味，可致痰湿化热、火毒内蕴，发为肺痈。

(3) 偏嗜辛辣，易使肠胃积热，而导致便秘、痔疮下血。

(4) 食味酸咸太过，可发为哮病。

2. 饥饱失常

(1) 摄食过多。暴饮、暴食超过脾胃承受能力，可损伤脾胃。脾伤不能运化，胃伤则不能受纳、腐熟，致饮食积滞，或为胃痛、或为呕吐、或为泄泻。

(2) 摄食过少。长期摄食不足，致气血生化来源缺乏，气血衰少，易感外邪，变生他病。

3. 饮食不洁

进食不洁食物，可发生痢疾、霍乱、虫证等。

(四) 劳逸

1. 贪逸少劳

好逸恶劳,养尊处优,既不从事体力劳动,又不进行身体锻炼,可使气血运行不畅,脾胃功能减弱,而致正气虚衰,易感外邪。

2. 劳伤过度

(1) 劳心过度。思虑过度,耗伤阴血,使心神失养,而致心悸、不寐、健忘、多梦等症。

(2) 劳力过度。《素问・举痛论》说"劳则气耗",指劳力过度,损伤脾气,而表现为气少力衰、四肢困倦、神疲懒言等。

(3) 房劳过度。恣情纵欲、房事过度,或早婚多育,可耗伤肾精,导致肾虚病症,如腰痛、遗精、阳痿、眩晕、耳鸣、耳聋等。

(五) 痰饮、瘀血

痰饮、瘀血均为疾病发生发展过程中病理变化的产物,如不及时清除,就可能转变为病因而危害人体,产生新的疾病,所以又是继发致病因素。

1. 痰饮

多由外感六淫、内伤七情或饮食劳倦等,使肺、脾、肾气化功能发生障碍,影响津液正常输布和排泄,以致于水津停聚而产生。

(1) 痰形成后可随气升降,外而筋骨皮肉,内而脏腑,无处不到。或阻于肺,或停于胃,或蒙心窍,或郁于肝,或动于肾,或流窜经络,变生哮喘、呕吐、癫狂、梅核气、瘿病等各种病证。

(2) 饮形成之后,停于胁下为悬饮,留于胃肠为痰饮,犯于胸肺为支饮,溢于肌肤为溢饮,均可致病。

2. 瘀血

外伤或出血,导致离经之血停留于体内,可形成瘀血。气虚鼓动无力,血气运行迟涩，阴血衰少，血脉不充，均可使脉道涩滞、血行不畅。情志失调，导致气机郁结，气滞而血瘀。寒邪客于经脉，血得寒则凝，血液凝滞，经脉不通而成瘀；而热邪入血，血热互结，热灼阴血，也可煎熬成瘀。瘀血常因阻滞部位不同，而表现为不同病证。

(1) 瘀阻于心，可导致胸痹、心痛、心悸等。

(2) 瘀阻于肺，可见肺胀、咳血。

(3) 瘀阻于肝，可见痞积、臌胀。

(4) 瘀阻中焦，可见胃脘痛、腹痛、呕血、便血。

(5) 瘀阻下焦，可见血淋、癃闭。

(6) 瘀阻经络，可见中风半身不遂、痹证关节肿大或屈伸不利等。

（六）虫毒疫疠

1. 虫毒

(1) 痨虫。引起肺痨和痨瘵的病原。

(2) 沙虱。据研究，沙虱即恙虫，为一种病原媒介物，可传播恙虫热。

(3) 诸虫。包括蛔虫、寸白虫、蛲虫等，为导致多种消化道寄生虫病的病原。

(4) 水毒、蛊毒、射工等。据研究，所指多为血吸虫病等病原。

2. 瘴气

瘴气又名瘴毒，一般特指岭南地区引起瘴疟的毒气。

3. 疫病

疫病又称为"病气""异气""疫气""疫毒""乖戾之气"等，属外来的致病因素。但不同于六淫，疫病为一种传染性很强的致病邪气，感染后发病急骤，病情严重，迅速流行，如霍乱、疫毒痢等。

4. 秽浊之气

不同于六淫，也不同于疫疠。其可指空气污浊、臭恶之气，或指大气污染及有毒之气，亦可以指六淫、疫病致病后化生的病理因素，如湿浊、痰浊、瘀浊等。

二、病机

中医所说的病机，又称为病理，指疾病发展与变化的机理。

（一）基本病机

1. 邪正虚实

《素问·通评虚实论》说“邪气盛则实，精气夺则虚”。致病因素作用于人体后，在疾病发展过程中，邪正是互为消长的，正胜则邪退，邪胜则正衰。随着邪正消长，疾病就反映出虚与实的变化。

(1) 实。指邪气亢盛，以邪气盛为主要矛盾的一种病理变化。发病后，邪气亢盛而正气不太虚，尚足以同邪气相抗衡，临床表现为亢盛有余的实证。实证多具有外感六淫或痰饮、食积、瘀血等病邪留滞不解的表现，多见于疾病初期或中期，病程较短，如食滞内阻导致的腹痛等。

(2) 虚。指正气不足，以抗病能力减弱为主要矛盾的一种病理变化。多见于体质素虚或大病久病之后，气血不足，伤阴损阳，导致正气虚弱，临床表现为衰弱不足的虚证。虚证多有脏腑功能衰退的表现，多见于疾病后期或疾病慢性过程中，病程较长，如虚劳、肺痨。

(3) 虚实错杂。因病邪久稽，耗损正气，或正气本虚，不足以驱邪，以致痰饮、水湿及血瘀停聚，而形成虚中夹实、实中夹虚、虚多实少、实多虚少的虚实错杂病变。如臌胀病的临床表现既有腹水、脉络显露、小便短少等水湿及瘀血内停的实证，又有面色苍黄和形体羸瘦等肝、脾、肾功能失调的虚证。

(4) 虚实真假。在疾病过程中，因功能紊乱，有时出现的一些症状不能正确反映疾病本质，表现出某些假象。有本为实证，但由于实邪内结、经络阻滞，气血不能外达，反见形寒肢厥、全身疲乏等虚证的假象，此即“大实有羸状”；或本为虚证，但因气血不足、运化无力，反见胀满、喘逆等实证的假象，此即“至虚有盛候”。

2. 阴阳失调

阴阳失调具体表现为阴阳的偏盛或偏衰。

(1) 阴阳偏衰。①阳虚则寒。久病体衰、阳气受损而致阳虚火衰，功能减退。由于阳气偏衰，可引起阴气相对偏盛，阴盛则寒。如水肿在发展过程中，有时出现形寒肢冷、腰膝酸软、腹胀便溏、水肿等症状。此是脾肾阳气不足而引起阴气相对偏盛的寒性症状，此寒不是由于阴盛，而是阳虚所致。②阴虚则热。久病体弱，阴液损伤而致阴不制阳，引起阳相对偏盛或偏亢，虚热内生，即“阴虚生内热”。如肺痨，除见干咳、咯血、咽燥等肺阴亏耗症状外，还有午后潮热、颧红、脉细数等阴虚内热的表现。此热不是因阳盛，而是由于阴虚。

(2) 阴阳偏盛。①阳盛则热。指因感受阳邪，或感受阴邪从阳化热，或情志内伤而化火等，引起阳气偏盛的热性病变。阳气一方偏盛多导致阴气一方偏衰，而出现阳盛伤阴表现，但主要表现为阳盛。②阴盛则寒。指因感受阴邪，功能衰退，阴气偏盛而产生寒性病变。阴气一方偏盛，常耗伤阳气而致其偏衰，出现阴盛阳衰的表现，但主要表现为阴盛。

(3) 阴阳格拒。①阴盛格阳或真寒假热。阴盛格阳是指阴寒过盛，阳气被格拒于外，出现内真寒而外假热的病机。如虚寒性疾病到严重阶段，既有阴寒过盛的下利清谷、四肢厥逆、脉微欲绝等真寒证，又有反不恶寒、面颊泛红等假热象。②阳盛格阴或真热假寒。阳盛格阴是指热极似寒的一种病机，这是由于热极邪气深伏于里，阳气被遏，郁闭于内，不能透达于外所致。此病本质属热，而临床表现为假寒之象，故又称为真热假寒。如热霍乱由于热遏于内，热深厥深，而出现手足厥冷的假寒象。

(4) 亡阴和亡阳。阴虚发展到严重阶段而发生阴液干涸，称为亡阴；阳虚发展到严重阶段而发生阳气衰竭,称为亡阳。两者均可出现神情淡漠、烦躁,甚至昏迷、汗多、脉微细或脉微欲绝等。但亡阴则有四肢温和、身热、口渴、舌红等热象;亡阳则有四肢厥逆、身冷、口不渴、舌淡白等寒象。亡阴并不意味着阳气未衰,亡阳亦不意味着阴液未伤,只不过有主次不同而已。亡阴、亡阳如不及时抢救,可导致患者阴阳决离而死亡。

3. 升降失常

升降失常指气机紊乱的病理变化。临床上气机升降失常的表现是多种多样的,凡肺失宣肃、肝失疏泄、脾不升清、胃失和降、心肾不交等,均属于升降失常病变。归纳起来,升降失常的基本病机有升降太过、升降不及与升降反常三类。

(1) 升降太过。指脏腑气机升降运行虽与主导趋势一致,但程度已超出正常生理范围的病理现象。如胃、大肠与膀胱均以通降下行之态为顺,但若通降太过,就会出现泄泻稀便与尿频量多等症状;再如肝气本主升发,但升发太过则肝气上逆、肝阳上亢、肝火上炎,而表现为亢奋有余之证。

(2) 升降不及。指脏腑虚弱、运行无力,或气机阻滞、运行不畅,使升降作用减弱。如脾气主升,肺主肃降,脾虚则清气不升而头昏、便溏;肺虚则宣肃无权,而呼吸少气等。又如大肠以通降为顺,若气虚传导无力,则糟粕停滞而为便秘等,皆升降不及所致。

(3) 升降反常。指脏腑气机的升降运行与正常趋势相反的病理现象。这时当升不升,反而下陷;当降不降,反而上逆。如脾气不升,中气下陷,则发生泄泻、脱肛;胃气不降,反而上逆,将出现呕吐、呃逆等。

(二) 气血异常

气和血是人体生命活动的动力和源泉,在生理上既是脏腑功能活动的物质基础,又是脏腑功能活动的产物。因而在病理上,脏腑发生病变,可以影响气血变化,而气血病变,也必然要影响到某些脏腑。可见,气血病机是不能离开脏腑而单独存在的，掌握气血病机的一般规律，就能为深入探讨脏腑病机打好基础。

1.气病病机

气的根本在肾，来源于肺、脾，升发疏泄于肝，帅血贯脉而周行于心。气具有推动、温煦、防御、固摄和气化等作用。人体生长发育，各脏腑、经络的生理活动，血液运行，津液输布，都要靠气的激发和推动。如气虚则推动作用减弱，生长发育迟缓，脏腑、经脉的功能减退，或发生血行瘀滞，或发生水液潴留等。人体体温调节依靠气的温煦作用，如气的温煦作用不正常，可出现畏寒怯冷、四肢不温等症状。气能护卫肌表，防御外邪入侵，若气虚则外邪易于侵袭。气的固摄作用则表现在对血液、精液、尿液等的控制方面，如气虚则固摄作用减退，可发生出血、遗精、遗尿等。气化作用的意义有二：一是指精气之间相互化生；二是指脏腑的某种功能活动，如膀胱的气化功能。

气的升降出入，为气运动的基本形式，其表现于各脏腑的功能活动，以及脏腑之间的协调关系。如肺主呼吸，有宣有降，吐故纳新；心火下降，肾水升腾；脾升胃降等。如气的运行阻滞或运行逆乱，或升降失常，出入不利，则会影响五脏六腑、上下内外的协调统一，而发生种种病变，如肝气横逆、肝气郁结、胃气上逆、脾气下陷、肺失宣降、肾不纳气、心肾不交等等。气病病机很多，一般可概括为气虚、气陷、气逆、气滞四种，前二种属虚，后二种属实。

(1) 气虚。常由久病、年老体弱、饮食失调等因素导致。病机主要为元气不足，脏腑功能衰退。

(2) 气陷。气虚病变的一种，以气的升举无力为主要病机。

(3) 气逆。指气机升降失常，气上逆不顺。多表现为肺胃之气上逆，以及肝升太过而致气火上逆。

(4) 气滞。常因情志不舒、饮食失调或感受外邪等，引起人体某一部分或某一脏腑气机阻滞、运行不畅。

2. 血病病机

血病的表现一般分为出血、瘀血、血虚等。出血为血不循经，溢于络外，从九窍而出。瘀血为离经之血不能及时地排出、消散，而停滞体内，或血液运行受阻，淤积于经脉或器官之内。血虚为体内血液虚少。三者既有区别，又有联系。如出血是血虚的病因，又可能是瘀血的病机；血瘀可使出血不止，瘀血不去则新血不生，又可导致血虚。

(1) 出血。多由火热迫血妄行所致，也可因气虚不能摄血，使血无所依而发生。此外，肾阴亏虚，阴虚火旺，虚火伤络亦可导致出血。

(2) 血瘀。主要由于阳气虚损，鼓动无力，血的运行亦因之缓慢。肝气郁结，疏泄不利，血的运行可因之受阻；寒入经脉，血为之凝涩不行；热入营血，血热互结，血为之瘀滞。

(3) 血虚。主要由于失血过多，新血未生；或脾胃虚弱，生血不足；或久病不愈，肠中虫积，营血消耗过多所致。

3. 气血同病

气为阳，血为阴，气与血有阴阳相随、互相资生、互为依存的关系。气之于血，有温煦、化生、推动、统摄的作用，故气虚无以生化，血因之而虚少；气寒无以温煦，血必因之而凝滞；气衰无以推动，血必因之而瘀阻；气虚而不能统摄，则血常因之而外溢。血之于气则有濡养、运载等作用，故血虚无以载气，则气亦随之减少；血脱则气无以附，可致气脱、亡阳。由此可见，气血的病变是互相影响的。气血同病的病机有气不摄血、气血亏虚、气滞血瘀、气随血脱等。

(1) 气不摄血。气虚则统摄无权，以致血离经隧而溢于脉外。血随气行，若气虚下陷则血从下部溢出。

(2) 气血亏虚。多由久病不愈，气血两伤所致。或先有失血，气随血耗；或先因气虚而不能生化，继见血少，以致气血两亏。

(3) 气滞血瘀。多由情志不遂,肝气郁结,气滞而血凝所致。

(4) 气随血脱。大量出血、血脱,则气无以附,故气亦随之而脱。

(三) 内生五邪

风、寒、暑、湿、燥、火为六淫,属病因范围。而内风、内寒、内燥、内火、内湿,属病机范围,其中,内湿将与下述湿痰饮病机一并叙述。内风病变在肝,病理为肝风内动或上扰;内寒病变在脾肾,病理为阳虚而阴盛;内燥病变在肺、胃、肝、肾,病理为津液阴血亏耗;内火病变在心、肝及肺、肾,病理为火旺与阴虚。

1. 内风

主要是肝病变的表现,症见头晕目眩、四肢抽搐、肢麻、震颤、强直乃至猝然昏倒,不省人事、口眼歪斜、半身不遂等。

故风从内生,主要责之于肝的功能失调,临床上又称之为肝风内动。正如《素问·至真要大论》所说"诸风掉眩,皆属于肝"。肝风常与痰相挟为患,如内有痰火郁结,则更易生风;反之肝风内动,痰浊亦随之上逆,易出现卒中。内风可由热极生风,肝阳化风、阴虚或血虚风动所导致。

(1) 热极生风。多由邪热亢盛,伤及营血,燔灼肝经,内陷心包,煽动内风所致。

(2) 肝阳化风。肝肾阴亏,水不涵木,阴不潜阳,阳亢化风。风阳盛则灼液为痰,肝风夹痰上扰,蒙闭清窍。

(3) 阴虚或血虚风动。因阴亏血少、筋脉失养所致。

2. 内寒

此为阳气虚衰致脾肾功能衰退的一种表现,故又称虚寒。主要症见畏寒肢冷、面色苍白、呕吐清水、下利清谷、倦怠喜卧、筋脉拘挛以及局部冷痛等。因肾中藏有真阳,为一身阳气之本,能温煦全身脏腑组织。脾为后天之本,为气血生化之源,主运化精微至各脏腑组织,并使阳气达于四末。故脾肾阳虚,人体失于温煦,最容易表现虚寒之象,而其中尤以肾阳虚衰为关键,故《素问·至真要大论》

说“诸寒收引，皆属于肾”。阳衰，则阴相对偏盛，阴盛于内，则阳气更为虚衰。两者互为因果，但以阳虚为本，阴寒为标。临证时当分清标本主次，以脾肾阳虚为主，还是阴寒内盛为主。

(1) 脾肾阳虚。多由久病耗伤阳气，或水邪久踞，或久泄迁延，以致肾阳虚衰，不能温养脾阳；或脾阳久虚，不能充养肾阳，终至脾肾阳气俱虚。

(2) 阴寒内盛。阳气虚衰，导致阴寒内生，停滞积聚，为饮为肿。

3. 内燥

此为津液耗伤的表现。病证多由热盛津伤，或汗、吐、下之后伤亡津液，或久病精血内夺，或失血过多等原因所导致。因内燥的临床表现以口咽干燥、皮肤干涩粗糙、毛发干枯不荣、肌肉消瘦、大便干结等津伤血少症状为主，故又称为血燥或津亏。内燥主要病机是阴血亏耗、津液耗伤，病变可涉及肺、胃、肝、肾，临证时当分辨肝肾阴亏与肺胃津伤的不同。

(1) 肝肾阴亏。多由大量失血，或久病不愈、精血内夺所致。

(2) 肺胃津伤。多由热盛津伤，或汗、吐、下之后伤亡津液所致。

4. 内火

主要是脏腑阴阳偏盛、偏衰表现。其中，阴虚所致者属虚火，病变涉及肺、肾、心、肝，而以肺、肾为主，症状为五心烦热、低热盗汗、颧红、咽干目涩、头晕耳鸣等。阳盛所致者属实火，病变涉及心、肝、肺、胃，而以心、肝为主，症状为口舌糜烂、目赤口苦、心烦躁怒、咽喉干痛、齿龈肿痛、头痛等。内火多由情志抑郁或劳欲过度，影响脏腑致阴阳失调而成。如《素问・调经论》所说“阴虚则内热，阳盛则外热”，以及《丹溪心法》所说“气有余便是火”，指的就是内火。

(1) 虚火。①肺虚火扰。多由劳损所伤或久咳耗伤肺阴所致。②肾虚火动。多由肾阴亏耗、阴虚阳亢、虚火妄动所致。

(2) 实火。①肝火亢盛。多由肝郁化火、气火上逆所致。②心火炽盛。多由情志之火内发所致。

（四）湿痰饮

湿、痰、饮为一源三歧，三者均为津液不归正化而形成的病理产物。一经形成，就成为致病的病邪，引起多种病理变化，表现为各种证候，或为湿病、或为痰病、或为饮病。而三者的区别包括：①湿性重浊黏滞，每多迁延难却。②痰多稠厚，为病无处不到。③饮则清稀，每多停聚于胸腹四肢。但湿聚可以成饮，饮凝可以成痰。

湿、痰、饮的产生，与肺、脾、肾三脏功能的失常密切相关。肺主输布津液，并有通调水道的功能，若肺失宣降，水津不能通调输布，便可使水湿停聚，为痰为饮。脾主运化水液，若脾脏受病或脾气本虚，运化不力，亦致水湿不行，停聚而为痰饮。肾主蒸化水液，若肾阳不足，蒸化无力，水不化气，亦可导致水湿潴留而为痰饮。可见，湿、痰、饮的病机为本虚而标实，脾肾亏虚为本，水湿困阻、痰饮停聚为标。

1. 湿

湿有内外之分，外湿为六淫之一，而内湿既是病理产物，又是致病因素。内湿多由脾失健运，水湿停聚而生。内湿与外湿虽有不同，但在发病过程中又常相互影响。外湿发病，多犯脾胃，致脾失健运，湿从内生；而脾失健运，又容易招致外湿侵袭。内湿的形成多因饮食不节，如恣食生冷、酒醴、肥甘，或饥饱失常，损伤脾胃，脾伤则运化失职，致津液不得运化转输。故湿从内生，聚而为患，或为泄泻、或为肿满、或为饮邪。此即《素问·至真要大论》所说“诸湿肿满，皆属于脾”的病机。

湿邪侵入人体，常视人体脏腑功能的不同、体质差异，以及治疗之不当而转化。如脾阳素虚者易从寒化，胃热素盛者易从热化；过用寒凉者易于寒化，妄加温燥者易于热化。湿从寒化，多易损伤脾阳；湿从热化，多易损伤胃阴。这是湿邪寒化或热化后的发展趋势。但湿为阴邪，其性黏滞，湿胜则阳微，湿从寒化，乃湿邪致病的主要病变趋势。

(1) 湿热中阻。多因感受湿热之邪，或因饮食不节，过食肥甘、酒酪，酿成湿热而内蕴脾胃所致。

(2) 脾虚湿阻。多因饮食不节，损伤脾胃，导致脾虚而运化失职，水湿内生。

(3) 寒湿困脾。多因贪凉饮冷，过食生冷瓜果，致寒湿停于中焦；或因冒雨涉水，居住潮湿，遂使寒湿内侵；或内湿素盛，中阳被困，以致寒湿内生。

2. 痰

痰病范围非常广泛，既指有形之痰，又包括表现为痰的特异症状。由于生成原因不同，痰在性质上可分为寒、热、燥、湿、风等多种类型。由于其所在脏腑部位不同，症状表现亦各具特点。

痰之产生，与肺、脾、肾三脏关系至为密切。肺主治节，外邪袭肺，肺失宣肃，肺津可凝聚而成痰。脾主运化，外感湿邪，或饮食不节，或思虑劳倦，脾胃受伤，运化无权，水湿内停，可凝聚为痰。肾主开阖，若肾阳不足，一则开阖不利，水湿上泛，可聚而为痰；一则命门火衰，不能温运脾阳，水谷不化精微，亦可生湿成痰。肾阴亏耗，虚火内生，灼津为痰。此外，情志不遂，肝气郁结，气郁化火，可煎熬津液而为痰，痰郁互结可发为郁痰。肝阳化风，痰涎内壅，可发为风痰。痰热互结，则为热痰。寒痰互凝，则为寒痰。痰而兼有湿象者，为湿痰。痰而兼有燥象者，则为燥痰。痰之已成，留于体内，可随气升降，无处不到，或蒙心窍、或阻于肺、或停于脾胃、或郁于肝、或动于肾、或流窜经络而变生诸证。

(1) 痰蒙心窍。多因七情所伤，如抑郁、暴怒等，或感受湿浊邪气，阻塞气机，以致气结而痰凝，阻闭心窍。

(2) 痰阻于肺。常因感受风寒湿热之邪，或咳喘日久，以致肺不布津，聚而为痰。

(3) 痰蕴脾胃。主要由于饮食不节，思虑劳倦，脾胃受伤，脾失健运，生湿成痰所致。

(4) 痰郁于肝。多由肝气郁结，气结痰凝，痰气互阻所致。

(5) 痰动于肾。久病及肾，肾阳不足，蒸化无权，水湿内停，上泛为痰；肾阴亏耗，阴虚火旺，虚火灼津为痰。

(6) 痰流骨节经络。痰浊流窜骨节经络，导致气血郁滞，络脉痹阻。

3. 饮

此为脏腑功能失调以致水液在体内不得输化，停聚在某些部位而发生的一类疾病。因饮与痰、水有许多相似处，且病机存在密切联系，故饮证亦称为痰饮或水饮。痰饮的含义有广义与狭义之分：广义的痰饮是诸饮的总称，狭义的痰饮则是诸饮中的一个类型。

根据水饮积聚的部位不同，饮可分为痰饮、悬饮、溢饮、支饮四类，又以长期留而不去的为留饮、伏而时发的为伏饮，实际上仍属于四饮范围。饮的形成多由脾肾阳气素虚，水液转输蒸化无力，复加水湿浸渍、饮食所伤等，使脾运化转输功能被遏，水谷不得化为精微而输布全身，而停积于某一部位，积水成饮。饮的发病机理为阳虚阴盛，输化失常，水饮停积而为病。

(1) 痰饮。中阳不振，饮停留于胃肠所致。

(2) 悬饮。水留胁间，致络道被阻，气机升降不利。

(3) 溢饮。脾肺之气输布失职，水饮流溢于四肢肌肉所致。

(4) 支饮。饮犯胸肺，肺气上逆所致。

（五）脏腑功能失调

五脏之间有生克乘侮的关系，脏腑之间又有互为表里的联系。在讨论脏腑病的过程中应注意：①经络将人体五脏六腑、四肢百骸、五官九窍、皮肉筋脉等联结成一个有机整体，因此，脏腑病机与十二经脉密切相关。脏腑病机应联系经脉循行部位，综合分析。②气血津液与脏腑的关系十分密切。气血津液由脏腑化生、输布，而脏腑又赖之以进行正常生理活动。脏腑发生病变可影响气血津液的化生和输布，而气血津液病变也可影响脏腑的功能活动，所以，气血津液的病变不能离开脏腑的病变而孤立存在。

因此，应该从整体观念出发，不仅要考虑一脏一腑的病理变化，也要联系经络及气血津液，注意脏腑间的联系和影响，这样才能把握病机全局。

1．心与小肠

(1) 心的病机。心主血脉，又主神明，所以心病的病理表现主要是血脉运行的障碍和情志思维活动的异常。因舌为心之窍，且心与小肠互为表里，所以，心热常表现为舌尖发红；如移热于小肠，则见心烦舌疮、小便短赤。又心包为心之外卫，保护心主，故温邪逆传，多为心包所受。而心本脏之病，多起于内伤，如禀赋薄弱、脏气虚衰；或病后失调，以及思虑过度，伤及心脾。心阴虚的主要病机为心血亏耗，心阳虚的主要病机为心气不足，两者均可表现为心神不宁。若情志抑郁，化火生痰，痰火上扰，或气滞脉中，瘀血阻络，或饮邪阻遏心阳，又可表现为心之热证和实证。常见病证有：①心阳或心气虚。多由年老脏气虚衰，禀赋薄弱，或久病体虚，暴病伤阳耗气等所致。②心阴或心血虚。多由失血之后，热病伤阴或思虑劳心过度，阴血暗耗等所致，亦可源于血的生化之源不足。③心血瘀阻。多因心气或心阳亏虚，无力温运血脉，气滞脉中，血痰痹阻，络道失和。④饮遏心阳。停痰伏饮，积于胸中，阻遏心阳，以致气不宣畅。⑤痰火内扰。抑郁不遂，气郁化火，煎熬津液成痰，痰火内扰，甚则上蒙心窍。

(2) 小肠病机。小肠受盛胃中水谷，主传输清浊：清者输布于周身，浊者渗入膀胱，下注大肠。小肠之病，多因饮食失节，损伤脾胃下传而起。其病机表现为清浊不分，转输障碍。小肠之经脉络心，与心互为表里，故心亦可移热于小肠。小肠病证有虚实和寒热之不同，小肠虚寒多与脾胃损伤有关，而小肠实热多与心火有关。常见病证有：①小肠实热。多由心火移于小肠所致。②小肠虚寒。多由于饮食不节，损伤脾胃，致小肠化物、分清泌浊等功能发生障碍。

2. 肺与大肠

(1) 肺的病机。肺主气，司呼吸，所以肺的病理表现主要是气机出入升降失常。肺开窍于鼻，外合皮毛，且肺为娇脏，不耐寒热，故感受外邪以及痨虫侵袭，常首先使肺受损。肺气宜宣降，若肺为邪壅闭，宣降不利，常表现为咳嗽，甚则喘息。

肺朝百脉，助心主治节，管理调节水液的运行；若肺气失调，可引起心血运行不利，而发为胸闷、胸痛、咯血等。肺有通调水道、下输膀胱的功能，若肺气不降，通调失利，可导致水液潴留，而发为水肿及小便不利。肺与大肠互为表里，大肠职司传导，赖肺气之下降而排泄通达；反之，若大肠积滞不通，亦能影响肺之肃降。肺脏的常见病证有：①邪热乘肺。风热上受或寒郁化热，致热邪蕴肺，痰热内阻，肺失清肃。②寒邪犯肺。外感寒邪，肺气不宣；寒饮或痰饮内阻，肺失清肃。③阴虚肺燥。可因外感燥邪，耗伤肺津所致，亦可由风温诸邪伤津化燥而成；或痨虫袭肺、久咳伤肺，气血亏损，以致肺阴不足，虚热内生，耗灼肺金。④肺气亏虚。劳伤过度，病后元气未复，或久咳久喘，耗伤肺气，或因气之生化不足，以致肺之主气功能减弱。⑤痰浊阻肺。常因感受外邪，或咳喘日久，以致肺不布津，聚为痰湿；或脾气素虚，湿聚成痰，上渍于肺所致。

(2) 大肠病机。大肠职司传导糟粕，以排出体外；又主津液进一步吸收。肺与大肠互为表里，上下相应。肺气肃降，则大肠腑气通畅，出入有常；肺气逆郁，则大肠腑气壅滞而见便秘、腹胀。又大肠属脾胃系统，故凡脾胃虚弱，运化失健也可直接影响大肠，致其传导功能失常。此外，寒湿或湿热之邪入侵，客于大肠，亦可导致大肠传导失常，发为溏泄，或便肠垢。大肠病常见病证有：①大肠湿热。多因外感暑湿邪气，或饮食不节、不洁，致湿热壅结大肠而成。②大肠实热。为实热邪滞，互结阳明（胃、大肠）之腑，而致闭塞不通所引起。③大肠津亏。大肠燥热，耗伤津液，或脾阴不足，不能下及大肠，均可致大肠津亏。④大肠虚寒。多为脾肾阳虚，或过投苦寒伤阳，或寒邪直中肠间所致。

3. 肝与胆

(1) 肝的病机。肝在胁下，胆附于肝，肝胆有经脉络属而互为表里。肝经起于足大趾，上行环阴器，过少腹，挟胃，属肝络胆，贯膈布胁肋，循喉咙，连目系，上巅顶。肝主疏泄，性刚强，喜条达而恶抑郁；凡精神情志之调节功能，与肝密切相关。肝主藏血，有贮藏和调节血液作用。肝主筋，司全身筋骨、关节之屈伸。肝开窍于目，目受肝血滋养而视明。

若肝气郁结，气滞血瘀，或血不养肝，常使肝脉阻滞，而导致胁痛。肝郁日久，气滞血瘀，可导致癥瘕积聚。血瘀水停，而致气血水瘀结于内，可形成臌胀；湿热内蕴，影响肝的疏泄，致胆液外溢，而形成黄疸。肝为风木之脏，体阴而用阳，主升主动，若肝阴暗耗，肝阳偏亢，化风内动，上扰清窍，或肾水素亏，肝失滋荣，肝阳上亢，均可发为头痛、眩晕等症。若肝肾阴亏于下，肝阳暴张于上，血随气逆，夹痰夹火，横窜经脉，蒙蔽清窍，则可发为中风。若寒邪侵袭肝脉，寒凝气滞，经脉不利，可出现少腹胀痛，牵引睾丸，从而形成疝气。肝不藏血，可发生各种血证；肝血不足，筋脉失养，可导致麻木、痿躄等。

常见病证有：①肝火上炎。肝胆疏泄无权，气郁化火，火随气窜，或上扰巅顶。②肝风内动。肝气化火，阳气暴张，火随气窜，横逆络道，血随气升，上冲巅顶。此为肝风内动之病机。③肝气郁结。郁怒伤肝，木失条达，疏泄无权，或肝气横逆，气机阻滞不畅，为痛为聚；血行瘀阻，经脉痹塞，为痞为积。④肝阴不足。肝为刚脏，赖肾水以滋养，若肾阴不足，水不涵木；或肝郁化火，火盛伤阴，以致于肝阳上亢，肝风内动。⑤寒滞肝脉。外感寒邪，入侵厥阴之经脉，肝气不畅，络脉痹阻。

(2) 胆的病机。胆附于肝，其经脉络肝，胆中所藏为清净之汁，与其他传化之腑所盛的浊质不同。所以，胆既属六腑，又为奇恒之腑。胆性刚直，故在病理情况下，多表现为火旺之证。因火热可煎熬津液而为痰，故胆病又多兼痰。痰火郁遏，常扰心神。常见病证有：①胆实证。多由情志郁结，气郁生痰、痰热内扰，胆失疏泄、胃失和降所致。②胆虚证。多因猝受惊吓而伤胆气，或心虚而致胆怯、或肝气虚弱，均可引起胆虚。

4. 脾与胃

(1) 脾的病机。脾与胃互为表里，脾主运化，又主统血，胃主受纳腐熟；脾升胃降，燥湿相济，共同完成水谷的消化、吸收与输布。脾为气血生化之源，后天之本，因此，若脾胃升降失常，则水谷的受纳、腐熟、转输等功能发生障碍，呕吐、呃逆、泄泻、腹胀等病证由此而起。同时，脾失健运，化源衰少，脏腑、经络、四肢百骸无不失于滋养；脾气虚弱，气不摄血，血不归经，血证由此而生；脾失转输，水津敷布失常，水湿停聚，则为饮为肿。

常见病证有：①中气不足。素体气虚，或由于劳倦过度，以及久病耗伤脾气，致升清无权。②脾阳虚衰。饮食生冷、肥甘，或过用寒凉药物，以及久病失养，导致脾阳不振，运化无权。③湿热内蕴。外感时邪，或素嗜肥甘、厚味、酒酪，伤及脾胃，脾失健运，以致湿热交阻，甚则蕴蒸肝胆。④寒湿困脾。涉水淋雨，坐卧湿地，过食生冷，或内湿素盛，中阳被困，脾失健运。

(2) 胃的病机。胃为水谷之海，与脾互为表里，共司升清降浊之职。但凡饮食不节，饥饱失常，或冷热不适，都能影响胃功能，发生病变。胃为燥土，本性喜润恶燥，所以，一般食积、郁热、口渴、便秘等燥热之证属于胃。又胃主受纳，如胃失和降，常见恶心、呕吐。常见病证有：①胃热。多由于胃热偏盛，情志不遂，郁火相并，或邪热犯胃，过食辛热之品而成。②胃寒。多由于胃阳素虚，又复饮食不洁，过食生冷，或脘腹受冷，以致寒凝于胃而发病。③胃实。因饮食不节，暴饮暴食，以致食积不化而致。④胃虚。多因火热耗伤胃阴所致。

5. 肾与膀胱

(1) 肾的病机。肾者，左右各一，命门附焉，内藏元阴元阳，为水火之脏，其经脉络膀胱，与膀胱互为表里。肾主藏精，为人体生长、发育、生殖之源，为生命活动之根，故称为先天之本。肾主骨，生髓，以使骨坚齿固，脑充发荣，精力充沛。肾主纳气，气根于肾而归于肺，故有助肺之吸气和肃降之能。肾主五液，以维持体内水液平衡；肾水上济于心，心火下交于肾，水火既济，则阴阳平衡。肾为先天之本，脾为后天之本，脾之健运，有赖于肾阳之温煦，而肾气之充沛，又需脾胃之补养；肝肾同居于下焦，肝木需赖肾水之濡养，肾精充足，则肝亦得滋养。膀胱主蓄津液，化气行水，但膀胱之气化，需肾气之蒸腾。

若禀赋薄弱，劳倦过度，房事不节，生育过多，久病失养，则将损伤精气，而生多种疾病，此即“五脏之伤，穷必及肾”。如肾阳虚衰，关门不利，气不行水，水湿内聚，或泛溢肌肤，则为饮为肿。下元亏损，命门火衰，则为阳痿、五更泄；肾气亏耗，封藏失职，固摄无权，常致滑精、早泄、小便失禁。气不归元，肾不纳气，则喘逆、气短；劳伤日久，真阴亏虚，水不涵木，肝肾不足，可导致眩晕、耳鸣及下消等病证。肾阴耗伤，阴不济阳，虚火上越，心肾不交，可致虚烦不寐、心悸健忘、潮热盗汗，甚至牙宣、梦遗等。肾阳衰惫，气化不及州都，可导致癃闭。

常见病证有：①肾气不固。劳损过度，久病失养，肾气亏耗，失其封藏固摄之权。②肾阳不振。禀赋薄弱，久病不愈，或因房劳伤肾，下元亏损，命门火衰。③肾阴亏虚。房事不节，劳伤过度，或久病后真阴耗伤。④肾不纳气。劳伤肾气，或久病气虚，气不归元，肾失摄纳之权。⑤阴虚火旺。欲念妄动，或热病后期耗伤肾阴，阴虚生内热，水亏则火浮。⑥肾虚水泛。禀赋素虚，久病失养，肾阳亏虚，不能温化水液，致水邪泛滥而上逆，或外溢肌肤。

(2) 膀胱病机。膀胱位于少腹，其经脉络肾，生理功能主要为贮存津液而化气行水，故病理表现主要为气化无权。因肾主水液，与膀胱互为表里，肾气不化也影响膀胱的气化，此乃膀胱虚证的主要病机。至于膀胱实热病证，则由别脏移热所致，或本腑湿热蕴结而成。常见病证有：①实热或湿热。多由外感湿热之邪蕴结膀胱；或饮食不节，湿热蕴结中焦，下注膀胱所致。②虚寒。主要由于年高或久病、劳损，以致肾气亏虚，固摄无权，膀胱失约。

6. 两脏同病

凡两脏以上同时或先后发病的病理变化或病机，称为两脏同病。五脏在生理功能上彼此相关，在病理变化上亦互有联系，五脏之间生克乘侮，就是对这种相互关系的理论说明。

(1) 心肾同病。①肾阳虚衰，不能化气行水，导致水湿泛滥，水气凌心，阻遏心阳。此为肾水凌心。②若肾阴不足，心火独亢，或心火亢于上，不能下交于肾，使心肾阴阳水火失去协调。此为心肾不交。

(2) 肺脾同病。①肺脏有病，不仅清气吸入不足，谷气输布亦受影响，子病及母，久之导致肺脾俱虚。或因脾虚运化不健，生化之源不足，肺金失其滋养，致土不生金。此为肺脾气虚。②脾失健运，聚湿生痰，脾为生痰之源，肺为贮痰之器，从而导致肺失宣降而咳喘及咳痰。此为脾湿犯肺。

(3) 肾脾同病。①肾阳不足，不能温煦脾土，导致脾气虚弱，此所谓火不生土，火虚土衰。此为肾虚脾弱。②脾虚化源衰少，则五脏之精少而肾失所藏；肾虚阳气衰弱，则脾失温煦而运化失职。最终导致脾肾阳虚。

(4) 心肺同病。肺气虚弱，宗气生成不足，则运血无力；心气不足，血行不畅，也会影响肺气输布与宣降，常表现为呼吸、气息异常及血运障碍。此为心肺气虚。

(5) 肺肾同病。或由外感，或由内伤，致肺阴不足，肺病及于肾；而肾阴亏虚，阴虚火炎，则肾病可及肺，金水不得相生。此为肺肾阴虚。

(6) 心脾两虚。脾虚，生血不足，统摄无权，可致心血亏耗；思虑过度，耗伤心血，也影响脾的运化和统血功能。由此形成心脾两虚。

(7) 肝肺同病。肝失疏泄，气郁化火，木火刑金。此为肝火犯肺。

(8) 肝肾同病。肾阴不足或肾精亏损，可导致肝阴不足；肝阴不足亦可导致肾阴、肾精的亏虚，从而形成肝肾阴虚。

(9) 肝脾同病。肝气过旺，疏泄太过，脾土受肝气克伐而失于调和，引起肝脾不和。

（六）六经与卫气营血

外感热病主要按六经及卫气营血的病机进行证候归类，二者分别来源于《伤寒论》及温病学说，在内科临床上都起着一定指导作用，但具体运用时又必须联系实际，融会贯通。

1. 六经

此类病机主要是指广义伤寒等外感热病的病理变化。

(1) 太阳病。太阳主一身之表，头项为太阳经脉循行之所。人感受风寒以后，将出现头项强痛而恶寒。

(2) 阳明病。阳明经证属于热盛灼伤胃津；阳明腑证属胃肠实热，出现食积及燥屎蕴结。

(3) 少阳病。因邪气未除，正气已虚，病邪由腠理入侵，结于胆腑，邪正分争于表里之间，致气机不畅、升降不利。

(4) 太阴病。脾阳虚弱，寒湿内阻，升降失常。可因三阳病治疗失当损伤脾阳，也可因脾气素虚，寒邪直中所致。

(5) 少阴病。属心肾两虚，或为阳虚阴盛，从阴化寒，而表现为少阴寒化证；或为阴虚火旺，从阳化热，而表现为少阴热化证。

(6) 厥阴病。上热下寒，寒热错杂，气机逆乱，厥热胜复。

2. 卫气营血

卫气营血病机是指温热病证的病理变化。

(1) 卫分证病机。温邪外袭,表卫郁阻。

(2) 气分证病机。风温之邪,侵犯肺胃,或湿热留恋三焦。

(3) 营分证病机。温热内盛,营阴被灼,热盛而邪陷心包。

(4) 血分证病机。因心主血而肝藏血,邪热入于血分,势必影响心肝。邪热久羁,又可耗伤真阴,而病及于肾,以耗血、动血、伤阴、动风为特征。

第二节　中医药治疗原则

本节主要介绍中医药治疗原则的正治反治、标本缓急、脏腑补泻和八法运用这四个方面。

一、正治反治

因为疾病的病理变化不同,在临床上表现的证候甚为复杂,所以在治疗上也就有正治和反治的区别。

正治法,或称逆治法,是最常用的治法。寒者温之,热者凉之,虚者补之,实者泻之,均为正治法,如风寒外束之用辛温发表、温热犯肺之用辛凉宣透。

反治法,或称从治法,是在特殊情况下所采用的治法。此法是要透过患者在症状中所表现出来的寒热虚实假象,而抓住其本质的问题。如寒因寒用(以寒治寒)、热因热用(以热解热)、塞因塞用(如以补开塞)、通因通用(如以下剂治泻痢),均为反治法。实际临床应用中,热深厥深之用白虎汤(寒因寒用)、外热内寒之用四逆汤(热因热用)、脾虚寒腹满之用理中汤(塞因塞用)、下利谵语之用承气汤(通因通用),均为反治法。

二、标本缓急

标与本，指的是疾病主次本末和病情轻重缓急的情况。一般认为，标是疾病表现于临床的现象和所出现的证候；本是疾病发生的病机，即疾病的本质，或者相对地是指先病的脏腑及其病理表现。在病情发展、变化的过程中，一般是按照“急则治其标，缓则治其本”“间者并行，甚者独行”的原则进行治疗。

“急则治其标”，是指在疾病的发展过程中，若出现了紧急危重的证候，影响到患者安危时，就必须先行解决，而后再治疗其本。如脾虚所致的臌胀，以脾虚为本，臌胀为标；但当臌胀加重，腹大如釜，二便不利，呼吸困难时，就应攻水利尿，待水去病缓，然后再健脾固本。“缓则治其本”，指的是一般病情变化比较平稳或慢性疾病的治疗原则。如阴虚燥咳，则燥咳为标，阴虚为本，在热势不甚，无咳血、咯血等危急症状时，当滋阴润燥以止咳，阴虚之本得治，则燥咳之标自除。“间者并行，甚者独行”，是在标本俱急的情况下，必须标本同治，以及标急则治标、本急则治本。如见咳喘、胸满、腰痛、小便不利、一身尽肿等证，其病之本为肾虚水泛，病标为风寒束肺，乃标本均急之候。因此，就必须用发汗、利小便的治法，表里双解。如标证较急，见恶寒、咳喘、胸满，而二便通利，则应先宣肺散寒以治其标；如只见水肿腰痛、二便不利，无风寒外束而咳嗽轻微，则当以补肾及通利水道为主，以治其本为急。

三、脏腑补泻

由于人体是有机整体，脏腑之间是相互联系、相互影响的，生理上如此，病理上也是如此。因此，往往一脏有病，就会影响到他脏，而他脏的情况有了改变，也会反过来影响原发疾病的脏腑。中医临床上就以脏腑之间的生克表里关系，作为治疗上补泻的应用原则。这些原则可概括为“虚则补其母，实则泻其子”“壮水制阳，益火消阴”“泻表安里，开里通表及清里润表”三个方面。

(一)虚则补其母,实则泻其子

这是将脏腑生克关系运用于临床的治疗原则。所谓"虚则补其母",就是当某脏虚弱时,除了直接对该脏进行补法治疗外,也可间接地补益其母脏。如脾与肺是母子相生的关系,脾为肺之母,肺为脾之子。若肺气不足,就可影响其母脏,虚劳患者久咳肺虚,会出现脾胃不振、食减便溏等症状,就可按照虚则补其母的方法进行治疗。俟脾胃健全,食欲增进,不仅便溏自止,因肺得谷气滋养,久咳等症状也能减轻或痊愈,这就是临床上常用的"培土生金"法。"实则泻其子",就是某脏之病由于子实而引起,可泻子之实以治母病。如肝火偏盛,影响肾的封藏功能,而致遗精梦泄。在治疗上,就应清泻肝火之实,使肝火得平,则肾的封藏功能即可恢复,遗精梦泄随之而愈。

(二)壮水制阳,益火消阴

这是从脏腑病机上着手的一种根本治法。"壮水制阳"适用于肾之真阴不足的证候,以峻补肾之真阴,来消除因肾阴不足而不能制阳所引起的一系列阳亢之证。如头晕目眩、舌燥喉痛、虚火牙痛等证,可用六味地黄丸滋肾水以制虚阳。滋水涵木以抑肝阳上亢,也是由这一治法推衍而出的。"益火消阴"适用于肾之真阳不足的证候,以峻补肾之真阳来消除因肾阳不足,无力温化所引起的一系列阴凝之证。如腰痛脚软、下肢不温、少腹拘急、小便频多或小便不利,以及水肿等,可用金匮肾气丸,益肾中之阳以消阴翳。

(三)泻表安里,开里通表及清里润表

这是将脏腑表里关系运用于治疗上的方法,适用于脏与腑表里俱病的情况。如肺与大肠互为表里,当阳明实热、大便燥结而致肺气壅阻时,只从肺进行治疗很难见效,就可采用凉膈散泻表(大肠)而安里(肺)。又如,因肺气壅阻不宣导致大便结燥者,只从大肠施治,亦难见效,在治疗上就可采用栝楼桂枝汤加减,以开里(肺)通表(大肠)。再如,肺阴虚而生燥,使津液被耗,导致大便秘结,在治疗上就可采用二冬汤加减以清里（肺）润表（大肠）。

四、八法运用

八法包括汗、吐、下、和、温、清、补、消这八种临床上常用的治法。

（一）汗法

本法是开泄肌腠，逐邪外出的一种治法。

1. 适用范围和具体运用

(1) 适用范围。汗法除适用于一般外感初期外，还适用于水肿和疮疡病的初期，以及麻疹将透的阶段。

(2) 具体运用。①表证。辛温发汗，辛凉发汗。②里证。滋阴发汗，助阳发汗。

2. 注意事项和禁忌

(1) 凡剧烈吐下之后，以及淋家、疮家、亡血家等，原则上都在禁汗之列。

(2) 发汗应以汗出邪去为度，不宜过量，以防津液过度消耗。

(3) 用量应因时、因地、因人制宜。

(4) 凡用发汗剂时，必须告诉患者，服药后要避风寒，暂忌油腻厚味。

（二）吐法

为引导病邪或有毒物质从口涌吐而出的一种治法。

1. 适用范围和具体运用

(1) 适用范围。吐法适用于痰涎壅盛，食积胃脘不化，恶心欲呕，或误食毒物而尚留胃中等疾病。

(2) 具体运用。多用于病情严重迫急，必须迅速吐出之实证。根据病情不同，可分别采用药物或非药物吐法。

2. 注意事项和禁忌

(1) 凡病势危笃者、老弱气衰者、诸失血者、诸喘息不安者、脚气上冲者、妊娠或产后，原则上都列为禁忌。

(2) 凡服用吐剂，一般以一吐为宜，不宜反复使用。

(3) 凡用催吐剂时，应告诉患者，在吐后稍等一会儿方可进食，先宜进糜粥，禁食生冷硬物，且要慎避风寒。

（三）下法

为攻逐体内积滞，通泄大便的一种治法。

1. 适用范围和具体运用

(1) 适用范围。常用在燥、热、寒、湿诸邪内结肠胃或胸膈，燥屎停结，热结于里，以及水结、蓄血、痰滞、虫积等疾病。

(2) 具体运用。下法主要用于里实证。因证候不同，可分别采用寒下、温下、逐水、润下、通瘀、攻痰、驱虫等具体治法。

2. 注意事项和禁忌

(1) 凡邪在表、邪在半表半里、阳明病腑未实的不可用下法。

(2) 高龄津枯便秘，或素体虚弱、阳气衰微而大便艰难者，不宜用峻下法。

(3) 妇女妊娠或行经期间，皆应慎用。

(4) 下法应以邪去为度，应用不宜过量，以防正气受伤。并应告诉患者，如果大便已经通，则停服泻下剂。

（四）和法

为一方面祛邪，一方面扶正，达到祛邪而不伤正的一种和解治法。

1. 适用范围和具体运用

(1) 适用范围。此法运用范围很广，如少阳证、太阳少阳及少阳阳明合病，肝木乘土的腹痛泄泻，肝胃不和、肝郁所致的月经不调等。

(2) 具体运用。适用于病在半表半里或表里同病，而汗、吐、下法又不能用的情况。具体治法有和而兼汗、和而兼下、和而兼温、和而兼消、和而兼补等。

2. 注意事项和禁忌

凡病邪在表未入少阳者,邪已入里之实证,以及虚寒证,原则上都列为禁忌。

（五）温法

为祛除寒邪和补益阳气的一种治法,主要作用在于回阳救逆、温中散寒,从而达到补益阳气而祛邪治病的目的。

1. 适用范围和具体运用

(1) 适用范围。温法适用于寒邪留滞三阴,或由热证转变为寒证的疾病。

(2) 具体运用。温法主要用于里寒证,包括回阳救逆和温中祛寒。

2. 注意事项和禁忌

下述情况原则上均列为禁忌。

(1) 热伏于里,热深厥深,形成真热假寒者。

(2) 内热火炽而见吐血、溺血、便血者。

(3) 素体阴虚,舌质红,咽喉干燥者。

(4) 挟热下利,神昏气衰,形瘦面黑,状如槁木,阴液虚脱者。

（六）清法

为治疗一般热病的一种方法,有退热降火、保津除烦及解渴的作用。

1. 适用范围和具体运用

(1) 适用范围。凡热病,不论热在气分或营血,只要表邪尽解,而里热炽盛,皆可用清法予以治疗。

(2) 具体运用。因为热有在气分、在营血的不同,因而具体治法包括辛凉清热、苦寒清热、透营清热、咸寒清热、养阴清热及清热开窍等。

2. 注意事项和禁忌

(1) 表邪未解,阳气被郁而发热者禁用。

(2) 体质素虚,脏腑本寒而有寒象者禁用。

(3) 因气虚、血虚而引起的虚热禁用。

(4) 阴盛格阳的真寒假热证、命门火衰的虚阳上浮证，皆不可误用。

（七）补法

为补益人体阴阳气血之不足，或补益某一脏之虚损的治法。

1. 适用范围和具体运用

(1) 适用范围。适用于正气不足，体力虚弱的患者，如气虚、血虚、阴虚、阳虚等，以及正气虚弱而无力逐邪者。

(2) 具体运用。补法首先要照顾脾肾，因这两脏为先后天之本。一般可以分为补气、补血、补阴、补阳四大法。

2. 注意事项和禁忌

(1) 凡实证而表现虚证假象者禁补。

(2) 运用补剂时，为防止因“虚不受补”而发生气滞，可在补药中稍佐理气药。

（八）消法

具体包括消散和消破两项，其作用与下法相似而又有不同。消法适用于慢性癥瘕积聚而又不宜攻下者，以渐消缓散的方法来达到治疗目的。

1. 适用范围和具体运用

(1) 适用范围。适用于气、血、食、痰所形成的积聚凝滞等疾病。

(2) 具体运用。根据病因、病机、病证不同，有消坚、磨积、行气、利尿、消瘀、消食导滞、消痰化饮、消水散肿等具体治法。

2. 注意事项和禁忌

(1) 气滞中满的腹胀及土衰不能制水的肿满禁用。

(2) 阴虚热病见口渴不食，或因脾虚而有腹胀泄泻、完谷不化者，禁用。

(3) 脾虚生痰或肾虚水泛为痰者，禁用。

(4) 妇人血枯而月经停闭者，禁用。

以上八法，在临床上有单独运用者，也有随病情变化而互相配合使用者。因单纯用某一治法，多是针对病情发展的某一阶段，或针对某些突出证候所采取的措施，往往很难适应千变万化的病情，通常是八法配合使用，如汗下并用、温清并用、攻补并用、消补并用等。

第二章 中药药理和制剂

第一节 药性和治疗

一、中药药性

(一)阴阳

《神农本草经》说“药有阴阳配合”。而后世中医药家多用阴阳来阐释药性,如金代医家李杲在《汤液本草》“药类法象”中说:“温凉寒热,四气是也。温热者,天之阳也;凉寒者,天之阴也。此乃天之阴阳也。”“辛甘淡酸苦咸,五味是也。辛甘淡者,地之阳也;酸苦咸,地之阴也。此乃地之阴阳也。味之薄者,为阴中之阳,味薄则通,辛甘淡平是也;味之厚者,为阴中之阴,味厚则泄,酸苦咸寒是也。气之厚者,为阳中之阳,气厚则发热,辛甘温热是也;气之薄者,为阳中之阴,气薄则发泄,辛甘淡平凉寒是也。”“气味辛甘发散为阳,酸甘涌泄为阴。”通过阴阳,既阐释了中药之特性,又阐明了中药之功效,具有高度的概括性和规律性。

(二)四气和五味

1.四气

四气或称四性,指寒、热、温、凉四种不同的药性,反映中药影响人体阴阳盛衰、寒热变化方面的作用。四气中温热与寒凉性质不同,而温与热之间、寒与凉之间作用性质基本相同,仅存在作用程度的差异。寒、热、温、凉是从药物作用于机体所发生的反应总结出来的，与中药所纠正疾病的寒热性质相对应。《神农本草经》云："疗寒以热药，疗热以寒药。"一般而言，能减轻或消除热证，即具有清热、凉血、泻火、滋阴等功效的中药，药性属寒性或凉性；而减轻或消除寒证，具祛寒、温里、助阳等功效的中药，药性属热性或温性。

2. 五味

指中药辛、酸、甘、苦、咸五种不同味道。五味大多通过味觉感知而确定，但也有一部分是按药物临床功效确定的：有解表功效的中药被认为有辛味，而有补益功效的中药则被认为具有甘味，如葛根味辛、鹿茸味甘等。因此，药味可能与实际口尝的味道不相符。

（三）归经和升降浮沉

1. 归经

指药物的选择性作用。在临床用药时先要审清病变所在脏腑经络，再选用相应药物进行治疗。

2. 升降浮沉

指药物治疗中的作用趋向。升浮药主向上向外；沉降药主向下向内。

二、中药治疗理论

（一）药物配伍

1. 用药讲中和

中和观念用于中药治疗含义有两层：①调和。以不同因素适度配合，使之比例恰当，如厨师之烹调羹汤。②保持或使恢复和谐、均衡、统一的状态。

中和观念为中药配伍的哲理基础。

2. 中药配伍理论

配伍是指有目的地按病情需要和药性特点，有选择地将两味以上药物配合应用。这是因为疾病的发生和发展往往是错综复杂、瞬息万变的，常表现为虚实并见、寒热错杂、数病相兼，单用一药常常难以兼顾各方。药物配合使用，药与药之间会发生相互作用，如增强或降低原有药效，抑制、消除毒副作用或产生、增强毒副反应。

(1) 七情。指单用或药物配伍治疗关系。①单行。不需配伍而单用一药治疗疾病。如清金散就是用一味黄芩治肺热咳血病证。②相须。将性能功效相似的药配合应用以增强疗效。如石膏与知母配合，增强清热泻火作用；大黄与芒硝配合，增强攻下泻热作用；全蝎、蜈蚣同用，增强止痉定搐作用。③相使。将性能、功效有某些共性或性能、功效虽不同但治疗目的一致的药物配合应用。一般以某药为主，另用辅药提高主药疗效。如用补气利水的黄芪与利水健脾的茯苓配合，茯苓加强黄芪的疗效。④相畏。一种药物的毒性或副作用能被另一种药物减轻或消除。如生半夏和生南星的毒性被生姜减轻或消除，即是生半夏和生南星畏生姜。⑤相杀。一种药物能减轻或消除另一种药物的毒性或副作用。如上述相畏的例子，即是生姜杀生半夏和生南星。可见相畏、相杀其实是同一配伍关系的两种提法。⑥相恶。指一种药物能使另一种药物原有功效降低或丧失。如人参恶莱菔子，因莱菔子削弱人参的补气作用。⑦相反。两种药物合用产生或增强毒性或副作用。如药物"十八反""十九畏"。

(2) 临床应用：①有些药物由于相互作用，能减轻或消除原有毒性或副作用，在应用毒性药或烈性药时应考虑选用。②有些药物因产生协同作用而增进疗效，这是临床用药时要充分利用的。③有些药物可能互相拮抗而抵消、削弱原有功效，用药时应注意避免。④一些药物因相互作用而产生或增强毒副作用，属于配伍禁忌，原则上应避免配用。

3. 君臣佐使

君臣佐使概念是中药配伍组成方剂的基本原则之一。其中，君药针对主病或主证，按治疗需要可用一味或几味，起主要作用；臣药辅助君药以加强治疗主病或主证的作用，或是对兼病或兼证起主要治疗作用；佐药是辅助君、臣药起治疗作用的药物，或治疗次要症状，或消减君、臣药毒性；而使药是起引经或调和作用的药。中药方剂的组成不是几种药物简单组合，而是在以丰富的临床实践为指导的基础上建立的一个有机整体。

以《伤寒论》第一方麻黄汤为例，此方主治外感风寒的表实证。君药为麻黄（三两），辛温，发汗解表以散风寒，宣发肺气以平喘逆；臣药为桂枝（二两），辛甘温，温经和营，助麻黄发汗解表；佐药杏仁(70个)，苦温，降肺气助麻黄平喘；使药为炙甘草（一两），苦温，调和诸药又制约麻黄、桂枝发汗太过。麻黄、桂枝、杏仁皆入肺经，有引经之效，故不再用引经的使药。麻黄、桂枝、杏仁、炙甘草各有功效，相互制约又相互补充，协调作用而形成综合药力，攻克外感风寒临床疗效十分显著，成为千古名方、经方。这是因麻黄汤君臣佐使的组合达到了中和状态。

君药与臣药之间，不但有相互协调或配合的关系，还有相互制约关系。如麻杏石甘汤是治疗邪热壅肺的名方，用麻黄为君药，宣肺平喘，而“火郁发之”。但其性温，故配辛甘大寒之石膏为臣药。石膏既可清宣肺热，又可制约麻黄的温性，使其去性存用。两者相配，肺郁解、肺热清、咳喘平，疗效可靠。此方深得配伍变通之妙，可谓“臣献其可而去其否”的范例。

（二）用药讲策略

1. 用药如用兵

中医用药如用兵，讲究方法。不但要熟知药性，更要切中病机，有的放矢，以达到治病目的。比较而言：药有性属类别，兵有种类装备；药有轻用重用，兵有辅攻主攻；药有缓急攻补，兵有虚实强弱；药有配伍精良，兵有出奇制胜。

清代名医徐大椿不仅精通医术，而且深谙兵法，为“用药如用兵”论的代表人物。他在《用药如用兵论》中讲述了其中道理：对于循着六经传变的病邪，要预先占据病邪尚未侵袭的部位，就好比切断敌军的必经之路一样；对来势凶猛的病邪，要赶快守护那尚未发病的部位，就好比守卫我方险要的疆土一样；对挟带积食而造成的疾病，要首先消积食，就好比烧毁敌方辎重粮食一样；对并发症，一定要防止新旧病邪会合，就好比切断敌方内应。此外，用药还要辨明经络，好比派出侦察部队；依病的寒热有反治之法，好比实施分化离间策略。他还说：病势正在发展，就不宜在病邪猖獗时攻治，应坚守正气，好比使敌军疲惫；病势衰退，就一定要穷追病邪退去之处，再增加精锐药物，这好比摧毁敌人的巢穴。

2. 正治和反治

中医治疗有正治，也有反治，反治与正治相反。当疾病出现假象或大寒证、大热证时，对正治法发生格拒，就应采取反治法。例如，“热因寒用”是以热药治疗真寒假热证，要佐以少量寒药或热药凉服，才能发挥作用；“寒因热用”则是指用寒凉药治真热假寒证，要佐以少量温热药或寒药热饮，才能发挥作用。这既体现了中医辨证施治的基本原则，又体现了用药的辩证法。

（三）强调补益

中医的补益法指的是应用药物调补身体阴阳、气血不足或亏虚的方法。通过补益人体阴阳、气血，治疗各类虚证的药物称为补益药。此类补法多是补脏气，意思是调理、增强。所谓养命、养性，都是突出了中药调养人体的正常机能，从而保证机体各器官组织的功能正常。

中药补益法与四气相联系，其内容丰富，有补气、补心、补血、补肾、补脾、补肝、补肺、补阴、补阳等。相应的方药，有补心丹、补肝散、补肺散、四物汤、归脾汤、补中益气汤、四君子汤、百合固金汤、补阳还五汤、补肺阿胶汤、补血荣筋丸、杞菊地黄丸、六味地黄丸、补阴丸、补肾磁石丸等。而有以上功能的单药，则有数十种。

此外，根据药性的五味说，补益法还包括味补，即通过五味补五脏。《神农本草经》说“药有酸、咸、甘、苦、辛五味”，《素问·宣明五气》也说“五味所入：酸入肝、苦入心、甘入脾、辛入肺、咸入肾”。可见药味不同,功效各异,原因不外乎酸味能收能涩、苦味能泄能燥、甘味能补能缓、辛味能散能行、咸味能软坚润下。根据五味的药用功能与归经,也可以发挥补养或调理作用,补益相应的脏腑。

第二节　中药的药理作用

一、四气与药理

目前对中药四气的研究,通常是按寒凉及温热两大类进行,而对每类药之间的差别尚难以精确区分。研究发现,中药四气对中枢神经系统、自主神经系统、内分泌系统、物质代谢等的影响具有一定倾向性。其中,寒凉药还可具有抗感染作用。

1. 对人体功能的影响

(1) 中枢神经系统。多数寒凉药有中枢抑制作用,而部分温热药具有中枢兴奋作用。研究显示,多数寒凉药具有镇静、催眠、解热、镇痛等作用。如钩藤、羚羊角等具有抗惊厥作用,黄芩、丹参、苦参等具有镇静作用,金银花、连翘、板蓝根、穿心莲、知母、柴胡、葛根等具有解热作用。而温热药则具有中枢兴奋作用,如麻黄、麝香、马钱子等。

研究还发现,使用大量寒凉药或温热药,动物发生类似于寒证或热证的中枢神经系统功能异常转化,脑内神经递质含量也有相应变化,此法可用于制造寒证或热证动物模型。如用知母、石膏等寒凉药可致虚寒,通过抑制酪氨酸羟化酶,使脑内兴奋性神经递质去甲肾上腺素 (noradrenaline, NA) 和多巴胺 (dopamine, DA) 含量减少,表现出中枢抑制状态。但服用附子、干姜等热性温阳药或党参、黄芪等温性补气药,可使脑内 NA 和 DA 含量增多。使用附子、干姜、肉桂等制造的热证模型动物,其痛阈值和惊厥阈值较低,表明其具有较强的中枢兴奋功能。

(2) 自主神经系统。多数寒凉药能降低交感神经活性,升高细胞内环鸟苷酸(cyclic guanylic acid, cGMP)水平;相反,多数温热药能提高交感神经活性,升高细胞内环腺苷酸(cyclic adenylic acid, cAMP)水平。临床寒证或热证患者常伴自主神经系统功能紊乱,对热证或寒证患者分别用寒凉或温热药性的方药治疗后,可使其自主神经系统功能恢复平衡。寒凉药使交感神经兴奋性降低,副交感神经兴奋性增强;而温热药则使交感神经兴奋性增强,副交感神经兴奋性降低。

动物实验结果与临床患者的表现有极高的相似性。长期给动物灌服寒凉药或温热药,可引起动物自主神经系统功能紊乱。连续给大鼠灌服寒凉药如知母、生石膏、黄连、龙胆草,可使大鼠心率减慢,尿中儿茶酚胺含量减少,血浆中和肾腺内多巴胺 β 羟化酶活性降低,组织耗氧量减少,尿中 17- 羟皮质类固醇排出减少。而连续灌服寒凉药可使家兔形成甲状腺功能减退阳虚证模型,其心率减慢、体温降低。用温热药如熟附子、肉苁蓉、菟丝子、淫羊藿、巴戟天等治疗后,可纠正甲状腺功能减退阳虚证模型动物的体温及心律异常。

cAMP 及 cGMP 与自主神经系统有密切的联系。临床研究发现,寒证、阳虚证患者副交感神经 M 受体 cGMP 系统功能偏亢,尿中 cGMP 排出量明显高于正常人。给寒证、阳虚证患者分别服用温热药和助阳药后,可提高其细胞内 cAMP 含量,使失常的 cAMP/cGMP 比值恢复正常。相反,热证、阴虚证患者交感神经 β 受体cAMP 系统功能偏亢,尿中 cAMP 含量明显高于正常人。给热证、阴虚证患者分别服用寒凉药或滋阴药后,能够提高其细胞内 cGMP 水平,从而使失常的 cAMP/cGMP 比值恢复正常。

(3) 内分泌系统。一般而言,温热药对内分泌系统具有兴奋性效应;而寒凉药则具有抑制性作用,主要影响下丘脑 – 垂体 – 肾上腺皮质轴、下丘脑 – 垂体 – 甲状腺轴、下丘脑– 垂体 – 性腺轴。如温热药人参、黄芪、白术、熟地黄、当归、鹿茸、肉苁蓉、刺五加、何首乌等可兴奋下丘脑-垂体-肾上腺皮质轴,使血液中促皮质素、皮质醇含量升高;人参、紫河车、何首乌、附子、黄芪、肉桂等具有兴奋下丘脑-垂体-甲状腺轴的作用,使血液中促甲状腺激素水平升高;人参、刺五加、淫羊藿、附子、肉桂、鹿茸、紫河车、补骨脂、蛇床子、仙茅、巴戟天、冬虫夏草等可兴奋下丘脑-垂体-性腺轴。长期给动物灌服温热药可使其肾上腺皮质、甲状腺及卵巢等内分泌功能增强,而寒凉药则抑制这些内分泌系统功能。

寒证模型动物的肾上腺皮质对促肾上腺皮质激素(adrenocorticotropic hormone, ACTH)反应迟缓,注射ACTH后,其尿液中17-羟皮质类固醇含量达峰时间比正常对照组延迟;用温热药治疗后,模型动物尿液中17-羟皮质类固醇含量及血液中孕酮含量达峰时间提前。用地塞米松形成下丘脑-垂体-肾上腺皮质轴受抑制模型大鼠,其血浆皮质酮及子宫中雌激素受体含量均降低。经附子、肉桂、肉苁蓉、补骨脂、淫羊藿、鹿角片等温阳方药治疗后,其血浆皮质酮和雌二醇含量明显增高,子宫中雌激素受体含量增加,接近正常水平,同时雌二醇与雌激素受体亲和力升高。说明温热药对下丘脑-垂体-肾上腺皮质轴受抑制模型大鼠的肾上腺皮质、性腺轴等异常变化,具有良好的纠正和治疗效应。

(4)物质代谢。温热药可提高机体的基础代谢率,而寒凉药可降低基础代谢率。一般而言,温热药可促进物质分解代谢,而寒凉药则抑制物质代谢。临床研究表明,寒证或阳虚证患者基础代谢率偏低,热证或阴虚证患者基础代谢率偏高。甲状腺功能减退阳虚模型家兔的体温偏低,产热减少,温肾助阳方药可以纠正其低体温倾向。甲状腺功能亢进阴虚模型大鼠产热增加,饮水量增加,尿量减少,血液黏度增高,能量消耗增加,体重减轻,用滋阴药龟甲等能够纠正其上述甲状腺功能亢进的症状。

温热药、寒凉药对物质代谢的影响与其对机体酶活性的作用有密切关系。淫羊藿、肉苁蓉、仙茅、菟丝子等温热药能显著升高小鼠红细胞膜钠泵活性；知母、黄连、黄柏、生地黄、大黄、栀子等寒凉药能抑制红细胞膜钠泵活性。临床肾阳虚患者红细胞膜钠泵活性显著低于正常人，腺苷三磷酸 (adenosine triphosphate, ATP) 分解减少；而使用附子、淫羊藿、菟丝子、肉苁蓉等温阳方药治疗后，其红细胞膜钠泵活性明显提高，接近正常水平。

2. 抗感染作用

病原微生物引起的急性感染常有发热、疼痛等临床症状，辨证多属热证，需用以寒凉药为主的方药进行治疗。清热药、辛凉解表药的药性多属寒凉，中医广泛用其治疗热证。而许多寒凉药具有抗病原微生物作用，如清热解毒药金银花、大青叶、白头翁等，以及辛凉解表药菊花、葛根、柴胡等，具有抗菌、抗病毒等作用。此外，临床用于治疗肿瘤的中药中，以寒凉药性的清热解毒药物所占比例较大，如青黛、山豆根、穿心莲等。

上述归纳的中药四气的药理作用规律，是基于对多种中药的研究结果，但尚有一部分温热药或寒凉药并不符合上述规律，说明现有对中药四气与药理作用关系的研究尚有不足或缺陷，对中药四气现代科学内涵的研究尚有很大探索空间。

二、五味与药理

现代研究显示，中药五味与其所含化学成分有密切关系。中药的五味源自其含有的某些化学物质，中药通过这些化学物质作用于机体，发挥治疗疾病的作用。

1. 辛味药

主要含挥发油，其次为苷类、生物碱等。中医认为，辛可发散，并可行气、活血。而解表药中辛味药占多数，其多含芳香刺激性挥发性成分，具发汗、解热等作用。川芎、红花、延胡索等活血药，多为辛味，具有扩张血管、抗血栓形成等作用。而理气药亦大多味辛，主要通过挥发油对胃肠道平滑肌运动、消化液分泌或消化酶活性等产生调节作用。

2. 酸味药

主要含有机酸、鞣质。中医认为，凡酸者能涩能收。现代研究证明，有机酸和鞣质具有收敛、止泻、止血、消炎、抗菌等作用。酸涩药如石榴皮、五倍子等鞣质含量较高，鞣质可与肠黏膜上皮细胞结合，使其轻度变性，而降低肠黏膜对有害物质的反应性，起收敛、止泻作用。鞣质与出血创面接触，可使蛋白质和血液凝固，起到止血和减少渗出作用。乌梅的体外抑菌作用主要也来源于其酸性。

3. 甘味药

化学成分以糖类、蛋白质、氨基酸及苷类等机体代谢所需营养物质为主。中医认为，甘味药能补、能缓。大多数补益药、养心安神药和消食药为甘味药。其中，甘味补益药能补五脏气血及阴阳之不足，具强壮机体、调节免疫系统功能、提高抗病能力的作用。

4. 苦味药

化学成分以生物碱、苷类居多。中医认为，苦能泻、能降、能燥、能坚。清热燥湿药和攻下药大多是苦味药。黄连、黄芩、黄柏、苦参等主要含有生物碱，均具有抗菌、抗炎等作用；栀子、知母等主要含有苷类成分，具有抗菌、解热、利胆等作用。大黄含有蒽醌苷可致泻，杏仁含苦杏仁苷可有止咳、平喘作用。

5. 咸味药

主要含有钠、钾、钙、镁等无机盐成分。这类药主要来源于矿物类和动物类药材，具软坚、散结、润下等功效。芒硝含大量硫酸钠而具容积性泻下作用。昆布、海藻等含碘，可用于治疗单纯性甲状腺肿。温肾壮阳药中，咸味药占比较大，如鹿茸、海马、蛤蚧、紫河车等。

除以上五味中药外，还有一些中药属淡味，如茯苓、猪苓等。目前尚无确切分析方法确定与淡味药相对应的化学成分。

三、中药有效成分和药效学特点

(一)中药有效成分

1.概念和定义

中药有效成分是指中药及其复方药中起作用而产生某种药效的化学成分总和,或全部活性物质。随着对天然药物化学成分的深入研究,有效及无效成分的界限变得越来越模糊。目前认为,存在于单味药和复方中参与治疗疾病的化学成分,可以统称为有效物质。也可解释为,中药进入人体作用于多个靶点并产生整体功效的化学成分组群。广义化学成分包括无机物、小分子有机物(苷类、生物碱、有机酸、黄酮、皂苷等)及生物大分子物质(多肽、蛋白质、多糖等)三大类,中药复方依赖这些化学成分达到有主次、多层次、多靶点、多向性的有机和整体协同治疗效果。

多成分共存条件下相互间的整合调节作用是复方产生疗效的物质基础,复方制剂中,中药作用部位及成分在不同层次上与复方功效之间有着复杂的关系。有研究者认为,有必要把药效物质基础概念发展为药效物质载体、药效物质系统。物质基础强调的是成分、成分组及有效部位等物质实体,而物质载体既包含成分、成分组、有效部位等物质实体,也包含这些实体的相互作用以及由此形成的秩序、结构。物质系统是多个层次的物质载体所形成的统一体,药效的物质载体、物质系统概念能更好地表征药效物质基础的复杂性。

2.来源

中药复方有效成分组的来源复杂,首先包括原药材固有活性成分。而中药复方在制备过程中,由于溶媒和加热等制剂过程的影响,还可发生物理和化学变化,所以此体系又是个动态的复杂体系。这使药材中的化学成分发生各种动态变化,包括 pH 变化、发生氧化还原反应,甚至产生新成分(主要有配位络合物、分子络合物、化学动力学产物)等,生成不溶性复合物。这些成分进入人体,经过吸收、代谢，或相互协同、相互制约，可能还会生成新的生理活性物质，以及单味药成分的某些衍生物状态等，共同地综合作用于机体，引起一系列生物效应。

药效物质的来源主要有以下几个方面：①药材中固有的化学物质，经口服吸收入血，并以原型作用于机体器官和病灶部位的效应物质群及其化学成分。②加工炮制过程和煎煮过程中产生的化学物质。③工艺流程中产生的化学物质。④中药复方共煎产生的化学物质。⑤吸收入血后，进入肝脏经首过效应的代谢过程而产生的化学物质。⑥药材固有成分经体内代谢产生的具有生物效应的修饰物和代谢产物。⑦体内转运过程中产生的化学物质。生物体受到药物作用后或因机体的内部环境变化、基因功能改变以及生物体自身分泌产生的生化产物。⑧肠内微生物转化产生的化学物质。

3. 未检测到的物质

中药复方药效物质可能还包含低于化学单位效应值的低浓度物质，复方的整体药效不完全由可检测到的化学成分决定。与现代药物概念中的药物效应浓度不同，复方药效物质可能包括许多因含量低难以检识，常被认为是没有活性的物质。这些低于化学单体效应阈值的多种低浓度物质经一定的组合，共同作用于机体，产生影响人体的生物效用。

这可能正是中药复方与化学单体药物作用方式的主要不同之处。其实，在复方作用于机体产生整体效用过程中，还可能存在复方多成分及机体的相互作用关系。因此，仅依靠对结构清楚的化学成分活性的理解，根据复方中所能检测到的这些化学成分来认识复方的效用可能会进入误区。

（二）中药药效学特点

中药与化学合成药相比，药理作用既有与化学合成药相同的某些规律性，又具有独特性。中药药效特点主要包括以下四个方面。

1. 多效性

化学合成药具有相对单一的作用物质和靶点，但中药，尤其是中药复方，化学成分复杂，活性成分往往并不单一。即使一味中药，通常就含有多种成分，本身就相当于一个小复方。如人参，已发现含 Rg1、Rg2、Rg3、Rh1、Rb2、Rb3 等 30 余种皂苷，此外还含肽类、蛋白质、氨基酸、脂类、糖类、挥发油、维生素及微量元素等多种成分，对中枢神经系统、心血管系统、免疫系统、物质代谢等均有影响。

不同活性物质作用于不同靶点，为中药药理作用多效性的主要原因。

2. 起效相对缓慢且温和

与化学合成药相比，大多数中药起效较慢，需经多次给药才显现药理作用。如动物实验观察到，黄芪、党参等中药有增强免疫功能、提高应激能力等作用，大多需连续多次给药后才可见明显效应。中药作用往往表现温和，且持续时间相对较长。如人参虽能增强心肌收缩力，但与强心苷类化学药物相比，作用相对较弱。中药功效特点与中药的多成分密切相关。了解中药药理作用特点，对中药药理研究和临床用药具有重要的指导意义。

3. 量效关系相对不规律

化学合成药的药理效应，一般表现为一定范围内随剂量增加而增强。而对中药而言，尽管在一定条件下也可表现出这种量效关系，但有时量效关系不是很规律，甚至小剂量和大剂量作用相反。如木香总生物碱在小剂量时扩张离体兔耳血管，大剂量时却起收缩作用。中药化学成分的复杂性也是其量效关系相对不规律的重要原因之一。因不同活性成分作用于不同靶点或系统，呈现的效应可能在一定范围内会互相协同，超出一定范围又互相制约。

4. 双向调节

同一中药既可抑制亢进的机体功能，又能兴奋低下的功能，即调节截然相反的两种病理状态，称为双向调节作用。如麝香既可拮抗戊巴比妥钠所致的中枢抑制，又可拮抗戊四氮或苯丙胺引起的中枢兴奋。因此，中医既用麝香“镇静安神”，又用之“醒脑开窍”，就是这个道理。山楂既能使收缩状态的肠肌松弛，又能使松弛状态的肠肌收缩。这与中药应用中，山楂既能消除“腹痛泄泻”，又能治疗“脘腹痞满”相吻合。某些中药双向调节的机制尚不完全清楚，但与机体的功能状态和中药化学成分的复杂性有密切关系。

有些中药存在作用相反的两种成分，如人参皂苷 Rb 类有中枢镇静作用，Rg 类有中枢兴奋作用。当作用相反的两种成分作用于机体时，机体反应在很大程度上取决于当时的功能状态。如当时的功能状态偏于兴奋，则引起兴奋的成分产生的刺激反应较弱，而抑制性成分产生的刺激反应较强；反之，抑制性成分产生的作用减弱，而兴奋性成分产生的作用增强。

四、中药药物作用

（一）复方与单味中药的药效关系

单味中药的药效是实现复方功效和性能的由一系列化合物组成的有效系统。但中药复方的药效与单味中药的药效之间并不是单纯的加和关系，这是由于下述因素的影响：①化学成分之间的助溶或沉淀作用可改变各成分的量，从而改变中药复方的药效物质基础，在机体内的作用产生质的变化。②化学成分之间发生合成或分解反应，产生新的化学成分或使某些成分含量降低，改变中药复方有效系统的组成，从而产生中药复方的主治功效。③多个单味中药组方，使化学成分重新组合，形成不同于单味中药药效物质基础的复方有效系统，产生新的主治功效。基于此，必须将复方作为一个整体加以研究，那种认为中药复方药效物质基础的确定必须要在阐明单味中药物质基础后才能进行的观点明显地存在问题。

中药复方是由多种活性成分组成的，这些成分分别作用于机体不同器官和不同靶点，相互协同，对机体从生理、病理上进行调理，经整合调节而产生复方的综合疗效。所以，在将中药复方作为有机整体进行研究时，不应局限于某一单味中药，而应注意考虑多种活性成分的协同作用。此外，复方的药效不仅与药效物质或物质群有关，也与辅助成分有关。

（二）多重、复合作用

1. 物质基础

中药药效物质或多种活性成分，作用于机体的不同组织器官和不同靶点，相互协同，对机体从生理、病理上进行调理，经整合调节而发挥复方的综合治疗。中药复方作用具有多向性、多层面、多靶点的药理学特点，这些特点决定了中药复方中任何一种单一组分均可具有微小的生物学效应。除了少数已证明具有受体效应的组分外，多数组分是微效组分，但复方的整体药效的获得并非这些微小作用的累积。因为在中药复方中，每个组分之间的生物学效应有着综合性的特点，即组分之间有着促进、拮抗等相互作用和影响。而整体效应不但取决于整体中某个要素本身，更重要的是取决于要素间的相互作用，这种作用几乎都是非线性系统，因此，必须分层次地加以剖析。

中药药效的物质基础，可归纳出如下基本特征：①中药活性物质群按一定要求经配伍组合，其中的化学成分具有不可分离性、不可缺少性、相互联系性、相互制约性，表现出一个完整系统所具有的特性，即整体取效特性。②活性物质群依赖这些化学成分起到有主次轻重的多靶点、多环节、多途径经整合而发挥的作用。③中药由活性物质群构成，活性物质群发挥药效与机体的状态密切相关。这一密切关系，为中药药效物质基础研究中最关键的因素。

2. 复杂的作用体系

(1) 中药是一个极其复杂的体系，研究这个体系的关键是研究中药化学物质形态和生物活性的关系。有研究者认为，复方疗效优于单味药的主因之一，是复方中化学物质基础不等于单味药化学成分的相加，而是合理配伍后在复方煎煮过程中某些化学成分间产生了有利于提高疗效的变化（增效因素）。有相当多的中药药效作用难以反映在药理学药效指标上，无论是中药之间还是中药内部不同因素，无论是粗提物还是精制物，均可能伴有不同程度上的化学差异，但不是所有的化学差异都能用药理、药效学指标进行表征和示踪。大多数中药的量效关系不明确，有的甚至找不到量效关系。

(2) 决定方剂药效学特征的主要因素。方剂药效物质的多样性、差异性及自组织性、整体涌现性等特征，以及方剂内部组成部分间和方剂与人体间动态的、非线性的相互作用，导致方剂药效物质基础的复杂性：①方剂药效物质系统的复杂性。方剂药效物质系统在组成结构、内部演化和功能行为方面都表现出复杂性。方剂药效物质系统组成成分复杂、种类多样，并表现出层次结构。②方剂与人体作用的复杂性。人体是一个具多层次非线性内部关系的、能够进行自我调控的、开放的复杂巨系统。这种复杂性使得方剂的药效与人体之间的相互作用更加难以预测和理解。方剂的药效物质基础不仅仅是化学成分的简单叠加，而是复杂的系统性体现，这要求我们在研究和应用方剂时，应充分考虑其多维度的相互关系。

（三）量比关系和组合效应

在中医理论的指导下，中药复方是根据药物的升降浮沉、归经原则以及君臣佐使的配合，强调各味中药之间的比例关系，以实现组合效应。从现代科学的角度分析，中药复方的组合效应实际上是指在量比关系制约下，药物化学成分之间的物理效应和化学效应。物理效应主要指药物化学成分之间的电子互相影响，导致药物化学分子的极性和磁性发生变化，甚至可能改变分子结构，从而诱导各种化学反应的发生。此外，电子间的相互作用还会影响药物化学成分的物理性质，如溶解度降低导致沉淀生成、吸附作用引起颜色变化、小分子与大分子的溶合或排挤等。化学效应则指不同物质之间发生化学反应，形成新的化合物。这些新形成的成分在药效发挥中通常扮演着重要角色，达到防病治病的目的。目前，对中药复方物理效应的研究仍相对较少，但现有的有限研究已提供了一些有益信息，为我们深入理解中药复方的作用机制奠定了基础。

第三节　加工和剂型

一、炮制和调剂

（一）中药炮制

炮制是药物的加工过程。药物效力的发挥，首先决定于药物本身的作用，其次同炮制也有直接关系。经过炮制的中药，更有利于药效的发挥，能降低药物的刺激性和毒性，有时还可增加和改变某些性能，更好地适应临床需要。

天然药物不等于中药，尽管中药材大都取自“自然界”，有些也可以直接药用，但这还不是真正意义上的中药。能够称为中药的，首先是经过炮制的各类饮片。炮制的作用除清除杂质、便于制剂和服用外，还能够消除或减低药物毒性和副作用，改变药物性能，增强疗效。以地黄为例，生地黄清热凉血，用酒蒸晾晒制成熟地黄后，其性转温而具有滋肾补血的功效。炮制方法可分为一般炮制、水制法、火制法及水火共制法等类。水制有洗、漂、泡、渍、水飞等，火制有煅、炮、煨、炒、烘、焙、炙等，水火共制有蒸、煮、淬等。而每一种方法又细含数种具体方法，其内涵极其丰富。此外，中药是指按照四气五味、君臣佐使等配伍而成的方剂药物，不是随心所欲的杂合物，还要制成汤、丸、散等。

（二）中药调剂

中药调剂指按医师临床处方所开列的药物，准确地为患者配制药剂的操作技术，通常应有审方、计价、调配、复核、包装、发药六个步骤。包括汤剂饮片的调配和汤剂的制备、中成药制剂的调配，以及按医师处方为患者临时配制药剂等工作。

1. 饮片调剂设施

主要有饮片斗架、调剂台、计量用具、碎药用具等，另备有临时特殊加工炮制工具。每个斗架装药斗数十个，一般按横七竖八或横八竖七排列，每个药斗又分成2～3个小格；斗架最下层设有几个大药斗。依调剂室大小和工作量可设数个斗架，按一字形或丁字形排列。

药斗内分装饮片的编排方法称为斗谱。其编排原则通常是根据临床用药情况，将饮片分为常用药、一般药、不常用药。将常用药饮片装入靠近操作者的中层药斗，一般饮片装入靠近常用药的药斗内，不常用药装入远处或上层药斗里。质重的饮片如磁石、自然铜、龙骨等宜装入下层药斗中，质轻体积大的饮片如淡竹叶、通草、灯芯草等宜装入最下层大药斗内。每个药斗内各小格装药通常按饮片的功能编组，如解表药、清热药、活血药等。

宜将相仿的药装入同一药斗或邻近药斗各格内，也有按入药部位编组，如动物药及矿物药等，植物药的根、茎、叶、花、果实、种子等，分类装入各药斗里。另外属特殊保管的药物，如毒性药、细料药、易燃易爆药等，均应设专柜或铁柜保管。还有鲜药如鲜薄荷、鲜藿香、鲜生地、鲜石斛等亦应另加保管，以便于配方。在编排斗谱与装斗时，除依据上述原则外，还应结合本地区的用药习惯，尽量编排出合理的斗谱，以利于调剂操作。

2. 一般调剂程序

(1) 审方。药房审方人员审查医师为患者开具的处方。合格处方经审方人签字后即可交计价员计价收费，对有疑问或不合格的处方，应与处方医师联系，问明原因，协商处理，绝不能只凭主观臆断或随意处理。

应着重审查以下项目：①患者姓名、年龄、性别、处方日期、医师签字等是否清楚，公费者需查验公费证与号码。②药名书写是否清楚准确，剂量是否超出正常量，对儿童及年老弱者尤需注意。③毒、麻药品处方是否符合规定，处方中是否有“十八反”“十九畏”“妊娠禁忌”等配伍禁忌药存在。④需特殊处理的药物是否有“脚注”“并开药”（处方中 2 ～ 3 味药物合并开在一起，多半疗效基本相同，如“二冬”即指天冬和麦冬，或是常用配伍者，如“知柏”指知母和黄柏）是否明确等。⑤处方中药物本调剂室是否备全等。

(2) 计价。此过程必须准确、迅速，以缩短患者取药时间。

(3) 调配。指调剂人员根据已有审方人签字，并已交款的医师处方，准确地调配药物的操作。配方时按处方药物顺序逐味称量；需特殊处理的药物如先煎、后下、包煎、另煎等应单独包装，并注明处理方法；若调配中成药处方，则按处方规定的品名、规格、药量进行调配。调配人员须精神集中，认真仔细，切勿拿错药品或称错用量；处方应逐张调配，以免混淆，急诊处方应优先调配；保持配方室工作台、称量器具及用具等整齐清洁。调配完毕，自查无误后签名盖章，交核对员核对。

(4) 复核、包装与发药。①为保证患者用药有效安全，防止调配差错与遗漏，对已调配好的药剂在配方自查基础上，再由有经验的中药师进行一次全面细致核对。重点核对调配的药物和用量与处方是否相符，需特殊处理的药物是否按要求作了特殊处理，配制的药物有无虫蛀和发霉等质量问题，毒性药、配伍禁忌药、贵重细料药的应用是否得当，调配者是否签字等。经核对无误后复核人员签名盖章，即可装袋发药。②包装的药袋上写明患者全名，中成药还需写明用法与用量。③发药是调剂工作中最后一环，按取药牌发药，发药时要核对患者姓名、剂数，无误后再向患者耐心地交代煎服法和注意事项，务使患者完全明了，以保证患者用药有效。

二、中药制剂

随着中药新剂型和新技术的发展，中药药剂学与现代中药制剂研究备受医药界重视。现代中药制剂是在传统中药有效单方、复方、秘方、验方或其他方剂基础上，以中医药理论为指导，以药理和临床试验为依据，用现代药剂学技术、方法和手段，制成的适合于多种给药途径的新剂型。

（一）主要中药剂型

1.口服给药剂型

口服给药是中医临床用药的主要途径，在中药传统汤剂、丸剂等剂型基础上，为适应临床用药需要，方便服用，口服给药剂型已得到了很大改进。如将临床应用有效的汤剂改变为合剂（浓缩煎剂）、糖浆剂、口服液剂等液体制剂，或制成固体颗粒剂和胶囊剂等，剂型改变提高了制剂质量与稳定性，保证了临床疗效。目前研究开发的中药口服剂型主要有片剂、颗粒剂、胶囊剂、滴丸剂、口服液剂等。

(1) 片剂。为最为常用的剂型。中药片剂按原料分为半浸膏片、全浸膏片、全粉末片和提纯片，其制备方法多采用颗粒压片法。半浸膏片中稠浸膏和药材细粉除具有治疗作用外，稠浸膏还有黏合剂的作用，而药材细粉同时还具有崩解剂的作用，如元胡止痛片、牛黄解毒片等。但片剂若含黏性成分少、疏松成分多或油性较强的药物，易造成裂片。全浸膏片因不含药材细粉，服用量少，易达到卫生标准，尤其适用于有效成分含量较低的中药材，如石淋通片、穿心莲片等。但浸膏片因含大量引湿成分，易受潮、变软、黏结和霉变，一般可采用醇沉的方法除去浸膏中的引湿杂质或加入防潮性辅料等方法来解决，也可采用包薄膜衣或糖衣的方法。

中药片剂中如含挥发性物质，长久储存易使有效成分含量下降，疗效降低。可将挥发油微囊化，或制成 β－环糊精包合物再压制成片剂，这样不仅可将挥发油包合成粉，便于制粒，而且可减少挥发油在储存过程中的挥发损失。

除口服片剂外，还有中药含片、中药泡腾片、胃内漂浮片等多种片剂。

(2) 颗粒剂。携带、服用方便，是在汤剂和糖浆剂基础上发展而来的剂型。开始出现于20世纪70年代，由于辅料中蔗糖占比较高，又被称为干糖浆；后因出现了块状形式，与颗粒剂一样可冲服，故又称为冲剂。2020年版《中华人民共和国药典》将冲剂重新定义为颗粒剂，使之更为科学化。

随着制剂质量要求的提高，制粒新设备的引入，新辅料的发掘和应用，中药颗粒剂的制备无论从提取工艺，还是成形工艺都有了很大发展。如挥发油的保存利用了包合技术，精制纯化工艺采用高速离心技术、絮凝澄清技术、超滤技术，制粒工艺运用流化制粒技术、喷雾干燥制粒技术等。新辅料的使用也促使中药颗粒剂不断分化，出现了无糖型颗粒剂、泡腾颗粒剂，如感冒清热颗粒（无糖型颗粒剂）、芎甘止痛泡腾冲剂等。

(3) 胶囊剂。分硬胶囊剂和软胶囊剂两种，为中药制剂开发研究过程中应用较多的一种剂型。20世纪70年代开始，中药胶囊剂品种逐渐增加，其中绝大部分是硬胶囊剂，其内容物为中药细粉、中药浸膏或提纯物，如毛冬青胶囊、复方满山红胶囊、芸香油胶囊等。20世纪80年代开始，在一般硬胶囊制剂制备的基础上，肠溶胶囊剂、缓释胶囊剂和软胶囊剂的开发受到重视，扩大了胶囊剂的应用范围，同时能够有效地提高制剂稳定性，保证药物疗效。如含有挥发性成分的中药复方制成软胶囊剂，能够有效地防止药物挥发。

(4) 滴丸剂。这是采用滴制法制成的球状小丸剂。滴丸载药量小，中药要制备滴丸必须精制，富集有效成分或有效部位，使滴丸成分明确，质量易于控制，如复方丹参滴丸。滴丸主要有两类：①将油性成分分散在基质中，以滴制法制备。②将不溶于水、溶出速率慢、不易吸收的中药成分或有效部位，采用固体分散技术制备成速效滴丸。

(5) 口服液剂。这是在传统汤剂基础上发展起来的一种口服灭菌液体制剂，适于剂量较大的复方药剂。早在20世纪60年代初，已出现将竹沥水等灌封于安瓿中制成的口服液剂，供临床应用。随着中药浸提技术的发展，加上此剂型服用方便、质量稳定，能包容真溶液型、乳浊液型、胶体溶液型、混浊液型等多种分散体系，此剂型得到发展。

2. 注射给药剂型

注射剂的研制与发展是传统中药剂型的重大突破，1977年版《中华人民共和国药典》已收载了20余种中药注射剂，如丁公藤、丹参、银黄、毛冬青、盐酸川芎嗪、莪术油乳等注射液，在临床均有较好效果。20世纪80年代中期以来，为满足中医急症用药的需要，中药注射剂的研究开发开始变得活跃，在原有研究的基础上，采用了膜分离超滤、冷冻干燥等技术，再加上药物原料的来源更加广泛，制备方法不断增多，使中药注射剂的质量和稳定性有了明显的提高，且应用的范围日益扩大。

(1) 中药注射剂发展史。中药传统剂型中没有注射剂。但因注射剂具有很多独特优点，多年以前便有人开始研制中药注射剂。早在20世纪30年代，学者已研制出柴胡注射剂，用于治疗感冒、发热等疾病，收到了较好效果。20世纪50年代中期，国内开展中药注射剂研制，60年代初研制出抗601、201-2(板蓝根)、茵栀黄等注射液，有20多个品种，大多应用于临床，有的还正式投产，至今仍在广泛使用。这些注射剂质量不断提高，疗效稳定，为中药注射剂的发展开辟了道路。

20世纪70年代是中药注射剂大发展时期，不仅科研、教学、生产单位进行研制，很多城乡医疗单位亦开展了试制工作。据统计，有资料报道的在此期间经过临床试用的中药注射剂就有700多种。其中，质量较好，疗效亦可靠的有数十种，如丁公藤、七叶莲、人参、大黄、山豆根总碱、天花粉结晶、丹参、毛冬青、汉防己总碱、地锦草、鱼腥草素、当归、陆英、穿心莲、夏天无、莪术油、鹿茸精等单方注射液，以及生脉、当归红花、复方柴胡、复方板蓝根、消痔灵、清开灵等复方注射液，在临床上均收到了较好疗效。有的中药注射剂疗效显著，已成批生产，质量稳定，满足了中医临床尤其是对急症治疗的要求。

中药注射剂的质量控制是一个关键问题，因其通过注射途径直接进入机体，不经消化道，因此对质量要求更高。然而，中药注射剂大多以药材或饮片为原料，经过提取和精制后制成，客观上存在杂质、有效成分含量差异较大，以及可能含有热原等问题。近年来，国内外针对中药注射剂的质量控制进行了深入的研究，并针对具体品种逐一攻克技术难题。例如，天花粉已实现了提纯蛋白结晶；生脉注射液和清开灵注射液则制定了严格的含量测定标准，同时加强了对热原的检查；大黄、白头翁和黄芩素等注射液也开展了稳定性实验等。此外，针对中药注射剂的独特特点，行业内还规定了一系列常规质检项目和标准，以确保中药注射剂的质量符合相关要求。这表明中药注射剂作为一种剂型，已逐渐成熟，并展现出明显的优势。特别是在中医学的发展和中医急症治疗中，中药注射剂将成为不可或缺的重要剂型。随着小针剂型品种的不断增加，以及输液剂型标准和制剂工艺逐步完善，中药注射剂将在满足中医临床用药需求方面发挥越来越重要的作用。

(2) 中药注射剂的特点。注射剂由药物和附加剂、溶媒及特制容器组成，需采用避免污染或杀灭细菌等工艺制备。注射剂出现比较晚，迄今仅有 100 多年历史，以中药处方研制成的中药注射剂则更晚。但因注射剂可从皮内、皮下、肌肉、穴位、静脉与脊椎腔等部位注射给药，为很多药物发挥药效开辟了新途径。

目前注射剂在全世界已发展成为一种普遍应用的大类剂型，本剂型具有独特的优点，当然亦有其不足之处。

优点：①药效迅速，作用可靠。注射剂无论是以液体针剂还是以粉针剂贮存，到临床应用时均以液体状态直接注射入人体的组织、血管或器官内，剂量准确、吸收快、作用迅速可靠。特别是静脉注射，药液可直接进入血循环，更适合危重病症的抢救。且注射给药不经胃肠道，不受消化道状态及食物影响。②适合不宜口服的情况。临床上常遇到昏迷、抽搐、痉厥等状态患者，或存在消化系统障碍者，均不宜口服给药，这时注射是有效的给药途径。此外，有些中药由于其本身性质，不易被胃肠道所吸收，有些中药具刺激性，还有些中药的有效成分易被消化液破坏，这时可用注射剂。中药天花粉结晶蛋白制成粉针剂便是一例。③定位发挥药效。可使某些药物定位发挥药效。如消痔灵注射液注射入痔核用于治疗痔疮等。④用于穴位注射。中药注射剂穴位注射能够发挥药物与穴位刺激的双重疗效。如当归注射液穴位注射用于缓解不同类型的疼痛等。⑤耐贮存。注射剂是将药液或粉末密封于特制容器之中，与外界空气隔绝，且在制造时经灭菌处理并在无菌操作下制备，故较其他制剂更耐贮存。

缺点：①使用不当易发生危险。不像内服药剂，注射剂不经过肝脏代谢，质量要求比其他剂型严格，使用不当更易发生危险。②给药不方便或疼痛。注射时疼痛，注射给药不方便。③制造过程复杂。因此，口服给药效果好的药物，不一定要制成注射剂。

从以上内容可以看出，注射剂优点十分突出。至于注射剂的缺点，由于现代医药科学不断发展，生产技术不断革新，注射剂质量不断提高，部分缺点已经逐渐得到克服。如现已应用于临床的无针注射剂、无痛注射术，以及生产上实现自动化、联动化等，为克服其缺点、促进其发展创造了有利条件。

(3) 中药注射剂的分类。中药注射剂按剂型主要可分为以下几类：

① 液体注射剂，即注射液，俗称水针。这类制剂将药物配制成溶液（水性或非水性）、悬液或乳浊液，通常装入安瓿或多剂量容器中。液体注射剂的选择主要依据药物性质和治疗要求。对于水溶性药物，通常要求在注射后能够快速起

效，因此多配成水溶液或含水的复合溶液（如在水溶液中添加丙二醇、甘油或乙醇等）。一些药物由于在水中难溶或希望延长药效，可能制成油溶液、水或油的混悬液、乳浊液等。这些注射液一般仅适用于肌内注射。

② 注射用粉剂，俗称粉针。稳定性较差的药物制成溶液后易分解或变质，因此通常采用无菌操作法将供注射用的灭菌粉状药物装入安瓿或其他适宜容器中，在临用时，需用适当的溶媒进行溶解或混悬。青霉素、链霉素和苯巴比妥钠等药物均可制成粉针。近年来，国内外还研发出一批中药粉针剂，例如从天花粉中提取精制的结晶蛋白、人参提取物和精制葛根汤提取物等，均可制成注射用粉针剂。

③ 注射用片剂，指用无菌操作法将药物制成模印片或机压片，在临用时可用注射用水进行溶解，供皮下或肌内注射使用。然而，这类制剂目前的应用仍较为有限。

(4) 中药注射剂的应用途径。中药注射剂主要有以下几种应用途径：

①皮肤注射剂。主要有两种：一是皮内注射剂。注射于表皮与真皮之间，一般注射部位在前臂。一次注射剂量在 0.2 mL 以下，常用于过敏试验或疾病诊断。二是皮下注射剂。注射于真皮与肌肉之间的松软组织内，注射部位一般在上臂外侧，一般用量为 1 ～ 2 mL。皮下注射剂主要是水溶液，但药物吸收速度稍慢。由于人的皮下感觉比肌肉敏感，故具有刺激性的药物及油或水的混悬液，一般不宜用于皮下注射。有时因病人血管不易找到等原因，大剂量输液时也可皮下滴注。

②肌内注射剂。注射于肌肉组织，大都在臂肌或上臂三角肌。肌内注射较皮下注射刺激小，注射剂量一般为 1 ～ 5 mL。肌内注射除水溶液外，尚可注射油溶液、混悬液及乳浊液。油注射液在肌肉中吸收缓慢而均匀，有延效作用。

③静脉注射剂。药物由静脉直接进入血液，药效最快，常做急救、补充体液和供应营养之用。因血管的内容量大，大剂量静脉注射剂又称为输液剂，一次剂量自几毫升至几千毫升，且多为水溶液。油溶液、混悬液或乳浊液可引起毛细血管栓塞，故不能制成静脉注射剂。但近年来研究表明，某些营养性药物与药用油类制成的乳浊液进行静脉注射可加速药物吸收，这些乳浊液的油滴应小于红细胞，其平均直径在 1 μm 以下。

由于血液具缓冲作用，静脉注射剂小量缓慢注射时对血液的 pH 值与渗透压无多大影响，若注入大量的注射液则须考虑 pH 值及渗透压。中药注射剂静脉注射应用多于皮下或肌内注射。但凡能导致红细胞溶解或使蛋白质沉淀的药液，均不宜静脉给药，故静脉注射剂一般不应加入抑菌剂。

④脊椎腔注射剂。注入脊髓周围的蛛网膜下腔内。由于神经组织比较敏感，且脑脊液循环较慢，故一次注入剂量不得超过 10 mL，且要使用纯水溶液，其 pH 值应在 5.0 ~ 8.0 之间，渗透压亦应与脑脊液相等。

3. 经皮给药剂型

经皮给药不仅可用于治疗局部疾病，还可用于治疗全身疾病。中药经皮给药剂型多样，传统的经皮给药剂型有洗剂、搽剂、酊剂、油剂、软膏剂、膏药、糊剂等，高分子药用辅料发展促进了现代经皮给药剂型如涂膜剂、膜剂、凝胶剂、穴位贴敷剂、巴布剂、贴片剂的开发研究，这些剂型的应用拓展了中药的发展空间，为中药应用范围的扩大提供了技术保证。

涂膜剂、膜剂是 20 世纪 80 年代发展出的剂型。涂膜剂一般将中药提取物加到含高分子成膜材料的乙醇溶液中，使用时，由于溶剂挥发，药物与高分子材料在皮肤表面形成一层保护膜，临床多用于烧伤的治疗。膜剂是中药提取物分散在天然或合成高分子材料中，干燥形成薄膜状的剂型，这种剂型能使药物在皮肤表面较长时间发挥作用。中药透皮给药系统(transdermal drug delivery systems, TDDS)也是近年来经皮给药制剂研究的一个趋势，如仿照国外 TDDS 研制出的复方洋金花止咳平喘膏，具有扩散层、活性物质胶体、微孔膜及含药黏附层 4 层结构，药物释放可持续 72 小时。为提高经皮给药制剂中药物透过皮肤的量，经皮给药制剂正越来越多地使用透皮吸收促进剂，特别是以中药或其有效成分作为透皮吸收的天然促进剂，已引起普遍的重视。

4. 黏膜给药剂型

黏膜给药是指药物与生物黏膜表面紧密接触，通过该处上皮细胞进入循环系统的给药方式。黏膜给药既可产生局部作用，又可产生全身作用。黏膜给药部位可为口腔、鼻腔、眼、阴道、直肠等，剂型根据需要可分为片剂、膜剂、栓剂、粉剂、软膏等。黏膜给药除具有避免首过效应、血药浓度平稳、作用时间长、应用方便等透皮给药的特点外，由于黏膜不像皮肤那样角质化，且黏膜下毛细血管丰富，故黏膜给药具有剂量小、生物利用度高及起效快等特点，是近年来研究较多的新剂型之一。

（二）中药制剂特点

1. 中医药理论指导

坚持中医药理论指导，做到中药的基础研究与现代制剂技术相结合。如鸦胆子乳注射液由苦木科植物鸦胆子的果实提取的有效成分（其脂肪油）为原料，以精制大豆磷脂为乳化剂制成 O/W 型的灭菌静脉乳剂。药理和临床试验表明，其对食管癌、胃癌、直肠癌等有一定疗效，能延长肺癌，特别是肺癌脑转移患者的生存期。

2. 药效提高

剂型改革后的新剂型比原有剂型一般在药效上有所提高。如藿香正气散方出自宋代《太平惠民和剂局方》，由藿香梗、紫苏、白芷、厚朴等 11 味中药组成，为芳香化湿、理气和中的首选方，主治表寒里实证。现有藿香正气水（酊剂），因含乙醇促进吸收，且制备工艺进行了改进，药效得到明显提高，已成为祛暑解表、化湿和中的急救药品；其新剂型藿香正气滴丸避免了酊剂含乙醇的弱点，而具有崩解快、疗效好、易服用的优点。

3. 质量标准完善可控

现代中药制剂从原料药、半成品和成品三个环节进行细致的观察实验，除定性测试外，还对已知有效成分、毒性成分以及能反映药材内在质量的成分指标进行含量测定，要求各项实验数据准确可靠，以达到药品质量可控性和先进性。

4. 有效成分明确

以有效成分或有效部位制得的中药制剂越来越多。这些中药制剂可通过现代药理与临床实验来验证疗效，避免了传统中药制剂粗、大、黑等工艺问题，为中药制剂迈向现代化的重要一步。如双黄连注射液通过工艺改进，将原混合提取的方法改为分别提取有效成分，再组成复方，制成的注射液稳定、成分明确、可控。

第三章　呼吸系统疾病

一、感冒

中医所说感冒是感受六淫外邪导致的常见外感疾病，临床表现与西医中的流感、上呼吸道感染等感染性疾病相近。对这些疾病可按感冒辨证施治。对于上呼吸道感染而言，亦可选用具有抗病毒作用的中药改善症状、缩短病程。

（一）辨证论治

1.风寒束表

恶寒重、发热轻，无汗，头痛，肢节酸痛，鼻塞声重或鼻痒喷嚏，时流清涕，咽痒、咳嗽，痰稀薄色白，口不渴或渴喜热饮；舌苔薄白而润，脉浮或浮紧。证机概要：风寒外束，卫阳被郁，腠理内闭，肺气不宣。治法为辛温解表。方用荆防达表汤或荆防败毒散加减，前者可疏风散寒，用于风寒感冒轻证；后者可辛温发汗及疏风祛湿，用于时行感冒，风寒夹湿等证。药用荆芥、防风、紫苏叶、豆豉、葱白、生姜等解表散寒，杏仁、前胡、桔梗、甘草、橘红宣通肺气。

若表寒重、头痛身痛、恶寒发热、无汗，配麻黄、桂枝以增强发散表寒之功用；表湿较重，肢体酸痛，头重头胀，身热不扬者，加羌活、独活；湿邪蕴中，脘痞食少，或有便溏及苔白腻者，加苍术、厚朴、半夏。头痛甚，配白芷、川芎散寒止痛；身热较著，加柴胡或薄荷疏表解肌。

2. 风热犯表

身热较著，微恶风，汗泄不畅，头胀痛、面赤，咳嗽，痰黏或黄，咽燥或咽喉乳蛾红肿疼痛，鼻塞，流黄浊涕，口干欲饮；舌苔薄白微黄，舌边尖红，脉浮数。证机概要：风热犯表，热郁肌腠，卫表失和，肺失清肃。治法为辛凉解表。方用银翘散或葱豉桔梗汤加减，两方还有轻宣肺气功能，而前者长于清热解毒，适用于风热表证热毒重者；后者则重在清宣解表，适用于风热袭表，肺气不宣者。药用金银花、连翘、黑山栀、豆豉、薄荷、荆芥辛凉解表、疏风清热，淡竹叶、芦根清热生津，牛蒡子、桔梗、甘草宣利肺气、化痰利咽。

若风热上壅，头胀痛较甚，加桑叶、菊花；痰阻于肺，咳嗽痰多者，加贝母、前胡、杏仁；痰热较盛，咳痰黄稠者，加黄芩、知母、瓜蒌皮；气分热盛、身热较著，恶风不显，口渴多饮、尿黄者，加石膏、鸭跖草；热毒壅阻咽喉，乳蛾红肿疼痛，加土牛膝、玄参、一枝黄花清热解毒利咽；时行感冒热毒较盛，壮热恶寒、头痛身疼、咽喉肿痛、咳嗽气粗者，配大青叶、蒲公英、重楼等。若肺热素盛，风寒外束，热为寒遏，烦热恶寒、少汗、咳嗽气急、痰稠、声哑者，可用石膏合麻黄内清肺热、外散表寒；风热化燥伤津，或秋令感受温燥之邪，伴有呛咳痰少，口、咽、唇、鼻干燥，苔薄、舌红、少津等燥象者，可酌配梨皮、南沙参、天花粉。

3. 暑湿伤表

身热，微恶风，汗少，肢体酸重或疼痛，头昏重胀痛，咳嗽痰黏，鼻流浊涕，心烦口渴或口中黏腻，渴不多饮，胸闷脘痞，泛恶腹胀，大便黏或溏，小便短赤；舌苔薄黄而腻，脉濡数。证机概要：暑湿伤表，表卫不和，肺气不清。治法为清暑祛湿解表。方用新加香薷饮加减，可清暑化湿，用于夏月暑湿感冒，身热心烦、有汗不畅、胸闷等症。药用鲜荷叶、鲜芦根、银花、连翘清暑解热，香薷发汗解表，厚朴、白扁豆化湿和中。

暑热偏盛者加黄连、栀子、黄芩、青蒿；湿困卫表、肢体酸重疼痛较甚者加豆豉、藿香、佩兰等;里湿偏盛、口中黏腻、胸闷脘痞、泛恶腹胀及便溏者加苍术、半夏、陈皮、白豆蔻;小便短赤者加滑石、甘草、赤茯苓以清热利湿。

4. 气虚感冒

恶寒较甚,发热,无汗,头痛身楚,咳嗽,痰白,咳痰无力;平素神疲体弱、气短懒言、反复易感;舌淡苔白,脉浮而无力。证机概要:素体气虚,卫外不固,风邪乘袭。治法为益气解表。方用参苏饮加减,可化痰止咳,治气虚外感风寒,内有痰湿,憎寒发热,无汗,头痛,咳嗽,气短,脉弱。药用党参、甘草、茯苓补气扶正以祛邪,苏叶、葛根及前胡疏风解表,半夏、陈皮、枳壳、桔梗宣肺化痰止咳。表虚自汗、易伤风邪者可常服玉屏风散以益气固表,防感冒。若见四肢欠温,语音低微,恶寒重、发热轻,舌质淡胖,脉沉细无力,为阳虚外感,当助阳解表,用再造散加减。

5. 阴虚感冒

身热,微恶风寒,少汗,头昏,心烦,口干,干咳少痰;舌红少苔,脉细数。证机概要:阴亏津少,外受风热,表卫失和。治法滋阴解表。方用加减葳蕤汤化裁,适于体虚感冒,有头痛身热,微恶风寒,汗少,咳嗽咽干,舌红脉数之证。药用玉竹滋阴以资汗源,甘草、大枣甘润和中,豆豉、薄荷、葱白、桔梗疏表散邪,白薇清热和阴。若阴伤较重,口渴咽干明显者,加沙参、麦冬;血虚,面色无华,唇甲色淡,脉细,加地黄、当归。

(二)预防与调护

①在本病流行期间可用预防方药,冬春季节用贯众、紫苏、荆芥、甘草水煎顿服,连服3天,夏天用藿香、佩兰、薄荷煮汤代茶。时邪毒盛,流行广泛时可用贯众、板蓝根及生甘草水煎服,日1剂。室内可用食醋熏蒸法作空气消毒,每立方米空间用市售食醋5~10 mL以1~2倍水稀释后加热,每次熏2小时,每日或隔日熏1次,以达预防目的。②治感冒汤剂宜于轻煎,不可过煮,趁温热服。风寒证

服药后宜避风覆被取汗，或吃热稀饭、米汤以助药力，得汗为病邪外达之象。并应多饮温开水，适当休息。③注意防寒保暖，避免过度疲劳、受凉及淋雨。

二、咳嗽

咳嗽是肺系疾病主要证候之一，重点在于以咳嗽为主的病证，故以症状为病名。西医中的急慢性支气管炎、肺炎、支气管扩张、肺结核、上呼吸道感染、肺脓疡等，出现以咳嗽为主症时，均可参照本证进行辨证施治，其他疾病兼见咳嗽者也可以互参。

（一）辨证论治

1. 风寒袭肺

咳嗽声重、气急，咽痒，咳痰稀薄色白，常伴鼻塞、流清涕、头痛、肢体酸楚，或见恶寒发热、无汗等表证；舌苔薄白，脉浮或浮紧。证机概要：风寒袭肺，肺气失宣。治法为疏风散寒、宣肺止咳。方用三拗汤、止嗽散加减，两方还能化痰，但前者以宣肺散寒为主，用于风寒闭肺；后者以疏风润肺为主，用于咳嗽迁延不愈或愈而复发者。麻黄可宣肺散寒，杏仁、桔梗、前胡、甘草、陈皮、金沸草等宣肺利气、化痰止咳。胸闷、气急等肺气闭实之象不著，而外有表证者，可去麻黄之辛散，加荆芥、紫苏叶、生姜以疏风解表；若夹痰湿，咳而痰黏，胸闷，苔腻，加半夏、川朴、茯苓以燥湿化痰。咳嗽迁延不已，加紫菀、百部温润降逆，避免过于温燥、辛散伤肺；表寒未解，里有郁热而为寒遏，咳嗽音哑，气急似喘，痰黏稠，口渴，心烦或有身热，加生石膏、桑白皮、黄芩解表清里。

2. 风热犯肺

咳嗽频剧，气粗或咳声嘶哑，喉燥咽痛、咳痰不爽，痰黏稠或黄，咳时汗出，常伴鼻流黄涕、口渴、头痛身楚，或见恶风、身热等表证；舌苔薄黄，脉浮数或浮滑。证机概要：风热犯肺，肺失清肃。治法疏风清热、宣肺止咳。方用桑菊饮加减，用于咳嗽痰黏、咽干、微有身热者。药用桑叶、菊花、薄荷、连翘以疏风清热，前胡、牛蒡子、杏仁、大贝母、枇杷叶、桔梗清肃肺气、化痰止咳。肺热内盛，身热较著，恶风不显，口渴喜饮者，加黄芩、知母清肺泄热；热邪上壅，咽痛，加射干、山豆根、赤芍清热利咽；热伤肺津，咽燥口干，舌质红，加南沙参、天花粉及芦根清热生津。夏令夹暑者，加六一散、鲜荷叶清解暑热。

3. 风燥伤肺

干咳，连声作呛，喉痒，咽喉干痛，唇鼻干燥，无痰或痰少而黏连成丝不易咳出，或痰中带有血丝，口干；初起或伴鼻塞、头痛、微寒、身热等表证；舌质红，干而少津，苔薄白或薄黄，脉浮数或小数。证机概要：风燥伤肺，肺失清润。治法为疏风清肺及润燥止咳。方用桑杏汤加减，可清宣凉润，用于风燥伤津所致干咳少痰、外有表证者。药用桑叶、薄荷、豆豉疏风解表，杏仁、前胡、牛蒡子肃肺止咳，南沙参、大贝母、天花粉、梨皮及芦根生津润燥。

津伤较甚，干咳，咳痰不多，舌干红少苔，配麦冬、北沙参滋养肺阴；热重不恶寒，心烦口渴，酌加石膏、知母、黑山栀清肺泄热；肺络受损，痰中夹血，配白茅根清热止血。另有凉燥证，乃燥证与风寒并见，有干咳少痰或无痰，咽干鼻燥，兼恶寒发热、头痛无汗等症，舌苔薄白而干，用药当以温而不燥、润而不凉为原则，方取杏苏散加减。药用紫苏叶、杏仁及前胡辛以宣散，紫菀、款冬花、百部、甘草温润止咳。若恶寒甚，无汗，可配荆芥、防风以解表发汗。

4. 痰湿蕴肺

咳嗽反复发作，声重浊、痰多，因痰而嗽，痰出咳平，痰黏腻或稠厚成块，色白或带灰色，每于晨起或食后咳甚痰多，进甘甜油腻加重，胸闷脘痞，呕恶食少，体倦，大便时溏；舌苔白腻，脉象濡滑。证机概要：脾湿生痰，上渍于肺，壅遏肺气。治法为燥湿化痰、理气止咳。方用二陈平胃散合三子养亲汤加减。前者燥湿化痰，理气和中，用于咳而痰多，痰质稠厚，胸闷脘痞，苔腻者；后者可降气化痰，用于痰浊壅肺之咳逆痰涌、胸满气急,苔浊腻者。两方同治痰湿,前者重点在胃,痰多脘痞适用;后者重点在肺,痰涌气急者较宜。药用半夏、陈皮、茯苓、苍术、川朴燥湿化痰,杏仁、佛耳草、紫菀、款冬花温肺降气。

咳逆气急,痰多胸闷,加白前、苏子、莱菔子化痰降气;寒痰较重,痰黏白如沫,怯寒背冷,加干姜、细辛、白芥子温肺化痰。久病脾虚,神疲乏力,加党参、白术、炙甘草。病情平稳后可服六君子丸以资调理,或合杏苏二陈丸标本兼顾。

5. 痰热郁肺

咳嗽,气息粗促或喉中有痰声,痰多,质黏厚或稠黄,咳吐不爽,或有热腥味,或咳血痰,胸胁胀满、咳时引痛,面赤或有身热,口干而黏,欲饮水;舌质红,舌苔薄黄腻,脉滑数。证机概要:痰热壅肺,肺失肃降。治法为清热肃肺,豁痰止咳。方用清金化痰汤加减,清热化痰,用于咳嗽气急、胸满、痰稠色黄者。药用黄芩、栀子、知母、桑白皮清泄肺热,杏仁、贝母、瓜蒌、海蛤壳、竹沥、半夏、射干清肺化痰。

痰热郁蒸,痰黄如脓或有热腥味,加鱼腥草、金荞麦根、浙贝母、冬瓜子、薏苡仁等清热化痰;痰热壅盛,腑气不通,胸满咳逆,痰涌,便秘,配葶苈子、大黄、风化硝泻肺通腑逐痰;痰热伤津,口干,舌红少津,配北沙参、天冬、天花粉养阴生津。中成药可服蛇胆川贝散。

6. 肝火犯肺

上气咳逆阵作,咳时面赤、咽干口苦,常感痰滞咽喉咳之难出,量少质黏或如絮条,胸胁胀痛、咳时引痛,症状可随情绪波动而增减;舌红或舌边红,舌苔薄黄少津,脉弦数。证机概要:肝郁化火,上逆侮肺。治法为清肺泻肝,顺气降火。方用黛蛤散合加减泻白散加减。黛蛤散清肝化痰,加减泻白散顺气降火,清肺化痰,二方相合,使气火下降,肺气得以清肃,咳逆自平。药用桑白皮、地骨皮、黄芩清肺热,栀子、牡丹皮泻肝火,青黛、海蛤壳化痰热,粳米、甘草和胃气而使泻肺不伤脾胃,苏子、竹茹、枇杷叶降逆气。

肺气郁滞、胸闷气逆，加瓜蒌、桔梗、枳壳利气降逆；胸痛，配郁金、旋覆花、丝瓜络理气和络；痰黏难咯，加海浮石、知母、贝母清热豁痰；火郁伤津，咽燥口干，咳嗽日久不减者，酌加北沙参、麦冬、天花粉、诃子养阴生津敛肺。

7. 肺阴亏耗

干咳，声短促，痰少黏白或痰带血丝，或音渐嘶哑、口干咽燥，或午后潮热、颧红、盗汗、口干，日渐消瘦、神疲；舌红少苔，脉细数。证机概要：肺阴亏虚，虚热内灼，肺失润降。治法为滋阴润肺，化痰止咳。方用沙参麦冬汤加减，可甘寒养阴、润燥生津，用于阴虚肺燥，干咳少痰。药用沙参、麦冬、天花粉、玉竹、百合滋阴养肺，甘草甘缓和中，贝母及甜杏仁润肺化痰，桑白皮、地骨皮清肺泄热。

肺气不敛，咳而气促，加五味子、诃子敛肺气；阴虚潮热，酌加银柴胡、青蒿；阴虚盗汗加乌梅、浮小麦收敛止涩；肺热灼津，咳吐黄痰，加知母、黄芩清热化痰；热伤血络，痰中带血，加牡丹皮、栀子、藕节清热止血。中成药可用百合固金丸。

（二）中成药

百令（冬虫夏草）胶囊，每次 2 片，每日 3 次；刺五加黄芪片，每次 4 片，每日 3 次。上述中成药临床上多用于慢性支气管炎的治疗。

（三）预防与调护

①饮食不宜甘肥、辛辣及过咸，戒烟酒。②适当参加体育锻炼，以增强体质，提高抗病能力。③注意气候变化，做好防寒保暖工作，避免受凉。④内伤咳嗽在缓解期间，应坚守“缓则治其本”的原则，补益固本以图根治。

三、肺痨

又名痨瘵，为具有传染性的慢性、虚弱性肺脏疾患，以咳嗽、咯血、潮热、盗汗、胸痛以及消瘦为主症。本病证是因体质虚弱、痨虫入侵所致。西医的肺结核、肺外结核等与本病证相同者，可参照本证进行辨证施治。

(一)病因与病机

1.痨虫传染

《三因极一病证方论》的“劳瘵诸证”条明确指出:“诸症虽曰不同,其根多有虫。”此与现代医学中的结核分枝杆菌感染致病是一致的。与患者密切接触,或与患者使用过的物品接触,致痨虫侵入身体为害,为形成本病的外在条件。

2.气血虚弱

凡禀赋不足,后天失养,耗伤气血津液者,则痨虫易乘虚而入,发为本病。这是致病的关键。如《仁斋直指方·痨瘵》所云:“人能平时爱护元气,保养精血,瘵不可得而传……精血内耗,邪气外乘。”可见,肺痨的致病因素不越上述内外二因,主要病机是“虚”,尤以阴虚为主。病变部位,初起主要在肺,常可累及脾、肾等,也可影响心与肝,“其邪展转,乘于五脏”(《证治准绳·杂病》)。本病应注意与虚劳、肺痈相鉴别。

(二)诊断要点

1.症状

(1)全身症状。患者潮热,以午后为甚,纳呆、疲乏;男子出现梦遗失精,女子则有月经不调等,为阴虚症状。

(2)肺系症状。咳嗽、咳痰,咯血或痰中带血,患者胸闷、胸痛,气促或少气,声嘶或失音等,为肺系受损症状。

2.主要体征

面白、颧红、唇赤,形体消瘦;舌尖红,苔少或光剥,或舌中裂纹,脉细数。

3.西医理化检查

胸片、血沉、结核菌素试验等有助于确诊。

（三）辨证论治

1. 阴虚肺热

主证为干咳少痰，或痰中带血，咳则胸痛；患者午后潮热，手足心热，夜间盗汗，两颧发赤，咽干口燥，形体消瘦；舌边尖红，苔薄黄，少津，脉细数。治法为杀虫润肺，滋阴清热。方用月华丸。中药用百部、獭肝、沙参、麦冬、天冬、生地黄、山药、茯苓、川贝、白菊花、桑叶、熟地黄、阿胶、三七。痰黏稠者加桑白皮、全瓜蒌，汗多加浮小麦、麻黄根，心烦不寐加夜交藤、酸枣仁。

2. 气阴亏耗

主证为咳嗽日久，午后低热，自汗、盗汗，纳呆便溏，神倦乏力；舌淡苔薄白，脉细弱数。治法为益气健脾，养阴润肺。方用保真汤。中药用人参、黄芪、白芍、茯苓、大枣、甘草、天冬、麦冬、五味子、地骨皮、生地黄、熟地黄、当归、芍药、莲须、银柴胡、陈皮、生姜、黄柏、知母。本方益气健脾而不助热、滋阴润肺而不滞脾，为肺脾同治之良方。

3. 肺肾阴虚

主证为骨蒸潮热，盗汗更甚，五心烦热，失眠多梦，急躁易怒，两颧潮红；患者咳呛气急、痰少质黏，常咯血，血色鲜红；男子遗精，女子经闭；舌红少津，脉细数无力。治法为补益肺肾，滋阴降火。方用百合固金汤。中药用百合、生地黄、麦冬、熟地黄、玄参、白芍、当归、贝母、桔梗、生甘草。阴虚甚者加沙参、龟甲、女贞子；咯血多者加白及、仙鹤草、花蕊石；胸痛时作加郁金、瓜蒌皮等。

4. 阴阳两虚

主证为潮热不休，形寒肢冷，面浮肢肿，大肉尽脱，口唇紫暗或口舌糜烂；痰呈泡沫状夹暗淡色血液，咳逆喘息；男子滑精、阳痿，女子经少经闭；舌淡少津，或紫暗，脉微细而数或虚大无力。治法为滋阴补阳，培元固本。方用补元大造丸。中药用人参、白术、当归、黄芪、酸枣仁、远志、白芍、山药、茯苓、枸杞子、紫河车、龟甲、鹿角、熟地黄。本方为治疗肺痨元气亏虚之要方。

（四）验方及对症用药

1. 验方

(1) 铁破汤。铁包金、穿破石各 30 g，阿胶、白及、瓜蒌、杏仁、枇杷叶、紫菀、百部、川贝各 10 g。水煎服。

(2) 干大蓟根 100 g 水煎。一日分 2 次服。瘦猪肉或猪肺同煎更好。连用 3 个月为 1 个疗程。

(3) 结核灵。取焙干之壁虎 500 g，川贝 50 g，百部、白及、百合各 100 g，分别研成极细末，混合拌匀后装入胶囊中。口服，成人每次 4 粒，小儿每次 2 粒，每日 3 次，连服 3 个月。

(4) 敷贴法。甘草 6 g，麝香 0.3 g，五灵脂、白芥子、白鸽粪各 15 g，共研末，与大蒜泥 15 g 同捣匀，入醋少量，摊于纱布上，敷颈椎至腰椎夹脊旁开 1 寸半 1 ~ 2 小时，皮肤有灼热感则去之，7 日 1 次。

2. 对症用药

(1) 咳嗽。龟鹿二仙膏合生脉散，加紫菀、桔梗、海浮石、川贝、枇杷叶。

(2) 潮热。清骨散酌加女贞子、功劳叶、生地黄、麦冬、山药等。

(3) 咯血。生龙牡、白及各 60 g，鸡肉、生藕节各 60 g，生百部、生三七各 30 g，共研细末搅匀。早晚各取 30 g 调服。

(4) 盗汗。五倍子粉 3 g，飞辰砂 2 g，加水调成糊状，涂在塑料薄膜上敷于脐窝，用胶布固定。每日 1 次，3 日为 1 个疗程，重者用 2 个疗程。

(5) 遗精。水陆二仙丹加知母、黄柏。

(6) 经闭。大黄䗪虫丸，每次 3 g，温黄酒送服。

（五）预防与调护

①调情志、戒恼怒，树立战胜疾病的信心。②坚持体育锻炼，提高抗病能力。③起居有常，饮食有节，忌烟酒，远房事。

四、喘证

喘证指呼吸困难的病证，甚至出现张口抬肩、鼻翼扇动、不能平卧等特征，常可见于西医的慢性喘息型支气管炎、肺炎、肺气肿、肺心病、尘肺等疾病。

（一）病因与病机

喘证是因外感六淫，内伤饮食、情志，以及久病体虚所致。其病主要在肺、肾，亦与肝、脾有关。病理性质有虚实之分。实喘在肺，为外邪、痰浊，肝郁气逆，邪壅肺气，致宣降不利；虚喘当责之肺、肾，因精气不足，气阴亏耗而致肺肾出纳失常，且尤以气虚为主。因于外感者，发病骤急，病程短，多有表证；因于内伤者，病程多久，反复发作，外无表证。虚喘呼吸短促难续，深吸为快，气怯声低，少有痰鸣、咳嗽。脉象微弱或浮大中空，病势徐缓而时轻时重，遇劳则甚。

肺虚者操劳后则喘，肾虚者静息时亦见气息喘促，动则更甚。若肺肾俱虚，还可导致心气、心阳衰惫，甚则出现亡阳、亡阴危局。辨证首应审其虚实。一般实喘呼吸深长有余，呼出为快，气粗声高，伴有痰鸣咳嗽，脉数有力。若心气虚衰，可见喘息持续不已。实喘其治主要在肺，治法为祛邪利气；虚喘其治在肺肾，而尤以肾为主，治法为培补摄纳。

（二）诊断要点

临床上以气息迫促、呼吸困难为主要症状。喘证应与哮病鉴别，后者以反复发作且喉间哮鸣有声为特征。

（三）辨证论治

1. 实喘

(1) 风寒袭肺。症状为喘促胸闷，咳痰稀白，患者常兼有风寒表证；舌苔薄白而滑，脉浮紧。治法为宣肺散寒。方用麻黄汤加减：陈皮、甘草各 6 g，麻黄 9 g，桂枝 10 g，白前、北杏仁、法半夏、紫菀各 12 g，紫苏子 15 g，水煎服。验方有风寒喘咳方：淫羊藿 30 g，荆芥、紫菀、陈皮、法半夏、生姜、甘草各 10 g，前胡、桔梗各

12 g。水煎服。中成药：①通宣理肺丸，每次 2 丸，每日 2 次。②杏苏止咳糖浆，每次 10 ~ 15 mL，每日 3 次。

(2) 痰浊阻肺。症状为喘咳痰多、色白，患者胸中窒闷，恶心，纳呆；舌苔白厚腻，脉滑。治法为化痰降气。方用二陈汤合三子养亲汤加味：苍术、厚朴、白芥子各 10 g，茯苓、莱菔子各 12 g，紫苏子、法半夏各 15 g，甘草 6 g，陈皮 9 g。水煎服。验方用半夏止咳汤（《临床奇效新方》）：法半夏、陈皮、紫苏子、黄芩各 10 g，茯苓、桑白皮各 15 g，甘草 3 g，杏仁 12 g。水煎服。中成药：①咳喘顺丸，每次 5 g，每日 3 次。②珠贝定喘丸，每次 6 丸，每日 3 次。③慢支紫红丸，每次 3 g，每日 3 次。④牡荆油滴丸，每次 1 ~ 2 粒，每日 3 次。

(3) 痰热郁肺。症状为喘促鼻扇，咳黄稠痰，难出；身热，喜冷饮，尿赤，便干结；舌苔黄腻，脉滑数。治法为清泄痰热。方用桑白皮汤加减：黄芩、栀子、北杏仁各 12 g，浙贝母、瓜蒌仁各 15 g，甘草 6 g，黄连 10 g，桑白皮 18 g，鱼腥草 30 g，煎服。身热甚者加石膏 30 g，知母 12 g。验方可用虎腥银蒌汤：虎杖、鱼腥草各 30 g，金银花 20 g，瓜蒌仁 25 g，甘草 6 g。水煎服。中成药用复方蛇胆川贝散，每次 1 瓶，每日 3 次。

(4) 表寒里热。症状为咳逆上气，咳而不爽，痰吐稠黏，伴有形寒，身热痛，烦闷，有汗或无汗，口渴；苔薄白或黄，脉浮滑。治法为宣肺泄热。方用麻杏石甘汤加味：甘草 6 g，麻黄 10 g，石膏 30 g，北杏仁、黄芩各 12 g，桑白皮、瓜蒌仁各 15 g。水煎服。验方用虎腥银蒌汤加麻黄 12 g。中成药用止咳定喘丸，每次 10 g，每日 2 次。

2. 虚喘

(1) 肺虚型。主要症状为喘促少气，咳声低弱，自汗畏风；舌质淡，脉软弱。治法为补肺、益气、养阴。方用生脉散加味：五味子、甘草各 6 g，麦冬、北沙参、黄芪各 15 g，川贝母 10 g，玉竹 18 g，党参 20 g。水煎服。验方使用蛤蚧丸：蛤蚧 2 只，桑白皮 12 g，高丽参、紫苏子、法半夏及五味子各 24 g，川贝母、黄芪、阿胶、茯苓、沙参、麦冬、白果各 30 g，金银花、米壳各 48 g。以上药共研为细末，炼蜜为丸，每丸重9 g。每次1丸，每日2次，3个月为1个疗程。中成药用息喘丸，每次2.2 g (18丸)，每日 3 次。

(2) 肾虚型。患者喘促日久，呼多吸少，动则更甚；舌质淡，脉沉细。治法为补肾纳气。方用金匮肾气丸加减：肉桂 5 g，五味子、炙甘草各 6 g，茯苓、熟附子、山茱萸、补骨脂各 12 g，党参、熟地黄各 15 g。水煎服。验方用参蛤三七散：蛤蚧 4 对，人参、三七、紫河车各 30 g，共研为细末。每次 1 g，每日 2 次。感冒停服。中成药：①固肾定喘丸，每次 1.5 ～ 2 g，每日 3 次。②蛤蚧定喘丸，每次 6 g，每日 3 次。

(四) 其他疗法

1. 体针

(1) 实喘。取膻中、列缺、肺俞、天泽。风寒者加风门，痰热者加丰隆，喘甚加定喘及天突。手法用泻法。

(2) 虚喘。取肓俞、肺俞、气海、肾俞、足三里、太渊、太溪。手法用补法，可酌用灸。

2. 皮肤针

用皮肤针叩击鱼际及前臂手太阴肺经循行部、两侧胸锁乳突肌。

3. 拔罐

肺俞穴拔罐 10 ～ 15 分钟，每日 1 次，可与风门、厥阴俞、膻中穴交替使用。适于虚喘。

(五) 预防与调护

1. 居家调护

(1) 密切观察患者哮喘发作时间、诱因、呼吸节律，出汗情况，面色和口唇，神志、舌象和脉象，以及痰的质、量、色等，并做好记录。

(2) 发现患者喘促持续不解，张口抬肩，摇身撷肚，面赤躁扰，四肢厥冷，汗出如珠，脉浮大无根，或痰黏堵塞喉间，咳吐不利，面唇青紫者，按内科急证常规处理与护理。

(3) 适寒温，注意随天气变化增减衣服，预防感冒，消除外在诱发哮病的因素。

(4) 减少情志刺激，避免过度劳累和情绪波动，以减少诱发机会。

(5) 加强锻炼，如坚持打太极拳。锻炼可增强体质，改善肺部通气功能，更有利于康复。

(6) 宜食清淡、富于营养而易消化的饮食，忌食生冷、海味、油腻、辛辣之物，戒烟酒。

2. 食疗方

(1) 乌鸡煮陈醋。乌鸡 1 只，老陈醋 1500 ~ 2000 g，将乌鸡宰杀去毛，洗净切块与陈醋同煮熟，分 3 ~ 5 次热吃。适用于虚喘。

(2) 姜汁北杏猪肺汤。北杏仁 10 g，姜汁 1 ~ 2 汤匙，猪肺 200 g。将猪肺洗净切块与北杏同煲汤，汤将好时加入姜汁，并加盐调味，饮汤食猪肺。适用于痰浊阻肺型之喘证。

(3) 天葵煲猪肺。青天葵 15 ~ 20 g，猪肺 200 g，共煲汤，加盐调味服食。适合痰热郁肺和表寒里热型。

(4) 萝卜葱白汤。取萝卜 1 个，葱白 8 根，生姜 15 g。用 3 碗水将萝卜煮熟，加入葱白及姜，再煮 10 分钟，趁热服食。适用于风寒袭肺型。

(5) 虫草胞衣。冬虫夏草 10 g，鲜胎盘 1 个，炖盅内加少许水，隔水炖熟服。适合虚喘。

五、哮证

哮证是一种突然、反复发作的喘促或上气，喉中有水鸡声（哮鸣）。因哮必兼喘，所以哮证又称为哮喘，古称哮吼等，所指与西医所说哮喘类似。痰浊内伏是哮病的宿根，常因感外邪或饮食不当等诱发。哮是有声响之喘，由于痰气于喉间相搏击出现痰鸣声而命名。如《医宗必读》云“以痰结喉间，与气相击”出现“喉中如水鸡声”。

哮证与上述喘证都有呼吸急促的见证，但应予区别。《医学正传》说：“喘以气息言，哮以声响言。”哮证者在喘息时，喉有哮鸣声，且病有宿根，为经常发作性疾病。喘证则以呼吸急促困难为主，多并发于各种急慢性疾病，且喘未必兼哮。

（一）辨证论治

1.发作期

(1) 冷哮。呼吸喘促，喉中痰鸣如水鸡之声，咳痰色白、黏稠或清稀多沫，胸膈满闷如窒而不能平卧，口不渴，面色晦暗兼青，遇寒易发；或兼发热恶寒、无汗、头痛、鼻咽发痒等表证；苔白滑，脉弦紧。治法为温中散寒，豁痰止哮。方药：①轻症。小青龙汤，药有五味子、麻黄、桂枝、白芍、干姜、细辛、半夏。②中症。射干麻黄汤，药有麻黄、款冬花、五味子、射干、细辛、半夏、紫菀、生姜、大枣。③重症。冷哮丸，药有麻黄、川乌、细辛、蜀椒、白矾、皂角、款冬花、半夏、胆南星、杏仁、紫菀、甘草。

(2) 热哮。气喘胸高，喉中痰声如曳锯，张口抬肩，不能平卧，咳痰黄稠或呛咳不利，胸闷烦躁，口渴喜饮，尿黄便干，满面红赤，头痛汗出；舌红，苔黄腻，脉滑数。治法为宣肺清热，降逆化痰。方药：①轻症。定喘汤，药有麻黄、桑白皮、黄芩、紫苏子、杏仁、半夏、款冬花、白果及甘草。②中症。黄芩泻肺汤加减，药有黄芩、大黄、焦栀子、杏仁、枳壳、桔梗、甘草、葶苈子、地龙、石膏、瓜蒌、鱼腥草。③重症。礞石滚痰丸（《丹溪心法·附余》）加味，药有煅礞石、煅硝石、大黄、黄芩、沉香、瓜蒌、川贝、地龙。

2. 缓解期

(1) 脾肺气虚。哮喘反复发作,病久咳喘无力,咳痰清稀量多,自汗畏风,易感冒,食少纳呆,少气懒言,倦怠乏力,或大便不实,或肢体水肿,面色萎黄或皖白,常稍感风寒或饮食不当而诱发;舌淡胖嫩,苔白滑,脉缓或虚弱。治法为健脾益气,补肺化痰。方药:①轻症。六君子汤加味,药有人参、白术、茯苓、甘草、半夏、陈皮、黄芪、生姜、大枣。②中症。补肺汤,药有紫苏子、桑白皮、半夏、紫菀、人参、五味子、甘草、杏仁、射干、麻黄、款冬花、干姜、细辛、肉桂。③重症:人参蛤蚧散加味,药有蛤蚧、人参、茯苓、甘草、杏仁、贝母、桑白皮、黄芪。

(2) 肺肾两虚。咳喘日久不愈,呼多吸少,气不得续,动则喘息益甚,精神萎靡,腰膝酸痛,或语音低怯,形寒肢冷,自汗出;或气短息促,心烦颧赤,口燥咽干;或喘息加剧而冷汗淋漓、肢冷面青;舌淡苔白,脉沉弱或浮大无根;或舌红,少苔少津,脉细数。治法为补肾温阳纳气,或滋阴补肾纳气定喘。方药:①轻症。金匮肾气丸加减,药有山药、附子、山萸肉、熟地黄、肉桂、茯苓、胡桃肉、五味子。肾水不足者予左归饮加味,药有熟地黄、枸杞子、山萸肉、茯苓、五味子、山药、炙甘草、胡桃肉。②中症。偏于脾肾气虚者可应用十四味建中汤,药有当归、白术、白芍、炙甘草、人参、麦冬、川芎、肉桂、炮附子、半夏、生姜、茯苓、肉苁蓉、熟地黄、炙黄芪、大枣。偏阴虚火旺者用八仙长寿丸加味,药有丹皮、山药、山茱萸、泽泻、熟地黄、五味子、枇杷叶、麦冬、海蛤壳、茯苓、川贝。③重症。若阴阳俱虚,用左归丸合右归丸加减,药有有山萸肉、枸杞子、熟地黄、山药、菟丝子、龟甲胶、当归、肉桂、知母、麦冬、制附子、淫羊藿、蛤蚧、五味子、人参。阳气暴脱危证可用四逆汤加味,药有附子、干姜、甘草、人参。

(二) 预防与调护

可参照“喘证”进行日常调护。居家可采用下述饮食疗法。

1. 秋梨白藕汁

秋梨洗净去皮核，白藕去节，各等量，切碎，洁净纱布绞挤取汁，频饮代茶。痰热型食用。

2. 杏仁粥、饮

(1) 杏仁研泥 30 g，加大米 200 g 煮粥；或杏仁霜加大米煮粥，热食。寒痰型哮喘食用。

(2) 甜杏仁 15 g，胡桃仁 6 g，菠菜籽 5 g，同煮汤服用。每天 1 次，连服 15 ~ 20 天。肾阴不足食用。

3. 蜂蜜白萝卜

白萝卜 100 g，蜂蜜适量。把白萝卜去皮，加水适量煮熟，用蜂蜜调味连汤服食。每天 1 剂，连服 15 ~ 20 剂。痰热型食用。

4. 燕银冰糖饮

燕窝 6 g，银耳 9 g，冰糖 15 g。先将燕窝、银耳用清水泡发，清洗干净，放冰糖隔水炖熟服食。每周 2 ~ 3 次，连服 30 天。热哮服之。

5. 冬虫夏草炖鸭

冬虫夏草 15 g，老鸭 1 只。把鸭制净，将冬虫夏草适量放入鸭腹内，隔水炖熟后调味服食。每周 1 次，连服 4 周。肾阴不足食用。

6. 虫草胞衣

鲜胎盘 1 个（洗净切块），加冬虫夏草 10 ~ 15 g。锅内加水适量炖至烂熟，调味服食。每周 1 次，连服 5 ~ 10 次。脾肾阳虚食用。

7. 羊胆蜂蜜

鲜羊胆汁 120 g，蜂蜜 250 g。二味混合后蒸 2 小时，装瓶备用。每次 15 ~ 20 g，早晚各服 1 次，服用天数视病情而定。痰热壅肺证食用。

8. 参枣汤

党参 15 g，大枣 20 枚。加水适量，以小火煮半小时后将汤倒出，再加水煮。合并二煎，分 2 次服食。脾虚证食用。

9. 猪肺粥

猪肺 150 g，洗净加水适量，煮七成熟，切成丁，加薏苡仁 50 g，大米 250 g；倒入原猪肺汤，适量煮粥食用。肺虚证食用。

（三）预后

儿童、青少年哮证患者平时应注意养护，调养正气，控制其发作。哮病虽是一种顽固难愈的疾病，但随着年龄增长，肾气日盛，肺气渐旺，部分患者可自行停止发作。成年患者常反复发作，病久耗伤肺肾之气，故不易根除，但坚持服用扶正固本之药，注意锻炼身体，亦可以减少或减轻发作。

哮喘日久，阴阳俱损者，较为难治。若哮病长期不愈，反复发作，肢体浮肿，冷汗大出而手足厥冷，面唇青紫，下利清谷者，须防喘脱之危证。若脉见短数，多预后不良。

六、肺痿

本病证包括西医所说慢性支气管炎、支气管扩张、肺纤维化、肺不张、肺硬变、尘肺及慢性肺脓疡后期等，患者可表现出慢性阻塞性肺疾病的症状。患者如有咳唾稠痰、脓痰或涎沫，或痰中带血丝，或咯血者，也均可参照本证辨证论治。

（一）病因与病机

《金匮要略心典》云："痿者萎也，如草木之萎而不荣，为津烁而肺焦也。"《江笔花医镜》云："肺金痿者，其受病不同，及其成劳一也。" 因肺部多种疾病或各种病因所致肺气受损，津液耗伤，肺脏功能低下，肺叶萎缩不用，出现喘息张口短气，咳吐浊唾涎沫，口干舌燥；或痰中带血，骨蒸盗汗，语声低怯，皮毛干枯，形体消瘦，脉虚数；或形寒肢冷，神疲乏力，自汗，小便数，脉虚弱等慢性虚损性病变，即成肺痿。

（二）辨证论治

1.肺阴亏损

干咳，咳声短促，或咯少量黏痰，或痰中带血丝或血点，血色鲜红，胸部隐隐闷痛，午后手足心热，皮肤干灼，口干咽燥，或有轻微盗汗；舌边尖红苔薄，脉细或细数。治法为滋阴润肺。方用月华丸加减，可养阴润肺，止咳化痰，抗痨，止血，用于阴虚咳嗽、咳血者。药用北沙参、麦冬、天冬、玉竹、百合滋阴补肺，白及补肺生肌止血，百部润肺止咳、抗痨杀虫。咳嗽频而痰少质黏者，可合川贝母、甜杏仁以润肺化痰止咳，并可配合琼玉膏以滋阴润肺；痰中带血丝较多者，加蛤粉炒阿胶、仙鹤草、白茅根（花）等以润肺和络止血；若低热不退者，可配银柴胡、青蒿、胡黄连、地骨皮、功劳叶、葎草等以清热除蒸；若咳久不已而声音嘶哑者，于前方中加诃子、木蝴蝶、凤凰衣等以养肺利咽，开音止咳。

2.虚火灼肺

呛咳气急，痰少质黏或咳痰黄稠量多，时时咯血，色鲜红，混泡沫痰涎；午后潮热、骨蒸，五心烦热，颧红，盗汗量多，口渴，失眠，性急躁易怒，或胸胁掣痛；男子见遗精，女月经不调，形体日益消瘦；舌干而红，苔薄黄而剥，脉细数。证机概要：肺肾阴伤，水亏火旺，燥热内灼，络损血溢。治法为滋阴降火。方用百合固金汤合秦艽鳖甲散加减。前者滋养肺肾，用于阴虚阳浮，肾虚肺燥，咳痰带血，烦热咽干者；后者滋阴清热除蒸，用于阴虚骨蒸、潮热盗汗等症。药用南沙参、北沙参、麦冬、玉竹、百合养阴润肺止咳，百部、白及补肺止血、抗痨杀虫，生地黄、五味子、玄参、阿胶、龟甲、冬虫夏草滋养肺肾之阴，培其本元。火旺较甚，热象明显，加胡黄连、黄芩苦寒泻火，坚阴清热；骨蒸劳热，再加秦艽、白薇、鳖甲等清热除蒸；痰热蕴肺，咳嗽，痰黏色黄，酌加桑白皮、天花粉、知母、海蛤粉以清热化痰；咳血较著者，加牡丹皮、黑山栀、紫珠草、醋制大黄等，或配十灰丸以凉血止血；血色紫暗成块，伴胸胁刺痛者，加三七、血余炭、花蕊石、广郁金等化瘀和络止血；盗汗较著加乌梅、瘪桃干、浮小麦、煅龙骨、煅牡蛎等养阴止汗；咳呛而声音嘶哑者加诃子肉、血余炭、白蜜等润肺肾而通声音。

3. 气阴耗伤

咳嗽无力，气短声低，咳痰清稀色白，量较多，偶夹血、咳血，色淡红；午后潮热，伴有畏风、怕冷，自汗与盗汗可并见，纳少神疲，便溏，面色㿠白，颧红；舌质光淡，边有齿印，苔薄，脉细弱而数。证机概要：阴伤气耗，肺脾两虚，肺气不清，脾虚不健。治法为益气养阴。方用保真汤或参苓白术散加减。前者补气养阴，兼清虚热，主治肺脾气阴耗伤，形瘦体倦，咳而短气，劳热骨蒸等；后者健脾补气，培土生金，主治短气，面浮，咳痰清稀及食少腹胀、便溏等。药用党参、黄芪、白术、甘草、山药补肺益脾，培土生金，北沙参、麦冬滋养肺阴，地黄、阿胶、五味子、冬虫夏草滋肾水以润肺燥，白及、百合补肺止咳、抗痨杀虫，紫菀、款冬花、紫苏子温润肺金、止咳化痰。夹有湿痰者可加半夏、橘红、茯苓等燥湿化痰；咳血量多者，可加山萸肉、仙鹤草、煅龙牡、三七等，配合补气药，共奏补气摄血之功；若见劳热、自汗、恶风者，可取甘温除热之意，加桂枝、白芍、大枣，配合党参、黄芪、炙甘草等和营气而固卫表；兼有骨蒸盗汗等阴伤症状者，酌加鳖甲、牡蛎、乌梅、地骨皮、银柴胡等益阴，清热除蒸；纳少腹胀，大便溏薄者，加白扁豆、薏苡仁、莲肉、橘络等健脾之品，忌用地黄、麦冬、阿胶等滋腻药物。

4. 阴阳虚损

咳逆喘息，少气，咳痰色白有沫或夹血丝，色暗淡；潮热、自汗、盗汗、声嘶或失音并面浮肢肿、心慌、唇紫、肢冷、形寒；或五更泄泻，口舌生糜，大肉尽脱；男遗精阳痿，女经闭；舌质光淡隐紫，苔黄而剥，少津，脉微细而数或虚大无力。证机概要：阴伤及阳，精气虚竭，肺脾肾俱损。治法为滋阴补阳。方用补天大造丸加减，可温养精气，培补阴阳，用于肺痿五脏俱伤，真气亏损之证。药用人参、黄芪、白术、山药以补益肺脾之气，麦冬、生地黄、五味子滋养肺肾之阴，阿胶、当归、枸杞子、山萸肉、龟甲培补阴精，鹿角胶、紫河车助真阳而填精髓。肾虚气逆、喘息，配冬虫夏草、诃子、钟乳石，摄纳肾气；心慌者加紫石英、丹参、远志，镇心安神；五更泄泻，配煨肉蔻、补骨脂补火暖土，并去地黄、阿胶等滋腻碍脾药物。

七、肺胀

本病证可见于西医的肺气肿、肺源性心脏病以及慢阻肺等。

（一）病因与病机

肺胀是多种慢性肺系疾患反复发作，迁延不愈，导致肺气胀满，不能敛降的病证。表现为胸部膨满，胀闷如塞，喘咳上气，痰多，烦燥，心慌等。其病程缠绵，时轻时重，日久则见面目晦暗，唇甲发绀，脘腹胀满，肢体浮肿，甚或有喘脱等危重证候。

肺胀的临证诊断需与喘证、哮证等病证相鉴别。证型判别应注意辨标本虚实、辨阴阳、辨脏腑，并据兼症、舌脉等特点辅助辨证，以明确病性、病因、病位及病机等。

（二）辨证论治

1. 痰热郁肺

咳逆喘息气粗，烦躁，胸满，痰黄稠难咯，或身热微恶寒，口渴，便干尿赤；舌红，苔黄腻，脉滑数。治法为清肺化痰，降逆平喘。方用桑白皮汤加减：川贝母、栀子各 10 g，黄芩、瓜蒌仁各 12 g，金银花、葶苈子各 15 g，甘草 6 g，桑白皮 18 g，石膏 30 g。水煎服。验方用清肺化痰汤：浙贝母、杏仁、葶苈子、青天葵、瓜蒌仁各 12 g，甘草 6 g，黄芩 10 g，苇茎 20 g，鱼腥草 30 g。水煎服。中成药用复方蛇胆川贝散，每次服用 1 ~ 2 瓶，每日 3 次。

2. 肺肾气虚

呼吸浅短难续，声低气怯，甚则张口抬肩，倚息难卧，咳白沫痰。心慌，形寒汗出；舌淡或紫暗，脉沉细数无力或有结代。治法为补肺固肾，降气平喘。方用金匮肾气丸加减：牡丹皮、沉香、炙甘草各 6 g，山萸肉、茯苓、党参、法半夏、泽泻各 12 g，熟地黄、山药、黄芪各 15 g，肉桂 5 g，附子 10 g。水煎服。中成药用固肾定喘丸，每次 2 g，每日 3 次。验方：①平喘固本汤（南京中医学院附属医院验方）。灵磁石 18 g，五味子、橘红、冬虫夏草各 6 g，胡桃肉、款冬花、法半夏各 12 g，党参、坎脐、苏子各 15 g。水煎服。②杏桃散。杏仁、胡桃肉各 60 g，共研为细末，蜂蜜少许调服。每次用药末 3 g，每日 3 次。

3. 痰浊壅肺

咳嗽痰多，色白黏腻，短气喘息，怕风易汗，脘痞纳少，倦怠乏力；舌质暗，苔浊腻，脉小滑。治法为化痰降气，健脾益肺。方用三子养亲汤合六君子汤加减：陈皮、炙甘草各 6 g，莱菔子、白术、茯苓、法半夏、北杏仁、紫菀各 12 g，党参、紫苏子各 15 g，白芥子 10 g。水煎服。痰从寒化而为饮，见表寒里饮证者，加麻黄、桂枝各 10 g，细辛 3 g，干姜 9 g。验方用肺心汤（赖天松验方）：五味子、石菖蒲、麻黄、炙甘草各 5 g，厚朴、枳壳、法半夏各 10 g，麦冬、杏仁、瓜蒌皮、薤白、党参各 15 g。水煎 2 次，分 2 次服，每日服 2 剂。中成药：①三蛇胆半夏散，每次 1 ~ 2 瓶，每日 2 次。②三蛇胆陈皮散，每次 1 ~ 2 瓶，每日 3 次。③猴枣散，每次 1 瓶，每日 2 次。

4. 阳虚水泛

患者咳喘心悸，不能平卧，肢体浮肿，小便不利；舌质淡胖，脉沉细。治法为温肾健脾及化饮利水。方用真武汤合五苓散加减：白术、白芍各 12 g，熟附子、猪苓、泽泻各 15 g，肉桂 5 g，生姜 10 g，茯苓 18 g。水煎服。验方用紫河车粉（《实用中医内科学》)：取紫河车1具焙干研末，每次3 g，每日3次。中成药用金匮肾气丸，每次1丸，每日2次。

5. 痰蒙神窍

神昏谵语，烦躁，撮空理线，或身瞤动、抽搐，咳逆喘促，咯痰不爽；苔白腻或黄腻，舌质暗红或淡紫，脉细滑数。治法为涤痰开窍，息风。方用涤痰汤加减：橘红、甘草各6 g，石菖蒲、川贝母各9 g，竹茹、枳实各10 g，茯苓、胆南星、郁金各12 g，法半夏15 g。水煎服。痰热内盛者加天竺黄10 g，瓜蒌仁12 g，葶苈子15 g；抽搐者加钩藤18 g，羚羊角粉5 g；血瘀明显加红花10 g，桃仁12 g，丹参20 g；出血者加水牛角、紫珠草各30 g。水煎服。验方用菖蒲泽泻汤(《临床奇效新方》)：甘菊、蝉蜕、陈皮各6 g，泽泻、茯苓各12 g，胆南星3 g，白芍9 g，石决明30 g，石菖蒲(后下)15 g。水煎2次，分2次服，每日2剂。

(三)预防与调护

①本病由咳、喘引起，故应重视慢性肺系疾病的治疗，尤应预防感冒咳嗽。②加强身体锻炼，提高机体抗病能力。③饮食宜清淡，忌生冷、辛辣，戒烟酒。

第四章 心脑血管疾病

一、高血压

高血压为西医病名，中医属于“肝阳”“肝风”“眩晕”“头痛”范畴，主要临床表现有眩晕、头痛、心烦易怒、耳鸣眼花、失眠多梦等。

（一）病因病机

中医认为，本病为人体内阴阳平衡失调所致，尤其是肝肾不足，肝阳上亢，导致上实下虚。肝阳上亢能化风化火，灼津成痰，扰动心神，蒙蔽清窍；病久不愈则阴损及阳。严重时可发生中风晕厥。本病既有肝、肾、心、脾脏器之虚，又有阳亢、肝风、痰浊、血瘀之实，病机错综复杂。

（二）诊断

1. 血压水平和分类

血压水平的定义及分类见表4-1（据2023《中国高血压防治指南》）。

表4-1 血压水平的定义和分类

类别	收缩压(mmHg)	舒张压(mmHg)
正常血压	＜120	＜80
正常高值	120～139	80～89
高血压	≥140	≥90
1级高血压（轻度）	140～159	90～99
2级高血压（中度）	160～179	100～109
3级高血压（重度）	≥180	≥110
单纯收缩期高血压	≥140	＜90

注：患者的收缩压与舒张压分属不同级别时，以较高分级为准。单纯收缩期高血压也可按照收缩压水平分为1、2、3级。

2. 诊断要点

(1) 世界卫生组织(World Health Organization, WHO)国际高血压学会(International Society of Hypertension, ISH)将高血压定义为收缩压≥140 mmHg,舒张压≥90 mmHg。这是非药物状态下非同日2次或以上重复血压测定所得平均值,适用于两性任何年龄的成人。

(2) 既往有高血压,现正服抗高血压药,虽血压低于140/90 mmHg,亦应诊断为高血压。

(3) 危险度分层。根据心血管疾病危险因素及合并的靶器官损害进行危险分层。当收缩压和舒张压分属于不同分级时,以较高的级别作为标准。

(4) 需排除继发性高血压。

(三) 辨证论治

1. 阴虚阳亢

患者五心烦热、眩晕头痛,失眠易惊,心悸多梦,头重脚轻,耳鸣健忘,腰膝酸软,口干,盗汗,思虑劳心则症状加重,急躁易怒;舌尖红,少津,苔薄白或少、无,脉弦细或弦数。治法为滋阴潜阳,养心安神。方用杞菊地黄丸合镇肝息风汤加减:山萸肉、云茯苓、钩藤、枸杞子、杭菊花各9 g,淮山药12 g,熟地黄、杜仲、炙龟甲、煅牡蛎、桑寄生、川牛膝各15 g。头痛眩晕较剧及大便干结者,可加夏枯草、栀子、龙胆草;瘀血阻络,舌质紫暗或有瘀点者,可酌加益母草、川芎、丹参。还可用天王补心丹合朱砂安神丸加减。前者滋阴养血,补心安神,适合阴虚血少所致的心悸不安、虚烦神疲、手足心热之症;后者清心降火,重镇安神,适合阴血不足、虚火亢盛所致的惊悸怔忡、心神烦乱、失眠多梦等症。药有生地黄、玄参、麦冬、天冬滋阴清热,当归、丹参补血养心,黄连清热泻火,人参及炙甘草补益心气,五味子收敛耗散之心气,朱砂、茯苓、远志、酸枣仁、柏子仁安养心神,桔梗引药上行以通心气。阴虚而火热不明显者,可单用天王补心丹;肾阴亏虚、虚火妄动、遗精腰酸者,加龟甲、熟地黄、知母、黄柏,或加服知柏地黄丸;若阴虚兼瘀热者加赤芍、牡丹皮、桃仁、红花、郁金等清热凉血、活血化瘀。

2. 肝阳上亢

患者耳鸣阵作,头痛眩晕,心烦易怒,夜寐不宁;或兼有面红目赤,口干口苦,大便干结,小便黄赤;舌红苔黄,脉弦或弦数。治法为平肝潜阳。方用天麻钩藤饮加减:明天麻、生栀子、淡黄芩、桑寄生、夜交藤、杜仲、茯神、杭菊花各 9 g,钩藤、川牛膝各 12 g,生石决明 18 g。肝火偏旺可酌加龙胆草、夏枯草,肝风内动可吞服羚羊角粉,大便秘结加生大黄。

3. 肾精不足

患者耳鸣时作,少寐多梦,头晕眼花,腰酸腿软,夜尿频数,足跟痛;舌质红,苔少或无苔,脉沉细或细弱。治法为滋补肾精。方用六味地黄丸合左归丸加减:山萸肉、粉丹皮、泽泻、云茯苓各 9 g,杜仲、淮山药、龟甲胶、枸杞子各 12 g,生地黄、怀牛膝各 15 g。眩晕较甚者加钩藤、珍珠母,心烦不寐者加知母、莲子心、夜交藤、酸枣仁,夜尿频数加覆盆子,耳鸣加灵磁石、五味子。

4. 阴阳两虚

视物昏花,头晕目眩,心悸耳鸣,腰酸腿软,畏寒肢冷,夜尿增多,大便溏薄,阳痿遗精;舌淡或红,苔白,脉沉细或细弦。治法为育阴助阳。方用金匮肾气丸加减:牡丹皮、附子、肉桂各 6 g,山萸肉、淮山药各 12 g,杜仲、干地黄、桑寄生、怀牛膝各 15 g,泽泻 9 g。偏阳虚酌加菟丝子、巴戟天,偏阴虚可加玄参、枸杞子。妇女更年期高血压可用二仙汤加减。

5. 心血不足

五心烦热,自汗盗汗,胸闷心烦;舌淡红少津,苔少或无,脉细数或结代。此为气阴两虚。治以益气养血,滋阴安神。方用炙甘草汤加减,以益气滋阴、补血复脉。兼阳虚而汗出肢冷者,加附子、黄芪、煅龙骨、煅牡蛎;兼阴虚,重用麦冬、地黄、阿胶，加沙参、玉竹、石斛；纳呆腹胀者，加陈皮、谷芽、麦芽、神曲、山楂、鸡内金、枳壳健脾助运；失眠多梦，加合欢皮、夜交藤、五味子、柏子仁、莲子心等养心安神。若热病后期损及心阴而心悸者，宜生脉散加减，有益气养阴补心之功。

6. 痰湿内蕴

头重如裹，头晕头痛，胸闷心悸，食少恶心，呕吐痰涎；舌胖苔白腻，脉弦或弦滑。治法为祛痰化湿。方用半夏白术天麻汤加减：生姜、生甘草各 6 g，清半夏、明天麻、云茯苓、陈皮各 9 g，生白术、嫩钩藤各 15 g，大枣 3 枚。眩晕恶心较甚者，加代赭石、竹茹；痰湿郁而化火，上扰清窍，可用黄连温胆汤加减。

二、心绞痛

心绞痛是冠心病最常见临床类型，为西医病名，中医属“胸痹”“心痛”范畴。指以胸部闷痛，甚则胸痛彻背、喘息不得卧为主的病症。轻者可仅感胸闷如窒、呼吸欠畅，重者则有胸痛，甚则心痛彻背、背痛彻心。“胸痹”病名首见于《金匮要略》，“心痛”病名最早见于马王堆汉墓出土的《五十二病方》，其后《灵枢·五邪》也有“心痛”病名，又有“卒心痛”(《素问·谬刺论》)、“厥心痛”“真心痛”(《灵枢·厥病》)，均指以左胸膺或中部发作性憋闷或疼痛为主要临床表现的病症，与心绞痛相对应。

（一）诊断与鉴别诊断

1. 诊断

据临床表现，尤其是心绞痛、心肌梗塞的典型症状，可做初步诊断。当一个年龄大又具多重危险因素者有特征性胸痛时，要高度怀疑冠心病。辅助检查包括心电图、超声心动图及心肌核素灌注扫描等检查。

2. 鉴别诊断

心绞痛应与急性心肌梗死、肋间神经痛及肋软骨炎相鉴别，心肌梗死与心绞痛、急性心包炎、急性肺栓塞及主动脉夹层相鉴别。

（二）辨证论治

1.心肾阴虚

患者心悸盗汗，心痛憋闷，虚烦不寐，腰酸膝软，头晕耳鸣，口干便秘；舌红少津，苔薄或剥，脉细数或结代。证机概要：虚热内灼，水不济火，血脉不畅，心失所养。治法为养心和络，滋阴清火。方用炙甘草汤合天王补心丹加减。两方均滋阴养心，前者以养阴复脉见长，主要用于气阴两虚，心动悸、脉结代之症；后者以养心安神为主，治心肾两虚、阴虚血少者。药有人参、炙甘草、茯苓益助心气，丹参、当归、白芍、阿胶滋养心血而通心脉，生地黄、玄参、天冬、麦冬滋水养阴以降虚火，柏子仁、酸枣仁、远志、五味子交通心肾、养心安神。心肾阴虚，兼见腰酸膝软、头晕目眩、遗精盗汗、心悸不宁、口燥咽干，用左归饮。虚火内扰心神，虚烦不寐，阴不敛阳，舌尖红少津，用酸枣仁汤。兼见风阳上扰，加琥珀、珍珠母、灵磁石、石决明等，不效再予黄连阿胶汤。

2.心肾阳虚

胸闷气短，心悸而痛，动则甚，自汗，神倦怯寒，面色㿠白，四肢凉或肿胀；舌质淡胖边有齿痕，苔白或腻，脉沉细迟。证机概要：阳气虚衰，胸阳弱，血行瘀滞，气机痹阻。治法为温补阳气，振奋心阳。方用右归饮合参附汤加减。两方均能补益阳气，前者温肾助阳，补益精气；后者大补元气，温补心阳。药有熟地黄、山萸肉、淫羊藿、补骨脂温养肾气，人参大补元气，附子温补真阳，肉桂振奋心阳，炙甘草益气复脉。肾阳虚衰，不能制水，水饮上凌心肺，见心悸、喘促、水肿，用真武汤加黄芪、汉防己、猪苓、车前子。若阳虚欲脱厥逆，可用四逆加人参汤，或参附注射液 40 ~ 60 mL 加入 5% 葡萄糖注射液 250 ~ 500 mL 中静脉滴注，增强疗效。伴寒凝血瘀标实症状者适当兼顾。

3. 痰浊闭阻

心痛微而胸闷重，气短痰多，肢体沉重，体形肥胖，遇阴雨天加重或易发，伴有咯吐痰涎，倦怠乏力，纳呆便溏；舌体胖大且边有齿痕，苔浊腻或白滑。证机概要：痰浊盘踞，胸阳失展，气机痹阻，脉络阻滞。治法为豁痰宣痹，通阳泄浊。方用涤痰汤联合瓜蒌薤白半夏汤加减。两方均能温通豁痰，前方偏于健脾益气，豁痰开窍，用于脾虚失运，痰阻心窍；后者偏于通阳行气，用于痰阻气滞，胸阳痹阻。药有半夏及胆南星燥湿化痰，竹茹清化痰热，人参、茯苓、甘草健脾益气，石菖蒲、陈皮、枳实理气宽胸，瓜蒌、薤白化痰通阳、行气止痛。痰浊郁而化热，用黄连温胆汤加郁金。痰热者酌加海浮石、海蛤壳、黑山栀、天竺黄、竹沥；大便干结，可加桃仁、番泻叶、大黄。痰浊与瘀血常同时并见，故通阳豁痰、活血化瘀、宽胸理气、温通散寒经常并用，但须根据病理因素而有所偏重。

4. 寒凝心脉

患者猝然心痛彻背，如绞，喘不得卧，多因气候骤冷或骤感风寒而发病或加重；伴有形寒，甚则冷汗自出，手足不温，心悸，胸闷气短，面色苍白；苔薄白，脉沉紧或沉细。证机概要：阴寒凝滞，气血痹阻，素体阳虚，心阳不振。治法为宣通心阳，辛温散寒。方用当归四逆汤合枳实薤白桂枝汤加减。两方皆能助阳通脉、辛温散寒，前者以温经散寒为主，用于血虚寒厥证，见胸痛如绞，手足不温，冷汗自出，脉沉细者；后者重在通阳理气，用于胸痹阴寒证，见心中痞满，胸闷气短者。中药有当归、白芍养血活血，桂枝、细辛温散寒邪、通阳止痛，薤白、瓜蒌化痰通阳，行气止痛，枳实、厚朴理气通脉，大枣养脾和营。阴寒极盛之胸痹重症者，胸痛剧烈，痛无休止，伴身寒肢冷，气短喘息，脉沉紧或沉微，予乌头赤石脂丸加荜茇、高良姜、细辛等。若痛剧而四肢不温，冷汗自出，即刻舌下含化苏合香丸或麝香保心丸芳香化浊、理气温通开窍。

5. 心血瘀阻

患者心胸疼痛，痛有定处，入夜为甚，如刺如绞，甚则心痛彻背、背痛彻心；或痛引肩背，伴胸闷，日久不愈，可因暴怒、劳累而加重；舌质紫暗，有瘀斑，苔薄，脉弦涩。证机概要：胸阳痹阻，血行瘀滞，心脉不畅。治法为通脉止痛，活血化瘀。代表方用血府逐瘀汤加减，可祛瘀通脉，行气止痛，用于血行不畅，胸中瘀阻，心胸疼痛且有定处伴胸闷心悸之胸痹。药有红花、川芎、桃仁、赤芍和营通脉、活血化瘀，桔梗及柴胡、枳壳、牛膝调畅气机、行气活血，当归、生地黄补养阴血，郁金、降香理气止痛。胸痛剧烈，瘀血痹阻重证，加郁金、丹参、乳香、没药等；若血瘀气滞并重，胸闷痛甚，可加檀香、沉香、荜茇；若寒凝血瘀或阳虚血瘀者，可加肉桂或桂枝、细辛、薤白及高良姜，或附子、人参等益气温阳；若气虚血瘀者，用桃红四物汤合人参养荣汤加减，重用人参、黄芪等。猝然心痛发作，可含化复方丹参滴丸、速效救心丸等芳香止痛、活血化瘀。

6. 气滞心胸

隐痛阵发，心胸满闷，时欲太息，遇情志不遂时易加重或诱发，或兼有脘部胀闷，得矢气或嗳气则舒；苔薄或薄腻，脉细弦。治法为疏调气机，和血舒脉。方用柴胡疏肝散加减，可疏肝理气，适合肝气抑郁，气滞上焦，胸阳失展，血脉失和之胸胁疼痛等。药有柴胡、枳壳疏肝理气，川芎、赤芍活血通脉，香附、陈皮理气解郁。气郁日久化热，心烦易怒，口干便秘，舌红苔黄，脉弦数者，用丹栀逍遥散；便秘严重者加当归龙荟丸。胸闷心痛明显，为气滞血瘀之象，可合用失笑散，加薤白、苏木。

7. 气阴两虚

心悸气短，心胸隐痛时作时休，动则益甚，心烦口干，大便微结，面色㿠白，易汗，伴倦怠乏力、声息低微；舌质淡红，舌体胖，且边有齿痕，苔薄白，脉虚细缓或结代。治法为益气养阴，活血通脉。方用人参养荣汤合生脉散加减。两者皆补益心气，前者安神宁心，补气养血，适于胸闷气短、头昏神疲等症；后者长于敛心阴、益心气，适用于心气不足、心阴亏耗者。药有人参、黄芪、炙甘草通经利脉、大补元气，肉桂温通心阳，麦冬和玉竹滋养心阴，五味子收敛心气，丹参、当归活血养血。兼见痰浊之象者，加茯苓、白豆蔻、白术以健脾化痰；兼有气滞血瘀者，可加川芎、郁金。兼见纳呆、失眠等心脾两虚者，加茯神、茯苓、半夏曲、柏子仁、远志、酸枣仁。

（三）中医药治疗特点

中医药治疗有着多靶向、整体调节、副作用小等优势，通过调节人体阴阳气血和脏腑功能，能够延缓病程进展并改善患者症状体征。

而冠心病多因动脉粥样硬化而起，防治动脉粥样硬化对于冠心病的防治有重要意义。不同医家对于动脉粥样硬化的病机观点各有侧重，但均认可本病的基本病机在于脏腑功能亏损，痰瘀互结，虚实夹杂，治疗时根据病情调整脏腑功能、活血化痰，通常能起到良好的疗效。现代药理研究也表明，一些具有活血和补气功能的中药，如丹参、黄芪、女贞子、杜仲等，能起到保护血管内膜、抗动脉粥样硬化作用。

在心绞痛发作时，可以含服或口服中药复方丹参滴丸或救心丸，但需要较长时间才能缓解症状。对于冠心病合并心功能不全或心肌梗死（主要表现为阳虚血瘀证的心功能不全）的患者，中药鹿红颗粒被证明能够改善心脏的间质重构及心室重构。在标准西药治疗的基础上，联合使用鹿红颗粒，能够有效改善冠心病合并心功能不全患者的中医临床症状，降低脑利尿钠肽（brain natriuretic peptide, BNP）水平，改善左室射血分数（left ventricular ejection fraction, LVEF）、心室收缩末期内径（ventricular end-systolic diameter, VESD）、每搏输出量（stroke volume, SV）以及左室短轴缩短率（fractional shortening, FS）等指标，疗效显著优于单纯标准西药治疗。鹿红颗粒能够通过增强心脏的收缩功能、增加心搏出量，从而改善患者的心功能分级，提高患者的生活质量和运动耐量。中西医结合治疗为冠心病合并心功能不全的患者提供了更全面的管理策略。

三、心悸

心悸为中医病证，与多种西医疾病有关。心悸常与心血管疾病相对应，如心律失常、高血压心脏病等，贫血导致心肌供氧不足也可引起心悸病症。人体感受风寒湿、邪毒及疫毒等外邪，可发生心悸，如病毒性心肌炎、细菌性心内膜炎等，还有梅毒性心脏病，而寒冷刺激所致者多属缺血性心血管病，常伴心胸憋闷、疼痛等症，寒凉引起发热致心悸者，又多与心肌炎症、心功能不全等有关。

（一）病因病机

心悸包括怔忡和惊悸，此证患者自觉心动数疾，惊慌不安，甚则不能自主，多呈阵发性，每因情志波动或劳累而发作，多与心血不足、心阳衰弱、水饮内停等有关，但又有瘀血、痰火所致者。精神因素亦可引发心悸。心悸虽有不少属虚证者，但亦有许多属实证者。心悸的治疗原则为滋润以养阴血、甘温以补阳气、辛温以通阳、重镇以降逆、活血通络及清热化痰，据不同病情而适当运用。

怔忡多由久病体虚，心脏受损所致，无精神等因素亦可致持续性心悸发作，多心中惕惕而不能自控，以虚证居多或虚中挟实，病情较重。惊悸常与情绪因素有关，可由精神因素诱发，呈阵发性，时作时止。惊悸以实证居多，病情较轻。惊悸与怔忡有密切联系，惊悸日久可发展而为怔忡，正如明代医家李梴所说："怔忡因惊悸日久而成。"

（二）辨证论治

1. 心阳不振

患者胸闷气短，心悸不安，动则尤甚，形寒肢冷，面色苍白；舌淡苔白，脉沉细无力或虚弱。治法为安神定悸，温补心阳。方用参附汤合桂枝甘草龙骨牡蛎汤加减。前者益心气而温心阳,适用于胸闷气短、形寒肢冷等症;后者安神定悸,温补心阳,适用于心悸不安、自汗盗汗等症。药有人参、黄芪益气助阳,桂枝、附子温振心阳,麦冬、枸杞子滋养心阴,使"阳得阴助而生化无穷",炙甘草益气养心,龙骨、牡蛎定悸、重镇安神。大汗出者,重用人参、黄芪、煅龙骨、煅牡蛎及山萸肉益气敛汗,或用独参汤煎服,以急救心阳;形寒肢冷者,重用附子、肉桂温阳散寒。心阳不振,以致心动过缓,酌加炙麻黄、补骨脂,重用桂枝以温通心阳;夹瘀血,加丹参、赤芍、川芎、桃仁及红花;兼见水饮内停,加葶苈子、五加皮、车前子、泽泻等利水化饮;兼阴伤者,加麦冬、枸杞子、玉竹、五味子。

2.心血不足

患者头晕目眩,倦怠乏力,失眠健忘、心悸怔忡,面无华,心悸气短,纳呆食少;舌淡红,脉细弱。治法为益气安神,补血养心。方用归脾汤加减。本方有健脾养心、益气补血作用,意在生血,重在益气,适用于心血不足证。药有黄芪、白术、炙甘草、人参益气健脾,以资气血生化之源;当归、熟地黄、龙眼肉补养心血;茯神、酸枣仁、远志宁心安神;木香理气醒脾,使补而不滞。

3.水饮凌心

患者胸闷痞满,心悸眩晕,渴不欲饮,小便短少或下肢浮肿,形寒肢冷,伴有恶心、欲吐及流涎;舌淡胖,苔白滑,脉弦滑,或沉细而滑。治法为化气行水,宁心安神及振奋心阳。方用苓桂术甘汤加减,可通阳利水,适用于水饮凌心证。药有茯苓、猪苓、泽泻、车前子淡渗利水,桂枝、炙甘草通阳化气,人参、白术、黄芪健脾益气助阳,远志、茯神、酸枣仁宁心安神。见心功能不全而导致阵发性夜间咳喘或端坐呼吸、浮肿、尿少者,当重用温阳利水之品,可用真武汤加减。兼见肺有水湿,肺气不宣,咳喘、胸闷者,加杏仁、前胡及桔梗以宣肺,葶苈子、五加皮、防己以泻肺利水;兼见瘀血者,加当归、刘寄奴、川芎、泽兰、益母草;兼见恶心呕吐,加陈皮、半夏、生姜以和胃降逆。

4. 瘀阻心脉

患者胸闷不舒，心悸不安，心痛时作，痛如针刺，呈阵发性；唇甲青紫，舌质紫暗或有瘀斑，脉涩或结或代。治法为理气通络，活血化瘀。方用桃仁红花煎加减，以养血活血，理气通脉止痛。药有丹参、红花、赤芍、桃仁、川芎活血化瘀，延胡索、香附、青皮理气通脉止痛，生地黄、当归养血活血。胸痛甚，可加乳香、没药、五灵脂、蒲黄、三七粉等祛瘀止痛。兼阳虚者，加附子、肉桂及淫羊藿；兼阴虚，加麦冬、玉竹、女贞子；兼气虚，加党参、黄芪、黄精；兼血虚，加熟地黄、枸杞子、何首乌。络脉痹阻及胸部窒闷，加沉香、檀香、降香；气滞血瘀，加柴胡、枳壳；夹痰浊，胸满闷痛，苔浊腻，加瓜蒌、薤白、半夏、陈皮。

5. 气阴两虚

患者五心烦热，胸闷心烦，自汗盗汗；舌淡红少津，苔少或无，脉细数或结代。治法为益气养血，滋阴安神。方用炙甘草汤加减，益气滋阴，补血复脉。兼阳虚而汗出肢冷者，加附子、黄芪、煅龙骨、煅牡蛎；兼阴虚，重用麦冬、地黄、阿胶，加沙参、玉竹、石斛。纳呆腹胀，加陈皮、谷芽、麦芽、神曲、山楂、鸡内金、枳壳健脾助运；失眠多梦，可加合欢皮、夜交藤、五味子、柏子仁、莲子心等养心安神。若热病后期损及心阴而心悸，用生脉散加减，有益气养阴补心之功。

6. 痰火扰心

胸闷烦躁，心悸时发而时止，受惊易作，失眠多梦，口干苦，大便秘结，小便短赤；舌红，苔黄腻，脉弦滑。治法为清热化痰，宁心安神。方用黄连温胆汤加减，可清心降火，化痰安中，用于痰火扰心者。药有栀子、黄连苦寒泻火、清心除烦，半夏、胆南星、竹茹、全瓜蒌、陈皮清化痰热、和胃降逆，生姜、枳实下气行痰，远志、酸枣仁、生龙骨、石菖蒲、生牡蛎宁心安神。心悸重加珍珠母、石决明、磁石重镇安神；火郁伤阴加麦冬、玉竹、天冬、生地黄养阴清热；痰热互结而致大便秘结者，加生大黄；兼见脾虚，加党参、白术、谷麦芽、砂仁益气醒脾。

四、中风

中风为中医病证名，相当于西医所说的脑卒中（脑梗死或脑出血）。本证以猝然昏仆、神志模糊、㖞僻偏废、言语蹇涩为主症。按《内经》中记载，原为厥证之一，如《素问·调经论》："血之与气，并走于上，则为大厥。"因血气上逆，故有眩晕、心悸等先兆证状，又因发病骤急、变证多端，如风之善行数变，故又称之为中风。

（一）病因病机

在人体脏腑阴阳失衡的情况下，又偶值忧思恼怒或有嗜酒、劳累、房事等诱因，遂致风阳煽动、心火暴盛，血气并走于上，痰浊阻塞窍络，致脏腑经络功能陡失常度。阴阳之气逆乱而为闭证，离决而呈脱象，或仅经络之气阻滞，而见㖞僻偏废等症状。临床上就其发病程度不同，重者出现经络和脏腑症状，轻者只现络症状，而分为病在脏腑或经络二类，并以此作为辨证和治疗的依据。

（二）辨证论治

1. 急性期

(1) 痰热内闭清窍。此为阳闭。起病骤急，神昏或昏愦，半身不遂，鼻鼾痰鸣，肢体强痉拘急，项背身热，躁扰不宁，甚则手足厥冷，频繁抽搐，偶见呕血；舌质红绛，舌苔黄腻或干腻，脉弦滑数。治法为清热化痰，醒神开窍。方用羚角钩藤汤配合灌服或鼻饲安宫牛黄丸。羚角钩藤汤方中羚羊角为清肝息风主药，钩藤、菊花平肝息风，桑叶疏风清热，生地黄清热凉血，白芍柔肝养血，川贝母、竹茹可清热化痰，茯神养心安神，甘草调和诸药。安宫牛黄丸可辛凉透窍。若痰热内盛，喉间有痰声，加服猴枣散 0.3 ～ 0.6 g 以豁痰镇痉，或服用竹沥水 20 ～ 30 g。肝火旺盛面红目赤，脉弦有力，可加龙胆草、栀子以清肝泻火；腑实热结，腹胀便秘，苔黄厚，可加生大黄、枳实、芒硝以通腑导滞。

(2)痰湿蒙塞心神。此为阴闭。患者素体阳虚，突发神昏，半身不遂，肢体松懈，瘫软不温，甚则四肢逆冷，面白唇暗，痰涎壅盛；舌质暗淡，舌苔白腻，脉沉滑或沉缓。治法为温阳化痰，醒神开窍。方用涤痰汤配合灌服或鼻饲苏合香丸。方中半夏、陈皮、茯苓健脾燥湿化痰，胆南星及竹茹清化热痰，石菖蒲化痰开窍，人参扶助正气。苏合香丸芳香化浊，开窍醒神。寒象明显者，加桂枝温阳化饮；兼有风象者，加天麻、钩藤平肝息风。

(3) 元气败脱，神明散乱。此为脱证。患者突然神昏或昏愦，肢体瘫软，肢冷汗多，重则周身湿冷，二便失禁；舌痿，舌质紫暗，苔白腻，脉沉缓、沉微。治法为益气回阳固脱。用参附汤急煎服。方中人参大补元气，附子温肾壮阳，二药合用以奏益气回阳固脱之功。汗出不止者，加山萸肉、黄芪、龙骨、牡蛎以敛汗固脱；兼有瘀象者，加丹参。

2. 恢复期

(1) 痰热腑实，风痰上扰。病情不稳定，易反复。患者半身不遂，口舌歪斜，言语謇涩或不语，头晕目眩，咯痰或痰多，偏身麻木，腹胀，便干便秘；舌质暗红或暗淡，苔黄或黄腻，脉弦滑或偏瘫侧脉弦滑而大。治法为通腑化痰。此法功效：①通畅腑气，祛瘀通络，敷布气血，使半身不遂等症状进一步好转。②清除阻滞于胃肠的痰热积滞，使浊邪不得上扰神明，气血逆乱得以纠正，以防闭、防脱。③急下存阴，以防阴劫于内，阳脱于外。方用大承气汤加味。方中生大黄荡涤肠胃、通腑泄热，芒硝咸寒软坚，枳实泄痞，厚朴宽中。可加瓜蒌、胆南星清热化痰；加丹参活血通络。热象明显者，加栀子、黄芩；年老体弱津亏者，加生地黄、麦冬、玄参。本型也可选用现代经验方星蒌承气汤，方中大黄及芒硝可荡涤肠胃、通腑泄热，瓜蒌、胆南星清热化痰。若大便多日未解，痰热积滞较甚而出现躁扰不宁，时清时寐谵妄者，此为浊气不降，携气血上逆，犯于脑窍而为中脏腑证，按中脏腑的痰热内闭清窍论治。

(2) 风痰瘀血，痹阻脉络。半身不遂，口舌歪斜，舌强言謇或不语，有偏身麻木，头晕目眩；舌质暗淡，舌苔薄白或白腻，脉弦滑。治法为活血化瘀，化痰通络。方用桃红四物汤合涤痰汤。桃红四物汤活血化瘀通络，涤痰汤涤痰开窍。瘀血突出，舌质紫暗或有瘀斑，可加大桃仁、红花等药剂量，以增强活血化瘀之力；舌苔黄腻、烦躁不安等有热象者，加黄芩、栀子以清热泻火；头昏、头痛加菊花、夏枯草，以平肝息风；若大便不通，可加大黄通腑泄热凉血，大黄用量宜轻，以涤除痰热积滞为度，不可过量。本型也可选用现代经验方化痰通络汤，方中半夏、茯苓、白术健脾化湿，胆南星、天竺黄清化热痰，天麻平肝息风，香附疏肝理气、调畅气机、助脾运化，配丹参活血化瘀，大黄通腑泄热凉血。

(3)肝阳暴亢，风火上扰。半身不遂，偏身麻木，舌强言謇或不语，或口舌歪斜，眩晕头痛，面红目赤，口苦咽干，心烦易怒，尿赤便干；舌质红或红绛，脉弦有力。治法为平肝息风，清热活血，补益肝肾。方用天麻钩藤饮。方中天麻、钩藤平肝息风，生石决明可镇肝潜阳，黄芩、栀子清热泻火，川牛膝引血下行，益母草活血利水，杜仲、桑寄生补益肝肾，夜交藤、茯神安神而定志。伴头昏、头痛加菊花、桑叶，疏风清热；心烦易怒加牡丹皮、郁金，凉血开郁；便干、便秘加生大黄。症见神志恍惚、迷蒙者，为风火上扰清窍，由中经络向中脏腑转化，可配合灌服水化牛黄清心丸或安宫牛黄丸以开窍醒神。

(4)气虚血瘀。此型病情相对稳定。半身不遂，口舌歪斜，口角流涎，面色㿠白，言语謇涩或不语，偏身麻木，气短乏力，心悸，自汗，便溏，手足肿胀；舌质暗淡，舌苔薄白或白腻，脉沉细、细缓或细弦。治法为益气活血，扶正祛邪。方用补阳还五汤。本方重用黄芪补气，配当归养血，合赤芍、川芎、桃仁、红花、地龙以活血化瘀通络。气虚明显者，加党参、太子参以益气通络；言语不利，加远志、石菖蒲、郁金以祛痰利窍；心悸、喘息，加桂枝、炙甘草以温经通阳；肢体麻木加木瓜、伸筋草、防己以舒筋活络。上肢偏废者，加桂枝以通络；下肢瘫软无力者，加川续断、桑寄生、杜仲、牛膝以强壮筋骨。小便失禁，加桑螵蛸、益智仁以温肾固涩；血瘀重者，加莪术、水蛭、鬼箭羽、鸡血藤等破血通络之品。还可应用有活血化瘀作用的中药制剂。可用川芎嗪 120 ~ 200 g 静脉滴注，每日 1 次；三七注射液 0.4 ~ 0.5 g 静脉滴注，每日 1 次；复方丹参注射液静脉滴注。还可使用银杏叶制剂、舒血宁、刺五加注射液、灯盏花素注射液等。口服剂型有血栓片、银杏叶片等。也可使用芳香开窍类中成药，如血栓心脉宁片，每次 2 片，每日 3 次，4 个月是 1 个疗程。这类药能够溶栓化瘀，改善脑组织的供血供氧，治疗脑梗死症状，对防止卒中复发、进展都有效果。使用药物治疗的同时，还可辅以针灸及按摩等治疗。在中风病恢复期和后遗症期，多以气虚血瘀为基本病机，故上述方药亦常用于恢复期和后遗症期的治疗。

3. 后遗症期

(1) 气虚血瘀，脉络痹阻。患者半身不遂，口舌歪斜，面色萎黄，常在睡眠时发病；舌质暗淡，舌体胖，苔薄白，脉沉细或无。治法为益气活血，通络化浊。方用补阳还五汤加减：生黄芪 30 ~ 120 g，赤芍、干地龙、桃仁、豨莶草各 15 g，当归、威灵仙、鸡血藤各 30 g，小白花蛇（另研吞服）1 ~ 2 条，制南星 12 g，川芎 25 g。临证时要抓住主证，只要是气虚血瘀者，黄芪不可少用，初起至少 30 ~ 60 g，渐加量到 120 g。临床上常兼有痰瘀气阻，须注意舌苔之变化，加用化痰通络之品，如制南星、胆南星、天竺黄、半夏及陈皮等，甚至加用水蛭、全蝎、蜈蚣、地龙等虫类药物，此尤为重要。如遇短暂性脑缺血发作，可用活血化瘀中药如丹参、川芎、桃仁、红花等，有活血化瘀、改善微循环、降低血液黏度作用，对于治疗短暂性脑缺血发作有一定作用。

(2) 阴虚血瘀，脉络痹阻。患者半身不遂，肢体拘急，头晕目眩，五心烦热；舌质红或绛红，少苔或无苔，脉沉细无力。治法为滋阴养血，活血通络。方用生血起废汤（陈士铎）加减：当归 30 ~ 50 g，玉竹 30 ~ 50 g，生地黄、熟地黄、丹参、豨莶草、威灵仙、桑枝各 30 g，生甘草 10 g，川牛膝 15 g。阴血不足易生内热，若舌质红而舌面干，用生地黄而不用熟地黄，以养阴清热凉血。当归、丹参活血养血，兼有通络之功，在此当重用，与玉竹、生地黄、熟地黄同为本方之主要药物，若谨守常规用量，实难取得佳效。

(3) 痰瘀互结，脉络痹阻。半身不遂，口舌歪斜，心烦脘闷，恶心呕吐，纳呆；舌暗，苔黄腻，脉弦滑。治法为化痰活血通络。方用活血化痰通络汤：制南星、天竺黄、赤芍、川牛膝各 15 g，鸡血藤、豨莶草、威灵仙、地龙、丹参、桑枝各 30 g，法半夏 10 g。此证候临床上十分常见，四诊所得无虚象，但经过一段时间治疗，虚象渐露，气虚血瘀者多，需调整治疗方案。中风患者半身不遂，坐卧多而动少，脏腑气血不畅，极易大便秘结或大便不畅，虚坐努责，大便用力，腹压增高，气血上冲，引发再中，故中风便秘不能忽视，常用焦氏三化复遂汤治疗。

4. 对症治疗

(1) 中风口眼歪斜，半面麻痹。治法为活血祛风通络。方用牵正散加减：白僵蚕、全蝎各 10 g，川芎、地龙、白花蛇各 15 g，威灵仙 20 g，制白附子 12 g，鸡血藤 30 g。

(2) 中风失语。患者言语不利，肾虚精亏，不能上承，音哑，不能出声，舌体痿软收缩而活动不灵；伴有遗尿或便秘；脉细数或沉细。治法为滋补肾精，开窍启语。方用地黄饮子加减：山萸肉、全蝎各 10 g，枸杞子、石菖蒲、石斛、玉竹、杏仁、瓜蒌皮各 15 g，生地黄、熟地黄、山药、当归各 30 g，郁金 12 g。此证型多肺肾双亏，治疗当注意宣散肺气，方中杏仁、瓜蒌皮 2 味有此意，亦可选用桔梗、胖大海等药，不可拘泥于方。此证治疗比较困难，临证应综合治疗。

(3) 中风后呆。患者存在认知障碍，常见两种证型：①痰浊内停，神窍失养。面晦，神呆语迟，纳呆脘闷，半身不遂，健忘；舌质胖暗或红，苔厚腻或黄腻，脉弦滑或数。治法为化痰开窍。方用洗心汤（陈士铎）化裁：珍珠粉（冲服）1 ~ 2 g，明天麻、法半夏、郁金、陈皮各 10 g，生白术、天竺黄、石菖蒲、茯苓各 15 g，升麻 5 g,黄连 6 g,连翘 12 g。此证候易化热,此时当以上方加用清化热痰之品如全瓜蒌、青礞石、川贝母、鲜竹沥、川黄连等。后期易伤阴液,可加用玄参、麦冬、玉竹等 1 ~ 2 味以固本。治疗中痰浊化则出现脾肾不足、髓海空虚之象,不可一成不变拘泥原方,应标本兼顾。②肝肾不足,髓海空虚。神呆不语,昏痴健忘,傻笑或傻哭,甚者终日呆坐不语不食、乏力倦息;舌质胖暗,苔薄白,脉沉细。治法为补益肝肾,活血通窍。方用补肾化瘀益智方:麦冬、石菖蒲、五味子、当归、桃仁各 15 g,制首乌、黄精、熟地黄、龟甲、丹参、豨莶草各 30 g,红花 8 g。中风呆证临床上以此证居多。然亦有王清任所述的血瘀清窍,脑气与脏腑之气不能接,而发生灵机混乱,表现为痴呆,治当取活血开窍法,方用通窍活血汤或血府逐瘀汤,均可取效。中风呆证收效较慢,要配合针刺疗法,方可取得佳效。

(三) 其他疗法

1. 病在脏腑

本病发病之先常见眩晕、心悸或一时言蹇和指麻等先兆证状,发作时突然昏仆,不省人事,并见半身不遂、舌强言蹇、口眼㖞斜等症。本病根据病因病机不同又分为闭证与脱证两种。

(1) 闭证。多因气火冲逆,血菀于上,肝风鸱张,痰浊壅盛。症见神志昏蒙,牙关紧闭而两手握固,面赤气粗,喉中痰鸣甚则声如曳锯,二便闭塞;脉象滑大弦劲。可针刺督脉和十二井穴、足厥阴经穴等。用毫针泻法,及三棱针刺出血。处方:水沟、太冲、十二井及丰隆。本方配穴所以能奏平肝息风、清火豁痰、开窍启闭之功,主要是因通调人身阴阳二气及督脉、足厥阴、足阳明的经气而使机体产生调整作用。闭证病机为阴阳之气的壅闭逆乱,取十二井穴是通三阴三阳之经气,点刺出血是泄其壅热,使气通而闭开;督脉为诸阳经之总督,本病由于阳亢火盛,故泻水沟以调督脉,使阳经上亢之火得以清泄。肝脉上巅,泻太冲调肝经经气,以平息上僭的风阳;脾胃为生痰之源,痰浊壅遏,因于气失运化,取足阳明经的别络丰隆以宣通脾胃二经之气机，起到蠲化痰浊的作用。加减法：如牙关紧闭，加颊车、合谷；半身不遂、言语蹇涩或口眼㖞斜，参照病在经络的处方加减。

(2) 脱证。因真气衰微，元阳暴脱，症见目合、口张、手撒、遗溺、鼻鼾，或是呼吸微弱、汗出痰壅、四肢逆冷；脉象细弱。若汗出如珠油，面赤如妆，脉微欲绝或浮大无根，是真阳外越，最为危候。取任脉经穴为主，用大艾炷灸之，不拘壮数，以汗收、肢温、脉起为度。处方：关元、神阙（隔盐灸）。方义：任脉为阴脉之海，根据阴阳互根的原理，如元阳外脱，必从阴中以救阳，关元为任脉与足三阴经之会穴，为三焦元气所出，联系命门真阳，是阴中有阳的穴位。脐为生命之根蒂，神阙位于脐中，属任脉，为真气所系，故大艾重灸二穴，以回垂绝之阳。阳气来复，则固卫有权而外脱无虞。加减法：本病亦可兼灸足三里。

2. 病在经络

病在经络，未入脏腑，或脏腑功能渐恢复而经络气血仍阻滞。症见半身不遂，肌肤不仁，舌强言蹇或口眼㖞斜等，脉象多见弦滑或兼浮。治取手足阳明经穴为主，辅以太阳、少阳经穴。初病可单刺灸患侧，病程稍久则宜先刺健侧，再刺灸患侧。处方：上肢取肩髃、曲池、合谷、外关，下肢取环跳、阳陵泉、足三里、解溪、昆仑。方义：本方配穴所以取用阳经腧穴，因风病多在阳经之故。阳明为多气多血之经，阳明经气血通畅，则正气强盛，而机体功能易于恢复。故三阳经中又以阳明为主治的关键。根据上下肢经脉循行路线的不同，分取手足阳经穴位，以起到调和经脉、疏通气血的作用。加减法：除上列处方外，半身不遂可取患侧井穴，刺出血，取大接经气之意；上肢还可轮取肩髎、阳池、后溪等穴；下肢轮取风市、阴市、悬钟等穴。病程日久，上肢宜配合大椎及肩外俞，下肢宜配合腰阳关、白环俞等。肘部拘挛加曲泽，腕部拘挛加大陵，膝部拘挛加曲泉，踝部拘挛加太溪。言语蹇涩加哑门、廉泉、通里。肌肤不仁，可用皮肤针叩打患部。

（四）预防与调护

脑卒中的特点是“障碍与疾病共存”，故康复治疗与中药、针灸推拿应及早进行，重建日常运动模式。大量临床实践证明，及早进行康复治疗，对患者进行体能和技能训练，可明显降低病死率，促进神经功能恢复，提高患者生活质量。同时，针刺对脑缺血后的神经元具有保护作用，不仅可以减轻脑水肿和缩小梗死范围，还可抑制缺血性神经元凋亡，提高缺血后脑内源性神经营养因子的合成或释放。因此，中风患者急性期越早接受康复治疗及中医针灸施治，预后越好，自主意识恢复越早，后遗症越轻、越少。

针对溶栓窗口期急性脑梗死患者，应严格根据适应证与禁忌证积极采取溶栓疗法。对于超出窗口期的患者，则应中西医结合，给予降纤、抗凝和脑保护治疗。除药物治疗外，根据康复评定的结果，还应积极进行早期卧床康复训练，如肢位摆放、体位变换、被动活动等。针对脑梗死的不同时期、不同证型，中医有不同治则。若通腑泄热、开窍醒神，临床上常给予清热安宫丸等口服或灌肠；芳香开窍、豁痰醒神，常应用复方麝香注射液或醒脑静注射液等；益气养血、活血通络，常用丹参、川芎、水蛭、地龙、银杏叶等中药制剂。此外，临床对昏迷患者，大多采用综合促醒治疗，除药物外还可给予音乐刺激、穴位刺激、言语刺激及深浅感觉刺激，以此来加强患者感觉输入，促进其意识恢复。而康复治疗也应尽早进行。只要患者神志清楚，生命体征平稳，病情不再发展，48 小时后即可进行康复治疗。

中风患者长期卧床静养，不但影响偏瘫肢体运动功能恢复，而且易造成失用性肌无力及肌萎缩、关节挛缩、失用性骨质疏松等废用综合征。而中风偏瘫肢体运动功能的康复，有赖于大脑高级神经中枢与肢体之间神经通道的畅通，这个通道的恢复只有不断对肢体进行有效的刺激才能完成。可见，中风患者应早期进行康复运动锻炼。脑卒中后遗症往往给患者自身和家属带来极大负担和痛苦。

因此，如何科学地进行康复治疗是个很重要的问题。中风患者的康复可结合中西医疗法，待病情稳定后尽早开始康复锻炼，尽量减轻、减少后遗症，提高生活及生命质量。

五、蛛网膜下腔出血

（一）病因病机

蛛网膜下腔出血亦属中风范畴，病因病机同样涉及风、火、痰、热、瘀。气血运行不畅，瘀血阻滞脉络，导致血管壁脆弱，易破裂出血。痰火凝聚，阻滞经络，损伤血管，亦可引发出血。此外，此病与情志、饮食等因素有关，往往是多种因素共同作用的结果。

（二）辨证论治

1. 肝肾阴亏

本证致肝阳化火上扰者，治法可用平肝潜阳、滋阴息风。方用降肝汤：羚羊角（冲服）0.6 g、生石决明（先煎）30 g，地龙、竹茹、黄芩、牡丹皮、郁金各 9 g，生地黄、白芍各 18 g，钩藤（后下）12 g，炙甘草 3 g。水煎，灌服或鼻饲，每日 1 剂。

2. 瘀血内阻

本证致经隧不通者，治法可用活血化瘀、通经止痛。方用加减化瘀止痛汤：三七末（冲服）3 ～ 6 g，赤芍、桃仁、红花、丹参各 9 g，川芎 6 g，当归 10 g，生地黄 12 g。水煎服，每日 1 剂，日服 2 次。

3. 痰中脏腑

风痰卒中脏腑，蒙蔽清窍者，可治以化痰祛瘀，疏通经络。方用温胆汤加减：制半夏、广陈皮、茯苓、枳壳各 6 g，甘草 3 g，竹茹 9 g。水煎服，每日 1 剂，日服 2 次。

第五章 消化系统疾病

一、消化性溃疡

此为西医病名，指的是胃及十二指肠溃疡，中医属于“胃疡”范畴。

(一)病因与病机

1.病因

(1) 癖嗜辛辣、燥烈等刺激之品，饮食不节，好烟酒，或长期服用酸性药物。

(2) 忧思郁怒，情志失调，肝失条达。

2.病机

因湿热之邪侵扰，蕴聚在胃，致使肝胃不和而脾胃虚弱，耗伤胃阴，积热内蕴，瘀阻胃络、损伤胃膜而致胃疡。本病以健运失司为本，以郁热、气滞、瘀阻、胃气失和为标，病性多属虚实夹杂。

(二)诊断与鉴别诊断

典型的临床表现为慢性过程、周期性发作、节律性上腹痛，胃镜或钡餐X线检查提示具有消化性溃疡征象。注意与具有类似症状的疾病相鉴别。

(三)辨证论治

1.脾胃虚寒

上脘隐痛，痛势绵绵，喜温喜按，泛吐清水，纳呆便溏，四肢不温，每于冬秋季症状加重；舌质淡，舌苔薄白或薄腻，脉沉细无力。治法为健脾和胃，温中散寒。

方用黄芪建中汤加味：姜半夏、党参、白芍、白及、制香附各 9 g，大枣 5 枚，炙甘草 6 g，茯苓 12 g，黄芪 15 g。泛酸明显加煅乌贼骨、煅瓦楞子；脘腹胀闷明显者可加广木香、豆蔻仁（后下）；脘腹痛甚则加延胡索。

2. 肝胃不和

上脘胀痛，牵引两胁，嗳气泛酸，烦躁易怒，口苦嘈杂；舌质红或淡红，舌苔薄白或薄黄，脉弦数。治法为疏肝和胃，理气和中。方用柴胡疏肝散加减。药用柴胡、川芎、陈皮、法半夏各 6 g，白芍、制香附、炒枳壳各 9 g，炒白术、煅瓦楞子各 12 g，生甘草 3 g。口干口苦明显加黄芩、黄连；纳差者加炒谷芽、炒麦芽；胁肋胀痛加广郁金、延胡索；嗳气频作加生赭石、沉香。

3. 胃阴不足

上脘隐痛，口干而不欲饮，胃嘈杂不思食，大便如栗状；舌质红或淡红，少苔或光剥无苔，脉沉细数。治法为养阴益胃，宽中理气。方用沙参麦冬汤加减：陈皮、广木香、生甘草各 6 g，麦冬、太子参、玉竹、白扁豆、白芍各 9 g，沙参、天花粉各 12 g。嗳气频作加旋覆花、代赭石；上脘痞满加佛手、八月札；口干明显加川石斛。

4. 气滞血瘀

上脘刺痛，痛处固定，夜半痛醒，脘腹胀满，嗳气不畅；舌质紫暗，或有瘀点瘀斑，脉沉弦或弦涩。治法为行气畅中，化瘀止痛。方用失笑散加减：炙甘草、乳香各 6 g，炒五灵脂、生蒲黄、广郁金、没药各 9 g，白芍、制香附各 12 g。刺痛明显加延胡索、九香虫，脘腹胀满加广木香、白豆蔻仁（后下），纳差加炒谷麦芽。

二、急慢性胃炎

胃炎为西医病名，分为急性和慢性两大类，可根据临床表现及检查所见做出诊断，内镜检查有助于诊断与鉴别诊断，对于慢性者还应做病理学检查。本病中医属“胃痛”“胃脘痛”“痞满”范畴。

（一）急性胃炎

1. 辨证论治

(1) 外邪犯胃。发热恶寒，胸脘闷满，腹部疼痛，恶心呕吐，或大便泻泄；苔白腻，脉濡缓。治法为疏邪解表，化浊和中。方药：半夏曲、桔梗、茯苓、陈皮、白术、厚朴、紫苏各 10 g，大枣 2 枚，白芷 6 g，大腹皮 5 g，藿香 15 g。中成药用藿香正气胶囊。

(2) 饮食停滞。脘腹胀满拒按，嗳腐吞酸，食后愈甚，吐后症减，泻下臭秽；苔厚腻，脉滑实。治法为消食导滞。方药：神曲、半夏、炒莱菔子、连翘各 10 g，茯苓、陈皮各 12 g，山楂 15 g。中成药用加味保和丸。

(3) 痰热内阻。脘痞恶心，吐泻频作，其气臭秽，心烦口渴，可伴发热；舌苔黄腻，脉滑数。治法为清热利湿，和中止泻。方药：厚朴、半夏、石菖蒲各用6 g，黄连、豆豉、栀子各 9 g，芦根 30 g。中成药可用加味香连丸。

(4) 瘀血阻络。胃脘痛频作，持续不减或痛如针刺，痛有定处，呕血便黑；舌质紫暗或有瘀斑，脉弦涩。治法为活血化瘀，理气止痛。方药：川芎、三七粉、枳壳、牡丹皮、赤芍、乌药、延胡索各 6 g，当归、桃仁、红花、炒五灵脂各 9 g，炒蒲黄 10 g。中成药用云南白药。

2. 预防与调护

平日饮食要有规律，忌暴饮暴食；避免生冷、过热、过硬及辛辣刺激性食物；忌烟酒。

（二）慢性胃炎

辨证论治：

(1) 肝胃不和。上脘胀痞，牵引两胁胀痛，食后饱胀，烦躁易怒，嗳气频作，口干、口苦；苔薄白或薄黄，舌质淡红，脉弦。治法为疏肝解郁，降逆和胃。方用柴胡疏肝散加减。药用柴胡、川芎、夏枯草各 9 g，生赭石（先煎）、枳壳、白芍各 15 g，炙甘草 3 g,陈皮 6 g。纳差加炒谷麦芽、焦楂曲;口苦口干加天花粉、川楝子、延胡索。中成药可用胃苏冲剂。

(2) 胃阴不足。上脘痞满,食后胀饱,嘈杂不思食,口干不欲饮,神疲乏力;或有上腹隐隐灼痛,大便干结;或有颧赤唇红,手足心热;舌红,少苔或光剥,脉细。治法为养胃生津,酸甘化阴。方用沙参麦冬汤加减。药用麦冬、玉竹、焦山楂、香附、炙甘草各 9 g,北沙参、石斛、淮山药各 15 g,佛手 6 g,白芍 12 g。纳差加炒谷麦芽、焦楂曲各 12 g;大便干结加火麻仁 30 g,全瓜蒌 15 g;乏力加茯苓 12 g,太子参 15 g;上腹痞满甚加佛手 12 g,豆蔻仁(后下)3 g。中成药可用养胃舒。

(3) 脾胃虚寒。上腹痞满,隐痛,纳差,消瘦,全身乏力,形寒肢冷,得热则缓,面色苍白或萎黄,大便溏薄;苔薄白,质淡红,舌体胖,边有齿痕,脉沉细无力。治法为温中和胃,健脾益气。方用黄芪建中汤加味:桂枝、炙甘草各 3 g,黄芪、白术、白芍、延胡索各 15 g,大枣 5 枚,陈皮 6 g,枳壳 9 g。上腹胀痛甚加广木香、八月札;大便溏薄加淮山药、茯苓、芡实;形寒肢冷甚加附子;乏力加党参。中成药可用温胃舒。

(4) 气虚血瘀。胃脘疼痛日久不愈,痛有定处,入夜尤甚。面色晦暗,形体消瘦,神疲乏力,大便有时色黑;舌有瘀斑或色淡有紫气,苔少,脉濡弱。治法为健脾益气,活血通络。方用丹参饮加味:制香附、延胡索各 9 g,丹参、莪术、刘寄奴、太子参各 15 g,砂仁(后下)3 g,生甘草 5 g,檀香 6 g。伴肠化生或不典型增生,选加白花蛇舌草、白英。中成药可用胃复春、平消胶囊。

此外,胃膜素、猴头菌片等成药有一定治疗效果。三九胃泰系纯中药制剂,具有吸附胃蛋白酶、抑菌消炎、止血镇痛、调节胃肠运动、改善微循环、促进核蛋白和 DNA 合成代谢而增强组织修复及免疫调节作用,适用于各类慢性胃炎。

三、胃脘痛

即胃痛，以胃脘部近心窝处常发生疼痛为主证。古文献所称“心痛”，多指胃痛，如《医学正传》说：“古方九种心痛，详其所由，皆在胃脘，而实不在于心。”

（一）病因与病机

本证原因有两类：①忧思恼怒、肝气失调，横逆犯胃，治法以疏肝理气为主。②脾不健运、胃失和降，宜温通及补中，以恢复脾胃功能。

（二）辨证论治

1. 寒邪客胃

胃痛暴作，拘急冷痛，恶寒喜暖，得温痛减，遇寒加重；口不渴，喜热饮，有感寒或食冷史；舌苔薄白，脉弦紧。治法为温胃散寒，理气止痛。方用良附丸加味，适于暴作、喜热恶寒患者。药用高良姜、吴茱萸温胃散寒，香附、陈皮、木香行气止痛。若病情轻可服生姜汤，结合局部热熨即可缓解。若寒邪较著，加荜茇及川椒、肉桂、厚朴，助散寒理气止痛；如兼恶寒、头痛等风寒表证，可加苏叶、桂枝、防风以疏散风寒；若因过食生冷而夹宿食停滞，兼胸脘痞闷、嗳气或呕吐者，可加鸡内金、莱菔子、神曲、半夏，或加服保和丸以消食导滞、降逆止呕；若寒邪郁久化热，寒热错杂，可用半夏泻心汤辛开苦降，寒热并调。

2. 饮食伤胃

胃脘疼痛、胀满拒按，嗳腐吞酸或呕吐不消化腐臭食物，吐后痛减，不思饮食，大便不爽，得矢气及便后稍舒；舌苔厚腻，脉滑。患者有暴饮暴食史。治法为消食导滞，和中止痛。方用保和丸加减，宜饮食停滞、胃痛胀满、嗳腐吐食的胃痛证。药用神曲、山楂、莱菔子消食导滞，茯苓、半夏、陈皮和胃化湿，连翘散结清热。若脘腹胀甚，可加枳实、砂仁及槟榔等以行气消滞；若食积化热，嗳腐酸臭，加黄连及栀子清热；若胀痛而便秘，合用小承气汤或改用枳实导滞丸通腑行气。胃痛急剧拒按，伴苔黄燥、便秘者，为食积化热成燥，则合用大承气汤以泄热解燥，通腑荡积。

3. 肝气犯胃

胃脘胀痛，或攻撑窜动，牵引背胁，遇怫郁烦恼则痛作或痛甚，嗳气及矢气则痛舒，胸闷叹息，大便不畅；舌苔薄白，脉弦。治法为疏肝理气，和胃止痛。方用柴胡疏肝散加减，用于胃痛胀闷、攻撑连胁之证。药用柴胡、川芎、香附、陈皮散郁和中，白芍、甘草缓急止痛，枳壳、佛手、绿萼梅理气解郁不伤阴。若疼痛较著，可加用金铃子散、青木香、郁金，以增理气止痛之效；若嗳气频繁，可加旋覆花、代赭石和胃降逆；泛吐酸水者，加左金丸，或加炙乌贼骨、川贝母、煅瓦楞子和胃制酸。若痛势急迫，嘈杂吐酸，口干口苦，舌红苔黄，脉弦或数，乃肝胃郁热证，改用化肝煎或丹栀逍遥散合左金丸以疏肝泄热和胃。郁热迫血妄行，吐血、便血，加大黄、地榆、白及粉以凉血止血。若病情反复久延，脾气亦伤，胃痛而胀，饮食不佳，神疲乏力，属肝郁脾虚，宜疏肝健脾、理气和胃，用逍遥散加佛手、香附、砂仁、郁金等。

4. 湿热中阻

胃脘灼痛，吐酸嘈杂，脘痞腹胀，纳呆恶心，口渴不欲饮水，小便黄而大便不畅；舌红而苔黄腻，脉滑数。治法为清热化湿，理气和胃。方用清中汤加减，可清中焦，适于痛势急迫、胃脘灼热、口干口苦者。药用黄连、栀子清热燥湿，半夏、茯苓、草豆蔻祛湿健脾，陈皮、甘草理气和中。湿偏重者加苍术、藿香燥湿醒脾；热偏重者加蒲公英、黄芩、连翘清胃泄热。伴恶心呕吐，加竹茹、代赭石以清胃降逆；大便秘结不通，加大黄（后下）通下导滞；气滞腹胀，加厚朴、枳实以理气消胀；兼食积停滞、纳呆少食，加炒三仙、莱菔子以消食导滞。

5. 瘀血停胃

痛有定处而拒按，食后较甚，或见吐血便黑，甚则舌质带紫，脉涩。治法宜分虚实，实者通络活血；虚者面色苍白，头目昏眩，舌淡脉细，宜养血止血，柔肝敛肝。实证方用失笑散，蒲黄、五灵脂通络止痛、活血止血，痛甚加制香附、乌药以理气散郁。便黑不止，则加炒当归、白芍、三七助止血化瘀之力。虚证以调营敛肝饮为主，枸杞子、五味子、酸枣仁、茯神柔肝敛肝，当归、川芎、阿胶养血止血。血出不止，可加三七及白及以化瘀止血。若失血日久，倦怠少气，唇白舌淡，脉细弱者，加人参、黄芪、白术、炮姜等以益气扶元，温脾摄血。如虚而有热，舌质光红，脉细数，可加生地黄、玄参、牡丹皮等以滋阴凉血。

6. 脾胃虚寒

胃痛隐隐，泛吐清水，喜暖喜按，神疲乏力，四肢不温；舌质淡白，脉象虚软。治法为温运脾阳，和中健胃。方用黄芪建中汤，黄芪以补益中气，小建中汤以温脾散寒。在痛发时可合良附丸以温中止痛。若寒胜而痛甚，四肢不温，增大建中汤扶助阳气、温散阴寒。痛止后宜常服香砂六君子汤调理。如脾胃虚寒而肝有郁热，其症除胃脘疼痛外，还见吐酸呕吐，时觉饥嘈，食则不舒，四肢不温，舌边红绛，苔白中黄，脉象弦细者，用乌梅丸寒热并投，标本兼顾。

7. 胃阴不足

胃脘时见隐隐灼痛，时嘈杂不舒，饥不欲食，口燥咽干，大便秘结；舌红少津或光剥无苔，脉弦细无力。治法为养阴益胃。方用益胃汤加减，宜脾胃阴虚者。药用生地黄、麦冬、北沙参、玉竹、石斛甘凉以滋阴养胃，佛手、绿萼梅调气止痛。便秘加火麻仁、瓜蒌仁润肠通便；神疲乏力、不思饮食，属气阴两虚，加太子参、山药、白术益气养阴。

四、呕吐

呕吐是由胃失和降、胃气上逆而致,以胃中的食物、痰涎和水液等经口吐出,或仅有干呕恶心等类病证。本病病位在胃,与肝、脾关系密切,分虚实,演变多异。实证久可转虚,虚证易受邪,见虚实夹杂之证。呕吐病证需与反胃、呃逆、噎嗝等相鉴别。

本证也可为前述消化道溃疡和胃炎表现,应根据患者病情辨证论治。

1. 外邪犯胃

突然呕吐,频泛恶,胸脘满闷或心中懊侬,伴恶寒发热、疼痛;舌苔白腻,脉濡。治法为疏邪解表理气,化浊和中。方用藿香正气散加减,用于外感风寒、内伤湿滞之恶心呕吐、胸膈满闷等症。药用藿香及苏梗解表化浊、和胃止呕,半夏、生姜降逆止吐,厚朴、白蔻仁、陈皮、茯苓理气降逆并祛湿和胃。轻者用成药藿香正气丸吞服。若夹宿食积滞、脘胀嗳腐著,加神曲、鸡内金、莱菔子消导积滞;兼气机阻滞,脘闷腹胀,酌加木香、枳壳行气消胀;表邪甚,恶寒肢楚,加荆芥、防风、羌活增解表散邪之力。若值夏令,感受暑湿而身热心烦,去苏叶、生姜,加香薷、荷叶、黄连清暑化湿。若秽浊犯胃,胸脘痞闷,舌苔白腻,加服玉枢丹辟秽泄浊止呕。

2. 饮食停滞

多呕吐酸腐,或吐未消化食物,嗳气厌食,脘腹胀满,大便秘结或溏泻;舌苔厚腻,脉滑实有力。治法为消食化滞,和胃降逆。方用保和丸加减,兼有理气功效,适于积食停滞、浊气上逆的呕吐。药用生姜、半夏降逆止呕,山楂、神曲、莱菔子消食和胃,陈皮、枳实理气,连翘散结清热。伤于肉食而吐者重用山楂,伤于米食而吐加谷芽,伤于面食而吐重用莱菔子并加麦芽,伤于豆制品而吐加生萝卜汁。酒积者重用神曲,加白蔻仁、枳椇子、葛花;鱼蟹积者加苏叶、生姜。食物中毒呕吐者若邪在上脘,用烧盐方探吐,防止毒物被吸收。若食滞在肠而腹胀拒按或便秘，可加小承气汤导滞通腑，使积滞下行；胃中积热上冲，食已即吐，口臭而渴，苔黄脉数，加黄芩、黄连清胃泄热，或改用大黄甘草汤合陈皮竹茹汤清胃降逆。

3. 痰饮内阻

呕吐清水痰涎，或胃部如囊裹水，脘痞满闷，纳谷不佳，头眩，心悸，或逐渐消瘦；舌苔白滑而腻，脉沉弦滑。治法为温化痰饮，和胃降逆。方用小半夏汤合苓桂术甘汤加减。两方均可治水饮停留在胃、呕吐清水痰涎等症，前者以和胃降逆为主，后者以温阳化饮为主。药用半夏、生姜和胃降逆止呕，茯苓、白术、陈皮、甘草健脾利水化湿，桂枝温化痰饮。湿阻中焦，气机不利，脘痞胀满，苔厚，可加苍术、厚朴及枳实燥湿理气；脘闷不食加白蔻仁、砂仁化浊开胃。若胸膈烦闷，口苦，心烦不寐，舌苔黄腻，痰郁化热，改用黄连温胆汤加减，以清热化痰、和胃止呕。

4. 肝气犯胃

呕吐吞酸或干呕泛恶，脘胁胀痛，烦闷不舒，频嗳气，遇情志失调而发作或加重；舌边红，苔薄腻或微黄，脉弦。治法为疏肝和胃，降逆止呕。方用半夏厚朴汤合左金丸加减。前者行气开郁，化痰降逆，适于七情郁结，气滞在胃而泛恶呕吐；后者辛开苦降，泻肝和胃，用于肝郁化火，上逆犯胃所致呕吐。中药用厚朴、苏梗、香附、佛手疏肝解郁、理气和胃，半夏、生姜、旋覆花降逆止呕，吴茱萸、黄连辛开苦降、泻肝安胃，茯苓渗湿健脾。肝郁化热，心烦口渴者，酌加竹茹、黄芩、芦根泄热生津止渴；口苦嘈杂，大便干结及腑气不通，酌加大黄、枳实通腑止吐；郁热伤阴，口燥咽干，胃中灼热，舌红少苔者，去厚朴、紫苏等香燥药，加北沙参、麦冬、竹茹等养阴和胃，润降止吐。胸胁胀满，疼痛较甚，加川楝子、郁金、香附疏肝解郁；若呕吐日久诸药无效，胸胁痛而舌有瘀斑，酌加桃仁、红花等活血化瘀。呕吐苦水甚或黄绿水，属胆呕，多由胆热犯胃所致，宜黄连温胆汤合左金丸加黄芩、连翘、代赭石等清泄胆火，降胃止呕。

5. 脾胃虚寒

饮食稍多即欲呕吐，时发时止，食入难化，胸脘痞闷，厌食，面色皖白，倦怠乏力而四肢不温，口干不欲饮，大便溏薄；舌质淡，脉濡弱。治法为温中健脾，和胃降逆。方用理中汤加减，可甘温补脾阳，用于脾胃虚寒，脾失健运，胃气不降之呕吐。药用党参、白术、甘草益气健脾，干姜、吴茱萸温中和胃，半夏、砂仁和胃理气、降逆止吐。胃虚气逆，呕恶频繁，嗳气频作，中脘痞硬，酌加代赭石、旋覆花、枳壳镇逆和胃；阳虚水饮内停，呕吐清水，胃脘冷胀，四肢清冷，加附子、川椒、桂枝以温中化饮、降逆止呕。

6. 胃阴不足

反复呕吐或时作干呕，恶心，似饥而不能食，胃脘嘈杂，口干咽燥；舌红少津，苔少而脉多细数。治法为滋养胃阴，降逆止呕。方用麦门冬汤加减，可益胃生津，降逆下气，用于胃阴不足，润降失司之呕吐。药用北沙参、麦冬、石斛、乌梅养阴生津，太子参、谷芽、甘草益气和胃，半夏降逆止呕。若呕吐甚，加竹茹、陈皮、枇杷叶和降胃气；津伤较甚，大便燥结，舌红无苔，酌加生地黄、天花粉、火麻仁、白蜜生津养胃，润燥通腑；伴倦怠乏力、纳差舌淡，加白术、山药益气健脾。

五、脂肪肝

此为西医病名，中医属“积聚”“痰浊”“肥气”范畴。

（一）病因与病机

积聚是腹内结块、或胀或痛的病证。积和聚有不同病机：积是有形，固定不移，痛有定处，病属血分，为脏病；聚是无形，聚散无常，痛无定处，病属气分，为腑病。《金匮要略》说：“积者脏病也，终不移；聚者腑病也，发作有时，展转痛移为可治。”一般聚病较轻，为时尚短，故易治；积病较重，为时较久，积成块，故难治。

病机为肝失疏泻，肝血瘀滞，脾失健运，湿邪内生，痰浊内蕴，肾精亏损，痰浊不化等，应予辨证论治。

（二）诊断原则

据病史和检查，可对脂肪肝进行诊断；据血脂、肝功能、临床症状、B超检查等，可对脂肪肝的严重程度做综合估计。如怀疑存在肝硬化，可检测肝纤四项。

（三）辨证论治

1.聚证

(1) 肝气郁结。腹中结块柔软，攻窜胀痛，时聚时散，脘胁胀闷不适，常伴随情绪而起伏；舌淡苔薄，脉弦。治法为疏肝解郁，行气消聚。方用逍遥散加减，可健脾养血，适于肝气郁结，脾弱血虚证。药用柴胡、当归、白芍、薄荷疏肝解郁，香附、青皮、枳壳、郁金行气散结，白术、茯苓、生姜、甘草调理脾胃。兼瘀象者加延胡索、莪术活血化瘀；兼热象加左金丸泻肝清热。寒湿中阻、脘腹痞满及舌苔白腻，可用木香顺气散以疏肝行气、温中化湿。

(2) 食滞痰阻。腹胀或痛，按之更甚，腹部时起条索状物，便秘、纳呆，脘闷不舒；舌苔腻，脉弦滑。治法为理气化痰，导滞通腑通便。方用六磨汤加减，适于痰食交阻、脘腹胀痛、饱闷气逆、大便秘结之证。药用大黄、枳实通腑导滞，沉香、木香、乌药疏利气机，半夏、陈皮燥湿化痰，山楂、神曲健胃消食。痰浊中阻、呕恶苔腻加半夏、陈皮、生姜化痰降逆；痰湿较重兼食滞者，腑气虽通而苔腻不化，加苍术、厚朴燥湿运脾；兼脾虚而见便溏纳差，加党参、白术、炒麦芽益气健脾。蛔虫结聚而阻于肠道所致，酌情配服乌梅丸。聚证以实证多见而反复发作，脾气损伤，可常服香砂六君子汤健运脾胃，调理气机。

2.积证

(1) 气滞血阻。腹部积块质软不坚，固定不移，胀痛并见；舌暗，苔薄，脉弦。治法为理气活血，消积散瘀。方用柴胡疏肝散合失笑散加减。前者疏肝行气，适合肝郁气滞证；后者可活血止痛，适合气滞血阻，疼痛不适者。药用柴胡、陈皮、川芎、香附行气疏肝，丹参、延胡索、蒲黄、五灵脂活血散瘀。兼烦热口干，舌红，脉细弦，加牡丹皮、栀子、黄芩以凉血清热；气滞血阻甚，兼寒象，用大七气汤或加肉桂、吴茱萸、当归等温经祛寒散结。

(2) 瘀血内结。腹部积块渐大、质地较硬、固定不移，隐痛或刺痛，纳谷减少，体倦乏力、面暗消瘦，时有寒热，女子或见月事不下；舌质紫暗或有瘀点瘀斑，脉细涩。治法为祛瘀软坚，兼调脾胃。方用膈下逐瘀汤加减，活血、行气、止痛，适于膈下瘀血积块。与六君子汤间服，兼施攻补。或服鳖甲煎丸化瘀软坚，兼顾正气。药用香附、乌药、枳壳、陈皮疏肝理气宽中，当归、川芎、桃仁、红花活血祛瘀止痛，三棱、莪术活血软坚消积，人参、白术、炙甘草健脾扶正。积块疼痛甚，加五灵脂、延胡索、佛手等活血行气止痛；痰瘀互结加白芥子、半夏及苍术等化痰散结。

(3) 正虚瘀结。久病体弱，积块坚硬，隐痛或剧痛，饮食大减，消瘦形脱，神倦乏力而面色萎黄或黧黑，甚则面肢浮肿，或有出血；舌质淡紫，舌光无苔，脉细数或弦细。治法为补益气血，化瘀消积。方用八珍汤合化积丸加减。八珍汤益气补血，适于气血衰少之证；化积丸活血化瘀、软坚消积，适于瘀血内结之积块。药用人参、白术、茯苓、甘草健脾益气，当归、白芍、地黄及川芎养阴补血，三棱、莪术、阿魏、瓦楞子、五灵脂活血化瘀消积，香附、槟榔行气而活血。阴伤较甚，头晕目眩，舌光无苔，脉象细数，加生地黄、玄参、枸杞子、石斛养阴生津；牙龈出血、鼻衄，加牡丹皮、白茅根、茜草、三七凉血化瘀止血；畏寒肢肿，舌淡苔白，脉沉细者，加黄芪、附子、肉桂、泽泻以温阳益气，利水消肿。

(四) 常用中药

常用丹参、泽泻、草决明、山楂、柴胡、首乌、虎杖、海藻、绞股蓝等。五苓散、六味地黄丸及小柴胡汤、大柴胡汤也常用于脂肪肝治疗。对酒精性脂肪肝，可用桃仁、丹参、当归、汉防己、枸杞子、何首乌等进行治疗，有改善肝脏微循环，防止肝细胞变性坏死，减少细胞外基质产生等作用，有助于肝纤维化的治疗。

（五）预防和调养

1. 调整饮食结构

饮食应高蛋白、高维生素、低脂、低糖。不吃或少吃动物性脂肪、甜食及含糖饮料，不吃零食、睡前不加餐；多吃水果、蔬菜等富含纤维素的食物及高蛋白的瘦肉、河鱼、豆制品等。

2. 适当加强运动

促进体内脂肪消耗。主要应选择有氧运动，如慢跑、快走、骑自行车、上下楼梯、打羽毛球、跳绳和游泳等，以运动时脉搏为 100 ~ 160 次 / 分钟，持续 20 ~ 30 分钟，运动后疲劳感于 20 分钟内消失为宜。

3. 适当补硒

可使肝中谷胱甘肽过氧化物酶活性达到正常水平，对养肝、护肝有良好作用。

六、肝硬化

肝硬化为西医病名，主要的病理改变为肝组织弥漫性纤维化、肝细胞广泛坏死，并可见肝脏中再生结节和假小叶的出现。本病与多个中医病证相关，失代偿期属“臌胀”范畴，还与“黄疸”“癥积”“胁痛”等相关。

（一）诊断与鉴别诊断

1. 主要诊断依据

(1) 有慢性病毒性肝炎等病史、长期饮酒史等。

(2) 出现肝功能减退和门静脉高压的临床表现。

(3) 肝脏质地坚硬有结节感。

(4) 肝功能试验有阳性发现。

(5) 肝组织学检查有假小叶形成。

2. 鉴别诊断

(1) 应与其他引起腹水的疾病相鉴别。

(2) 与其他表现为肝肿大的疾病鉴别。

(3) 与肝硬化并发症鉴别。

(二) 辨证施治

1. 臌胀

本证是据腹部臌胀如鼓而命名，以腹胀大、皮色苍黄、脉络暴露为特征。本病成因，《内经》认为是浊气在上，《诸病源候论》认为本病与"水毒"侵染有关，朱丹溪、张景岳则认为情志抑郁、饮食不节或饮酒过多都是臌胀的病因。总而言之，本病病因主要有：①饮酒过多，饮食不节。②房事劳倦，情志所伤。③血吸虫感染。④继发于其他疾病。病机则在于肝、脾、肾三脏受病，气、血、水等淤积于腹内，以致腹部日渐胀大，而成臌胀。因本病病因病机较为复杂，多虚实互见，治疗宜攻补兼施或先补后攻、先攻后补。可根据具体病情进行辨证论治。

(1) 寒水困脾。腹大胀满，如囊裹水，甚则颜面微浮，下肢浮肿，得热则舒，困倦及怯寒懒动，小便短少，大便溏薄；舌苔白腻，脉弦迟。治法为温中健脾，行气利水。方用实脾饮加减，适于脾阳不振，寒湿内盛之肿胀。药用白术、苍术、附子、干姜振奋脾阳、温化水湿，厚朴、木香、草果、陈皮行气健脾除湿，连皮茯苓、泽泻利水渗湿。浮肿较甚，小便短少，加肉桂、猪苓、车前子温阳化气，利水消肿；兼胸闷咳喘，加葶苈子、紫苏子、半夏泻肺行水，止咳平喘；胁腹痛胀加郁金、香附、青皮、砂仁理气和络；如有脘闷纳呆、神疲、便溏，下肢浮肿，加党参、黄芪、山药、泽泻健脾益气利水。

(2) 水热蕴结。腹大坚满，脘腹胀急，浊水内停，烦热口苦，渴不欲饮，或有面目、皮肤发黄，小便赤涩，大便秘结或溏垢；舌边尖红，苔黄腻或兼灰黑，脉象弦数。治法为清热利湿，攻下逐水。方用中满分消丸合茵陈蒿汤加减。中满分消丸适于温热蕴结，脾气阻滞所致胀满；茵陈蒿汤清泄湿热，通便退黄，用于湿热黄疸。药用茵陈、金钱草、栀子、黄柏清化湿热，苍术及厚朴、砂仁行气健脾化湿，大黄、猪苓、泽泻、车前子及滑石分利二便。热势较重，常加连翘、龙胆草、半边莲清热解毒；小便赤涩不利，加陈葫芦、蟋蟀粉（另吞服）通利小便。腹部胀急殊甚，大便干结，用舟车丸行气逐水，但不可过用。

(3) 瘀结水留。脘腹坚满，青筋显露，胁下瘀结，痛如针刺；面晦暗黑，或面、颈、胸及臂出现血痣或蟹爪纹，见赤丝血缕，口干不欲饮水，或大便色黑；舌质紫暗或有紫斑，脉细涩。治法为活血化瘀，行气利水。方用调营饮加减，适于瘀血阻滞，水湿内停之肿胀。药用当归、赤芍、桃仁、三棱、莪术、鳖甲化瘀散结，大腹皮行气消胀，马鞭草、益母草、泽兰、泽泻、赤茯苓化瘀利水。胁下癥积肿大明显，加猪蹄甲、䗪虫、牡蛎，或配鳖甲煎丸内服，以化瘀消癥；瘀血内停、腹部肿块，肌肤甲错，目眶暗黑，潮热羸瘦，经闭不行，可服大黄䗪虫丸以活血破瘀，通经消痞。病久体虚，气血不足，或攻逐之后正气受损，宜八珍汤或人参养荣丸补养气血。大便色黑加三七、茜草、侧柏叶等化瘀止血；病势恶化，大量吐血、下血，或现神志昏迷等，当辨阴阳之衰脱而急救之。

(4) 阳虚水盛。腹大胀满，形似蛙腹，朝宽暮急，面色苍黄或呈㿠白，神倦怯寒，肢冷浮肿，小便短少不利，脘闷纳呆；舌体胖，边有齿痕，质紫，苔白滑，脉沉细无力。治法为温补脾肾，化气利水。方用附子理苓汤或济生肾气丸加减。前者为附子理中汤合五苓散，可温阳健脾等，适于脾阳虚弱、水湿内停者；济生肾气丸即金匮肾气丸加牛膝、车前子，可温肾消肿等，适于肾阳虚衰，水气不化者。药用附子、干姜、人参、白术、鹿角片、胡芦巴温补脾肾，茯苓、泽泻、陈葫芦、车前子利水消胀。偏脾阳虚弱而见神疲乏力、少气懒言、纳少、便溏者，可加黄芪、山药、薏苡仁、扁豆益气健脾；偏肾阳虚衰而见面色苍白、怯寒肢冷、腰膝酸冷痛，酌加肉桂、仙茅、淫羊藿补肾阳。

(5) 阴虚水停。腹大胀满，形体消瘦，或见青筋暴露。面色晦滞，唇紫，口干而躁烦失眠，时或鼻衄及牙龈出血，小便短少；舌质红绛少津，苔少或光剥，脉弦细数。治法为滋肾柔肝，养阴利水。方用六味地黄丸合一贯煎加减。前者重在滋养肾阴，用于肾阴亏虚，腰酸及低热、口干等症；后者养阴柔肝，用于阴虚肝郁，胁肋隐痛，内热烦躁，舌红苔少。药用沙参、麦冬、生地黄、山萸肉、枸杞子、楮实子滋养肾阴，猪苓、茯苓、泽泻、玉米须淡渗利湿。津伤口干明显，酌加石斛、玄参、芦根养阴生津；青筋显露，唇舌紫暗，小便短少，加丹参、益母草、泽兰、马鞭草等化瘀利水；腹胀甚，加枳壳、大腹皮行气消胀；兼潮热、烦躁，酌加地骨皮、白薇、栀子清虚热；齿鼻衄血加鲜茅根、藕节、仙鹤草以凉血止血；阴虚阳浮，症见耳鸣、面赤、颧红，加龟甲、鳖甲、牡蛎滋阴潜阳；湿热留恋不清，小便赤涩少，酌加知母、黄柏、六一散、金钱草等清热利湿。

(6) 气滞湿阻。腹胀不坚，胁下胀满或疼痛，饮食减少，食后胀甚，得嗳气、矢气可稍减，小便短少；舌苔薄、白腻，脉弦。治法为疏肝理气，运脾利湿。方用柴胡疏肝散合胃苓汤加减。前者以疏肝理气为主，适于胸胁闷胀疼痛较著者；后者以运脾利湿消胀为主，适于腹胀、尿少，苔腻较著者。药用柴胡、香附、郁金、青皮疏肝理气，川芎、白芍养血和血，苍术、厚朴、陈皮运脾化湿消胀，茯苓、猪苓利水渗湿。胸脘痞闷，腹胀，噫气为快，气滞偏甚，酌加佛手、沉香、木香调畅气机；腹胀，尿少，苔腻，加砂仁、大腹皮、泽泻、车前子以增淡渗利湿之力；神倦，便溏，舌质淡，酌加党参、附片、干姜及川椒温阳益气、健脾化湿；胁下刺痛，舌紫，脉涩者，可加延胡索、莪术及丹参活血化瘀。

2. 黄疸

以身黄、目黄、小便黄为主症，而目睛黄染尤为本病特征。宋代前的医家对黄疸分类过于繁复，使辨证转增困难；然黄疸之名，实是诸疸总称。在中医临床上，元代罗天益以黄疸性质将其分为阳黄与阴黄两类，认为病因病机不外脾湿胃热、蕴伏中焦，胆液不循常道。阳黄多因湿热蕴蒸、熏染肌肤而发黄，阴黄多因寒湿阻遏、脾阳不振所致。治疗上，阳黄以清热利湿为主，阴黄以健脾温化为主。西医阻塞性黄疸、肝细胞性黄疸及溶血性黄疸等，均可参本证辨证论治。

(1) 疫毒炽盛。属急黄。病急骤，黄疸加深快，色如金，皮肤瘙痒，高热口渴，胁痛腹满，神昏谵语，烦躁抽搐，或肌肤瘀斑，衄血，便血；舌质红绛，苔黄而燥，脉弦滑或数。治法为清热解毒，凉血开窍。方用千金犀角散加味，适于湿热疫毒所致急黄。药用黄连、栀子、生地黄、板蓝根、水牛角、玄参、牡丹皮清热凉血解毒，茵陈、土茯苓利湿清热退黄。衄血、便血、肌肤瘀斑重者，加黑地榆、侧柏叶、紫草、茜根炭凉血止血；腹大有水、小便短少不利，可加马鞭草、木通、白茅根、车前草，并吞琥珀、蟋蟀、沉香粉，以通利小便；大便不通、腹满痛，可加大黄、枳实、槟榔通腑行气导滞。动风抽搐，加钩藤、石决明，另服羚羊角粉或紫雪丹，以息风止痉；神昏谵语，加服安宫牛黄丸以凉开透窍。

(2) 阳黄热重于湿。身目俱黄，其色鲜明，发热口渴，或见心中懊侬，口干苦，恶心呕吐，腹部胀闷，胁痛，小便短少而黄赤，大便秘结；舌质红，苔黄腻，脉象弦数。治法为清热通腑，利湿退黄。方用茵陈蒿汤加减，为治疗湿热黄疸的主方。药用茵陈蒿清热利湿退黄，栀子苦寒以清利三焦之热，大黄通导阳明之积而使湿热从大小便去。若湿热较盛，加茯苓、滑石、车前草利湿清热，使邪从小便去；热毒内蕴，加黄柏、连翘、垂盆草、蒲公英、虎杖、土茯苓、地耳草以清热解毒；胁痛较甚，加柴胡、郁金、川楝子、延胡索疏肝理气止痛；心中懊侬，加黄连、龙胆草清热除烦；恶心呕吐，加陈皮、竹茹及半夏和胃止呕；有砂石内阻，可加金钱草、鸡内金、郁金以化滞消石，使胆道通畅而黄退。

(3) 阳黄湿重于热。身目俱黄，但不及热重于湿者鲜明。食欲减退，恶心呕吐，腹胀或大便溏垢，头重身困，胸脘痞满；舌质红，舌苔厚腻微黄，脉象濡数或濡缓。治法为利湿化浊运脾，佐以清热。方用茵陈五苓散合甘露消毒丹加减。前者作用在利湿退黄，使湿从小便去；后者作用在利湿化浊、清热解毒，是湿热并治方剂。药用藿香、白蔻仁、陈皮芳香化浊，行气悦脾，茵陈蒿、车前子、茯苓、薏苡仁、黄芩、连翘利湿清热退黄。湿阻气机，胸腹痞胀、呕恶纳差等症较著，可加苍术、厚朴、半夏，以健脾燥湿，行气和胃。本证湿重于热，湿为阴邪，黏腻难解，治法当以利湿化浊运脾为主，佐以清热，不可过用苦寒，以免脾阳受损。如治疗失当，迁延日久，易转阴黄。如邪郁肌表，寒热头痛，宜先用麻黄连翘赤小豆汤疏表清热，利湿退黄，药用麻黄、杏仁疏散表邪，连翘、赤小豆、生梓白皮清热利湿解毒，甘草和中。

(4) 阳黄胆腑郁热。身目发黄，色鲜明，上腹、右胁胀闷疼痛，牵引肩背，身热不退或寒热往来，口苦咽干，呕吐、呃逆，尿黄赤，便秘；舌红苔黄，脉弦滑数。治法为疏肝泄热及利胆退黄。方用大柴胡汤加减，有通腑作用，适于肝胆失和、胃腑结热之证。药用柴胡、黄芩、半夏和解少阳、和胃降逆，大黄及枳实通腑泄热，郁金、佛手、茵陈、栀子疏肝利胆退黄，白芍、甘草缓急止痛。若砂石阻滞，可加金钱草，海金沙、玄明粉利胆化石；恶心呕逆明显，加厚朴、竹茹、陈皮和胃降逆。

(5) 阴黄寒湿阻遏。身目俱黄，色晦暗或如烟熏，脘腹痞胀，纳谷少，大便不实，神疲畏寒，口淡不渴；舌体胖大，舌淡苔腻，脉濡缓或沉迟。治法为温中化湿，健脾和胃。方用茵陈术附汤加减，温化寒湿，用于寒湿阻滞之阴黄。药用茵陈利湿退黄，制附子及干姜温中散寒以化水湿且可制茵陈寒凉之性，白术、甘草健脾胃以利湿浊。湿邪较重，加猪苓、泽泻、茯苓淡渗利小便；脾虚甚，可加黄芪、山药、薏苡仁健脾利湿。如脘腹胀满，胸闷、呕恶显著，加苍术、厚朴、半夏、陈皮，健脾燥湿行气和胃；若胁腹疼痛作胀，肝脾同病，酌加柴胡、香附、郁金、川楝子疏肝理气。湿浊不清，气滞血结，胁下结痛，腹部胀满而肤色苍黄或黧黑，加服硝石矾石散，以化浊祛瘀软坚。

(6) 阴黄脾虚湿滞。面目肌肤见淡黄，或有晦暗不泽，肢软乏力，心悸气短，大便溏薄；舌质淡，苔薄，脉濡细。证机概要：黄疸日久，脾虚血亏，湿滞残留。治法为健脾养血及利湿退黄。方用黄芪建中汤加减，温中补虚，调养气血，适用于气血亏虚、脾胃虚寒者。黄芪、桂枝、生姜、白术益气温中，当归、白芍、甘草、大枣补养气血，茵陈、茯苓利湿退黄。气虚乏力明显者重用黄芪，并加党参，增强补气作用；畏寒、肢冷、舌淡宜加附子温阳祛寒；心悸不宁、脉细弱者，加熟地黄、首乌藤、酸枣仁补血养心。

(7) 消退期黄疸。黄疸消退有时并不代表病已痊愈，如湿邪不清，肝脾气血未复，可致病情迁延不愈或黄疸反复发生，甚至转成积聚、臌胀。因此，消退后仍须根据病情继续调治。具体如下：①湿热留恋。脘痞腹胀，胁肋隐痛，饮食减少，口中干苦，小便黄赤；舌苔腻而脉濡数。治法为利湿清热除余邪。方用茵陈四苓散加减。茵陈、黄芩、黄柏清热化湿，茯苓、猪苓、泽泻淡渗分利，白术、苏梗、陈皮化湿行气宽中。②肝脾不调。脘腹痞闷，肢倦乏力，胁肋隐痛不适，饮食欠佳，大便不调；舌苔薄白而脉细弦。证机概要：肝脾不调，疏运失职。治法为调和肝脾、理气助运。方用柴胡疏肝散或归芍六君子汤加减。前者偏重疏肝理气，用于肝脾气滞者；后者偏重于调养肝脾，用于肝血不足、脾气亏虚者。药用当归、白芍、柴胡、枳壳、香附、郁金养血疏肝，党参、白术、茯苓、山药益气健脾，陈皮、山楂、麦芽理气助运。③气滞血瘀。胁下结块，隐痛、刺痛不适，胸胁胀闷，面颈见赤丝红纹；舌有紫斑或紫点，脉涩。证机概要：气滞血瘀，积块留著。治法为疏肝理气，活血化瘀。方用逍遥散合鳖甲煎丸。药用柴胡、枳壳、香附疏肝理气，当归、赤芍、丹参、桃仁、莪术活血化瘀，并服鳖甲煎丸软坚消积。

（三）中成药与单味中药治疗

1.常用中成药

(1) 云芝菌胶囊。本品由云芝菌培养物制成，可调节免疫功能，用于慢性病毒性肝炎，也可用于早期肝硬化。用量与用法：一次 3 粒口服，每日 3 次，3 个月 1 疗程。

(2) 消癥益肝片。主要成分为蟑螂活成虫提取物，可破瘀化积，消肿解毒，止痛。药理研究表明，本品能增强人体网状内皮细胞防御能力，增强机体免疫力，并对癌细胞有明显抑制作用，又不会影响体液免疫细胞的发育生长。临床试验证明，本品具缓解黄疸症状、减轻或消除肝区疼痛、增加食欲、缩小肝肿块、使甲胎蛋白下降或转阴等功效，可用于肝硬化肝疼痛、肝肿大、食欲不振等症。用量与用法：每日 3 次，每次 2 ~ 4 片口服，1 个月为 1 个疗程。

(3) 至灵胶囊。主要成分为人工培养的冬虫夏草菌丝，可补虚保肝。以冬虫夏草中分离培养的虫草头孢霉新种与天然虫草做补虚强壮的对照实验研究发现，二者化学成分与毒性相近，镇静、提高耐缺氧能力、抗感染等药理作用也近似，在同等剂量下作用强度相近。此结果提示可考虑用菌丝体代替虫草用于临床。本品对小儿肝硬化有较好的辅助治疗作用。用量与用法：每次 1 ~ 2 粒，每日 3 次，口服，3 个月为 1 疗程。

(4) 乙肝扶正胶囊。主要成分为何首乌、当归、虎杖、人参、丹参、贯众等，可生精养血，补益肝肾。本品可保肝及增强免疫力，减少三酰甘油在肝内的蓄积，促肝脏排泄溴磺肽钠，减轻四氯化碳与乙硫氨酸等毒物对肝脏的损害，增强肝脏代谢能力。用量与用法：≥ 6 岁每次 2 粒，＜ 6 岁每次 1 粒，每日 2 ~ 3 次，口服。

(5) 齐墩果酸。此为中药青叶胆的有效成分，广泛存在于连翘、女贞子、败酱草等多种中药中。现已有成药齐墩果酸酶片，片剂每次 40 mg，每日 3 次口服，治慢性肝炎,3个月为1个疗程;治疗肝硬化、肝腹水还可用齐墩果酸胶囊,每日3次,每次4粒,3个月为1个疗程。

2. 单味中药

(1) 茯苓。主要功能为渗湿利水,益脾和胃,适合于脾气虚弱的腹水、肢肿患者。每日12 ~ 25 g水煎,分次内服,或入丸、散。

(2) 丹参。具有多方面药理作用,如改善微循环障碍、改变血液流变状况、抗凝、提高耐缺氧能力、抗感染及免疫功能等,适用于气滞血瘀兼有血热的患者。丹参注射液或复方丹参注射液10 ~ 20 mL/d(相当于生药15 ~ 30 g)加入10%葡萄糖250 mL溶液静滴,25 ~ 30 d为1个疗程,一般用3个疗程。丹参饮片15 ~ 30 g/d,水煎服,用3 ~ 6个月。临床上常用制剂还有丹参酮片、复方丹参片、丹参酮碳酸钠注射液和香丹注射液等。

(3) 柴胡。主要功能为疏肝解郁、解表、和里升阳,适用于肝郁脾虚者。每日5 ~ 9 g水煎后分次服,或入丸、散。

(4) 三七。功效为止血化瘀,用于肝硬化出现鼻衄、牙龈出血、呕血、便血者。三七粉2 g冲服,半年为1个疗程。

(5) 桃仁。中医认为其主要功能是破血行瘀,适于面黧黑、舌质紫暗、肠燥便秘、肝区刺痛、腹腔感染等血瘀征象明显者。桃仁中苦杏仁苷是活血化瘀的主要有效成分。现代药理研究表明,桃仁具抗过敏、抗感染及镇痛作用。用法:桃仁8 ~ 15 g煎汤,每天分2 ~ 3次服用,或入丸、散;苦杏仁苷注射液0.59 ~ 1.50 g,加入5%葡萄糖500 mL中静滴,隔日1次,总疗程为3个月。

(6) 冬虫夏草。中医认为冬虫夏草主要功能是补虚损、益精气,适合各种虚证患者。可取冬虫夏草8 ~ 15 g煎汤内服,或入丸、散;虫草菌丝胶丸每次5粒(每粒0.259 g),每日3次,疗程3 ~ 4个月。

(7) 汉防己。研究发现汉防己甲素有镇痛、抗过敏、降压、抗菌、抗原虫及抗癌作用,主要适用于湿热壅盛型胸水、腹水、肢肿的肝硬化患者。用法:汉防己饮片每日 8 ~ 15 g,水煎后分次内服,或入丸、散,疗程 3 ~ 6 个月;汉防己甲素片,每日 150 mg 分 3 次服用,疗程 18 个月。

(8) 双目灵(蛇王藤)、泽兰、当归等,长期使用,也有明显抗肝纤维化作用。

(9) 红花。用于血瘀征象明显者,3 ~ 9 g,泡水服用,半年为 1 个疗程。

第六章 泌尿系统疾病

一、泌尿系统结石

此为西医病名，指晶体物质或有机物质在泌尿系统异常聚集。结石病中医属“石淋”“砂石症”“血淋”“腰痛”等范畴。结石的中医治疗，适用于结石直径不超过 1 cm、无肾盂积水、尿路无狭窄或梗阻者，治疗原则以疏中理气和排石消炎为主。中医防治泌尿系统结石积累了丰富的临床经验，其优点有：①能提高小而光滑结石的排出率，缩短疗程。②在不宜作手术取石或碎石术时，可减轻患者痛苦。

（一）辨证论治

宜清热利湿，方用导赤散加减，利气导滞；用桃红四物汤为底，健脾补肾；用参苓白术散加味，有助于缓解症状，改善肾功能。常用八正散、化石散、凿石丸、三金排石汤等进行治疗。

排石汤：车前子、海金沙、冬葵子、石韦、牛膝各 9 ~ 15 g，应用时随症加减。还可用金钱草、车前子、石韦、滑石、海金砂、冬葵子、川牛膝、枳壳、厚朴、王不留行等煎服，每日 1 剂，连服 1 ~ 3 个月，有利尿、促进输尿管蠕动和扩张作用，可促使尿石排出。消石散：鳖甲、夏枯草、生薏仁、白芷、四川大金钱草、海金砂、苍术、滑石为基本方，长期服用，可见结石缩小或消失。

（二）其他疗法

肾绞痛可针刺肾俞、足三里、关元。

二、肾小球肾炎

本病简称肾炎，以蛋白尿、水肿、血尿、尿少或无尿、高血压等表现为特征，中医属“水肿”“肾风”“腰痛”“虚劳”等范畴。

（一）急性肾小球肾炎

中医药治疗此证以清热利湿为主，治法为利水、凉血、止血。用鲜生地黄30 g，鲜茅根30 g，蒲黄炭9 g，茯苓12 g，泽泻12 g，木通3 g，石韦12 g，每日1剂，煎服。水肿严重者加石龙芮15 g，龙须草15 g；高血压者可加石决明30 g，夏枯草9 g；尿蛋白多者加鹿衔草15 g，昆明山海棠9 g；镜下血尿多者可吞琥珀粉0.6 ~ 0.9 g。病程2个月以上仍未恢复者可用雷公藤煎服，每日10 ~ 20 g，头、二汁均温火煎3小时。服用雷公藤煎剂的主要不良反应为白细胞降低、丙氨酸氨基转移酶升高，长期应用还可引起轻度性腺抑制、脱发等。

（二）慢性肾小球肾炎

1. 辨证施治

久病则虚，故慢性肾炎多属虚证。

(1) 脾肾气虚。除尿检异常，还有头晕、少气乏力、面色萎黄或苍白；舌质淡红，伴有齿印，苔薄白，脉沉细。治疗方法为健脾益肾。可用参苓白术丸、补中益气丸。或交替应用肾气丸、六味地黄丸、右归丸、左归丸、二至丸等补肾。

(2) 脾肾二虚。浮肿明显，气促胸闷，尿少便溏，面苍白，乏力，四肢发凉；舌质淡，苔薄白，脉沉细无力。本证水湿泛滥，治法为健脾益气，温肾利水。方用实脾饮加减。中药用麻黄、茯苓、猪苓、白术、黄芪、干姜、附子、车前子、泽泻、厚朴等。

(3) 阴虚内热。以血尿为主，久病不愈，面色暗黄，腰腿酸软，尿色暗红；舌淡红，脉沉细。此为真阴不足，阴虚内热。治法为滋阴益肾，和血止血。方用四物汤合二至丸加减。中药用生地黄、当归、白芍、续断炭、五味子、女贞子、墨旱莲、生阿胶。

(4) 肾阴亏虚。以高血压为主，无浮肿，而肾功能尚属正常。症见面色红润，头痛、头胀；舌质偏红，脉弦。治法为滋阴补肾。方药以六味地黄丸为主，酌加杜仲、汉防己、青木香等平肝药物。

(5) 气血两亏。脾肾两虚而又气血两亏者，多为慢性肾功能不全。临床表现为腰痛腿软，头晕头痛，耳鸣，气短神疲。治法为健脾益肾，气血双补。方用大补元煎丸加减。药用人参、熟地黄、山药、山茱萸、杜仲、当归、枸杞子、炙甘草。

2. 常用中成药

黄芪煎剂、黄芪注射液、雷公藤多苷片、昆明山海棠片等，对减少蛋白尿有一定效果。

三、肾病综合征

此为西医病名，患者临床上多有高蛋白尿、低蛋白血症、高脂血症、有或无水肿（可有高度水肿）等特征性表现，中医属“水肿”“尿浊”“腰痛”等范畴。

此病的辨证分型及治疗方法如下。

1. 脾肾阳虚

可用真武汤合实脾饮。药用黑丑、白丑各 6 g，仙茅、巴戟肉、带皮槟榔各 10 g，猪苓、茯苓各 15 g，泽泻、陈葫芦、车前子各 30 g，熟附子 5 g。腹泻者去黑丑、白丑，加焦白术和淮山药；呕吐者加陈皮 6 g，姜半夏 9 g。

2. 脾肾气虚

有上述治疗基础而尚未痊愈者，可以用防己黄芪汤合参苓白术散。药有姜半夏、陈皮各 6 g，白术、淮山药、猪苓、茯苓、莲须各 10 g，党参、薏苡仁各 15 g，防风 3 g，防己 5 g，芡实 12 g，黄芪 30 g。

3. 阴虚湿热

用猪苓汤合知柏地黄丸或龙胆泻肝汤。药用丹参、莲子心、黄柏各 5 g，猪苓、滑石(包煎)、生地黄、熟地黄、炙龟甲、茯苓、知母、泽泻、薏苡仁各12 g,金钱草、萹蓄各15 g。感染者可加金银花、连翘、蒲公英、白花蛇舌草、板蓝根、大青叶、龙胆草,血压高者加牡蛎、珍珠母。

临床主张与激素及细胞毒性药物联合应用,如雷公藤多苷等。单味中药还可用益母草、党参、黄芪、当归、生薏苡仁等。采用小柴胡汤加五苓散,可以减轻激素的不良反应和激素依赖性,协助缓解水肿。小柴胡汤的组成为柴胡、半夏、黄芩、人参、大枣、甘草、干姜,五苓散的组成为猪苓、茯苓、白术、泽泻、桂枝。

四、狼疮性肾炎

此为继发于红斑狼疮的肾脏病变。

此病的辨证分型及治疗方法如下。

1.热毒炽盛

患者有发热、心悸,皮肤见红斑、皮疹,关节酸痛,存在出血、口干、便秘等;舌质红,苔黄腻,脉细弦数。治法为清热解毒,凉血止血。可选用水牛角、生地黄、牡丹皮、赤芍、紫草、青蒿、白花蛇舌草、大黄、金银花、连翘、淡竹叶、麦冬、知母等中药组方治疗。

2.脾肾亏损

患者浮肿、苍白,耳鸣,腰膝无力,可有腹泻、纳呆、肢冷等;舌淡胖,有齿印,脉沉细。治法为健脾补肾,调气活血。可以选用党参、白术、陈皮、巴戟天、淫羊藿、菟丝子、茅根、冬瓜皮、何首乌、益母草、山药、茯苓、泽泻、槟榔、葫芦瓢、黄芪、黄精、丹参等中药酌情组方治疗。

3.阴虚内热证

患者颧红,有手足心灼热、盗汗、低热咽干等,浮肿渐退;舌红光或光剥无苔,脉细数。治法为养阴清热。可选用生地黄、玄参、石斛、北沙参、牡丹皮、何首乌、龟甲、鳖甲、青蒿、白薇、丹参、银柴胡、泽泻等中药组方治疗。

4. 气虚血瘀

患者神疲乏力,胃纳欠佳,皮下见瘀点,腰酸脱发;舌偏红,有紫斑,苔薄白。治法为益气养阴,活血化瘀。可选择党参、麦冬、黄芪、何首乌、生地黄、丹参、五味子、女贞子、益母草、当归、川芎等组方治疗。

五、慢性肾脏病

中药如大黄除具有泻下作用外,还有抗氧化、抑制多种生长因子及促进 ECM 蛋白酶活性的作用,有助于延缓肾脏病进展。其他如黄芪、川芎、冬虫夏草等中药也具有一定作用。

六、水肿

指体内水液潴留,泛滥肌肤,以头面、眼睑、四肢、腹背,甚至全身浮肿为特征的一类病证。水肿在西医学中可由多种疾病造成,包括功能性水肿、营养不良性水肿、肾性水肿、心性水肿、肝性水肿、内分泌失调等。此处论及的水肿以肾性水肿为主,涉及急慢性肾小球肾炎、肾病综合征、继发性肾小球疾病等,而肝性水肿以腹水为主症,属臌胀范畴;心性水肿常以心悸、胸痛、气急为主症,可参照心悸、喘证等辨证施治;其他水肿则各有其辨治之法。

(一)病因与病机

水肿是指体内水液潴留,泛滥肌肤,以头面、眼睑、四肢、腹背甚至全身浮肿为特征的一类病证,病因有风邪袭表、疮毒内犯、外感水湿、饮食不节,以及禀赋不足、久病劳倦等。形成本病的机理为肺失通调,脾失转输,肾失开合,三焦气化不利。本病的临床辨证以阴阳为纲,分清病因、病位,还须注意寒热、虚实的错杂与转化。治疗本病时应分阳水、阴水，阳水应发汗、利水或攻逐，以祛邪为主，配合清热解毒、健脾理气等法；阴水当温肾健脾，以扶正为主，同时配以利水、养阴、活血、祛瘀等法。对于虚实夹杂者，或先攻后补，或攻补兼施，须视病证的性质、轻重、转变趋势而灵活应用，尤应慎用攻逐法，以免伤正。

一般而言，阳水易消，阴水难治。疮毒内侵及饮食不足所致水肿，治疗得当，水肿可望治愈。若阴水日久，导致正气大亏，肺、脾、肾三脏功能严重受损，则难转愈，且常易转变为关格、癃闭、胸痹、心悸、眩晕等证。

（二）辨证论治

1. 辨证要点和治疗原则

(1) 水肿病证首先须辨别阳水、阴水，以区分其病理属性。阳水属实，因风、湿、热、毒诸邪致水气潴留；阴水多属本虚标实，因脾肾虚弱而致气不化水，久则可见瘀阻水停。其次应辨病变之脏腑，辨别病在肺、脾、肾、心之差异。最后，对虚实夹杂，多脏共病者，应仔细辨清本虚标实之主次。

(2) 发汗、利尿、泻下以逐水为治疗水肿的三条基本原则，具体应用则视阴阳虚实不同而异。阳水以祛邪为主，应予发汗、利水或攻逐法，同时配合清热解毒、理气化湿等；阴水当以扶正为主，健脾温肾，同时配以利水、养阴、活血、祛瘀等法。对于虚实夹杂者，则当兼顾，先攻后补，或攻补兼施。

2. 证治分类

(1) 风水相搏。眼睑浮肿，继则四肢及全身皆肿，来势迅速，多有恶寒、发热、肢节酸楚、小便不利。偏于风热者伴咽喉红肿、疼痛，舌质红，脉浮滑数。偏于风寒者兼恶寒、咳喘，舌苔薄白，脉浮滑或紧。治法为宣肺行水，疏风清热。代表方用越婢加术汤加减，有宣肺清热、祛风利水功效，主治风水夹热之水肿证。常用药有麻黄、杏仁、防风、浮萍疏风宣肺；白术、茯苓、泽泻、车前子淡渗利水；石膏、桑白皮、黄芩清热宣肺。风寒偏盛，去石膏，加苏叶、桂枝、防风祛风散寒；风热偏盛，加连翘、桔梗、板蓝根、鲜芦根，以清热利咽、解毒散结；若咳喘较甚，可加杏仁、前胡，以降气定喘。如见汗出恶风，卫阳已虚，则用防己黄芪汤加减，以益气行水；若表证渐解，但身重而水肿不退者，可按水湿浸渍证论治。

(2) 湿毒浸淫。眼睑浮肿，延及全身，皮肤光亮，尿少色赤，身发疮痍，甚则溃烂，恶风发热；舌质红，苔薄黄，脉浮数或滑数。治法为宣肺解毒，利湿消肿。代表方为麻黄连翘赤小豆汤合五味消毒饮加减。前方宣肺利尿，治风水在表之水肿；后方清解热毒，治疮毒内归之水肿。二方合用共奏宣肺利水、清热解毒之功，主治痈疡、疮毒或乳蛾、红肿而诱发的水肿。常用药有麻黄、杏仁、桑白皮、赤小豆宣肺利水；金银花、野菊花、蒲公英、紫花地丁、紫背天葵清热解毒。脓毒甚者，当重用蒲公英、紫花地丁清热解毒；湿盛糜烂者，加苦参、土茯苓；风盛者加白鲜皮、地肤子；血热而红肿，加牡丹皮、赤芍；大便不通，加大黄、芒硝。症见尿血，乃湿热之邪下注膀胱，伤及血络，可酌加凉血止血之品，如石韦、大蓟、荠菜花。

(3) 水湿浸渍。全身水肿，下肢明显，按之可没指，小便短少，而身体困重，胸闷、纳呆、泛恶；苔白腻，脉沉缓。起病缓慢，病程较长。治法为健脾化湿，通阳利水。代表方为五皮饮合胃苓汤。前方利水消肿，理气健脾，制外泛之水湿；后方祛湿和胃，行气利水，除内胜之水湿。二方合用可消内外之水湿。常用药有桑白皮、陈皮、大腹皮、茯苓皮、生姜皮化湿行水；白术，茯苓健脾化湿；苍术、厚朴燥湿健脾；猪苓、泽泻利尿消肿；肉桂温阳化气行水。若肿甚而喘，可加麻黄、杏仁、葶苈子宣肺泻水而平喘。软弱与上述水肿不同，是由脾气虚弱，气失舒展，不能运化水湿所致。治宜益气健脾，行气化湿，不宜分利伤气，用参苓白术散加减。若浮肿甚，大便溏薄，可加黄芪、桂枝益气通阳；或加补骨脂、附子温肾助阳。适当注意营养，可用黄豆、花生佐餐，作辅助治疗，多可调治而愈。

(4) 肾阳衰微。水肿反复，消长不已，面浮身肿，腰以下甚，按之凹陷不起，尿量少或反多，腰酸冷，四肢厥冷，怯寒神疲，面色苍白，甚者心悸胸闷，喘促难卧，腹大胀满；舌质淡胖，脉沉细或沉迟无力。治法为温肾助阳，化气行水。方用济生肾气丸合真武汤加减。表情淡漠、动作迟缓、形寒肢冷，治以温补肾阳为主，方用右归丸加减。病至后期，因肾阳久衰，阳损及阴，可导致肾阴亏虚，出现肾阴虚为主的病证，如水肿反复发作、精神疲惫、腰酸遗精、口渴干燥、五心烦热，及舌红、脉细弱等。治当以滋补肾阴为主，兼利水湿，但养阴不宜过于滋腻，以防伤害阳气，反助水邪，方用左归丸加泽泻、茯苓、冬葵子等。肾虚肝旺而致头昏头痛、心慌、腿软肢困，加鳖甲、牡蛎、杜仲、桑寄生、野菊花、夏枯草。如病程缠绵，反复不愈，正气日衰，复感外邪，症见发热恶寒、肿势增剧、小便短少，此为虚实夹杂、本虚标实证，当急则治标，先从风水论治，应顾及正气虚衰的一面，不可过用解表药，以越婢汤为主，酌加党参、菟丝子等补气温肾药，扶正与祛邪并用。

(5) 瘀水互结。水肿延久不退，肿势轻重不一，四肢或全身浮肿，或伴血尿，以下肢为主，皮肤瘀斑，腰部刺痛；舌紫暗，苔白，脉沉细涩。治法为活血祛瘀，化气行水。方用桃红四物汤合五苓散。前方活血化瘀，后方通阳行水，适用于水肿兼夹瘀血者或水肿久病者。常用药有当归、赤芍、川芎、丹参养血活血；益母草、红花、凌霄花、路路通、桃仁活血通络；桂枝、附子通阳化气；茯苓、泽泻、车前子利水消肿。全身肿甚，气喘烦闷，小便不利，此为血瘀水盛，肺气上逆，可加葶苈子、川椒目、泽兰，以逐瘀泻肺；如见腰膝酸软，神疲乏力，乃脾肾亏虚之象，可合用济生肾气丸，以温补脾肾，利水肿。对阳气虚者，可配黄芪、附子，益气温阳以助化瘀行水之功。对于久病水肿者，虽无明显瘀阻之象，临床亦常合用益母草、泽兰、桃仁、红花等药，以收利尿消肿之效。

（三）预防与调护

1.避免风邪外袭

外感风邪是水肿发生与复发的重要因素。为防止风邪外袭，应当注意保暖；感冒流行季节，外出戴口罩，避免去人员密集场所；居室宜通风，常用食醋熏蒸，或焚点艾叶消毒香，进行空气消毒。长期水肿患者卫表多虚，应参加体育锻炼，常服玉屏风散等，提高抗病能力。

2. 防水湿外侵

生活环境潮湿者，宜迁居干燥处。平时应避免冒雨涉水或湿衣久穿不脱。以免湿邪外侵而造成水肿。

3. 注意饮食调摄

水肿患者应限盐或忌盐，肿势重者应予无盐饮食，轻者予低盐饮食(每日食盐量3～4 g)。肿退之后亦应注意饮食不可过咸。营养障碍而致水肿者，不必过于忌盐，饮食应富含蛋白质，清淡易消化，忌食辛辣肥甘之品。

4. 保持皮肤清洁

避免抓破皮肤。水肿患者水液潴留肌肤，皮肤绷紧，易破损。此外水肿患者长期服用肾上腺糖皮质激素，皮肤易生痤疮，应注意防擦伤皮肤，避免搔抓肌肤，以免皮肤感染。长期卧床者，皮肤可外涂滑石粉，经常保持干燥，并定时翻身，避免压疮而加重水肿病情。

5. 做好记录

每日记录水液的出入量。水肿期间，应严格记录水液出入量，每日测量体重，以了解水肿的进退消长。若每日尿量少于500 mL，要警惕癃闭(尿少或无尿)的发生。

6. 治疗和随访

若脏气已伤，未能治愈，必须长期治疗，以期延缓病情进展，尽量带病延年。水肿若已治愈，仍应长期随访，定期复查。

7. 劳逸结合

患者应起居有时，避免过度劳累，节制房事。应调摄情志，树立战胜疾病的信心。

七、癃闭

指小便量少，排尿困难，甚至小便闭塞不通为主症的病证。其中，小便不畅，点滴而短少，病势较缓称为癃；小便闭塞，点滴不通，病势较急称为闭。《证治准绳·杂病》说："闭癃合而言之，一病也，分而言之，有暴久之殊。盖闭者暴病，为溺闭，点滴不出，俗名小便不通是也；癃者久病，溺癃淋沥，点滴而出，一日数十次或百次。"可见，癃与闭都是指排尿困难，二者只是程度上有差别，因而多合称为癃闭。

（一）病因与病机

癃闭是指小便量少、排尿困难，甚则小便闭塞不通为主症的病证。基本病理变化为膀胱气化功能失调，且与肺、脾、肾、肝、三焦关系密切。临床辨证先要抓住主症，辨证求因；其次根据证候区分虚实，掌握病情缓急、病势轻重。治疗原则应以通利为法。膀胱湿热、肺热壅盛、肝郁气滞、浊瘀阻塞所致膀胱气化不利者属实证，当清湿热、利气机、散瘀结，以通水道；中气下陷、肾阳虚衰而致膀胱气化无权者，属虚证，宜补脾、肾，助气化，气化则水行；对虚实夹杂者，应标本同治，切忌一味利尿。对水蓄膀胱之急症，内服药缓不济急，应速用导尿、针灸等各种外治法急通小便。

癃闭病机转化快，病情稍有延误，常易并发水肿、喘促、心悸，甚或关格等危重病证。临证应正确，及时诊治，以防变证的发生。

（二）辨证论治

1. 辨证要点和治疗原则

(1) 癃闭辨证首先要判别病之虚实，实证当辨湿热、浊瘀、肺热、肝郁之偏胜；虚证当辨脾、肾虚衰之不同，阴阳亏虚之差别。其次了解病情之缓急、病势之轻重。水蓄膀胱，小便闭塞不通为急病；小便量少，但点滴能出，无水蓄膀胱者为缓证。由癃转闭为病势加重，由闭转癃为病势减轻。

(2) 以“腑以通为用”为治疗原则，但通利之法又因证候虚实之不同而异。实证者宜清邪热、利气机、散瘀结；虚证者宜补脾、肾，助气化，不可不经辨证，滥用通利小便之法。对于水蓄膀胱之急症，应配合针灸、取嚏、探吐、导尿等法急通小便。

2. 证治分类

(1) 膀胱湿热。小便点滴不通或量极少而短赤灼热，小腹胀满。口苦、口黏，或口渴不欲饮，或大便不畅；舌质红，苔黄腻，脉数。治法为清利湿热，通利小便。代表方为八正散加减。本方有清热利湿、通利小便的功能，适用于湿热蕴结膀胱之排尿不畅、小便黄赤灼热等症。常用药有黄柏、栀子、大黄、滑石清热利湿；瞿麦、萹蓄、茯苓、泽泻、车前子通利小便。舌苔厚腻者，可加苍术、黄柏以加强清化湿热之力；若兼心烦及口舌生疮糜烂，可合导赤散以清心火，利湿热。若湿热久恋下焦，致肾阴灼伤而出现口干咽燥、潮热盗汗、手足心热、舌光红，可改用滋肾通关丸加生地黄、车前子、牛膝等，以滋肾阴、清湿热而助气化；若湿热蕴结三焦，气化不利，小便量极少或无尿，面色晦滞，胸闷烦躁，恶心呕吐，口臭，甚则神昏谵语，宜黄连温胆汤加车前子、通草、制大黄等降浊和胃、清热利湿。

(2) 肺热壅盛。小便不畅或点滴不通，咽干，烦渴欲饮，呼吸急促或有咳嗽；舌红，苔薄黄，脉数。治法为清泄肺热，通利水道。方用清肺饮加减。本方清肺、泄热、利水，适用于热壅肺气，气不布津之癃闭。常用药有黄芩、桑白皮、鱼腥草清泄肺热；麦冬、芦根、天花粉、地骨皮清肺生津养阴；车前子、茯苓、泽泻、猪苓通利小便。有鼻塞、头痛、脉浮等表证者，加薄荷、桔梗，宣肺解表；肺阴不足者，可加沙参、黄精、石斛；大便不通者，加大黄、杏仁，以通腑泄热；心烦，舌尖红者，加黄连、淡竹叶清心火；兼尿赤灼热、小腹胀满者，合八正散上下并治。

(3) 肝郁气滞。小便不通或通而不爽，情志抑郁，或多烦善怒，胁腹胀满；舌红，苔薄黄，脉弦。治法为通利小便，理气解郁。方用济生肾气丸加减。本方温肾通阳，化气行水，适用于肾阳不足，气化无权之癃闭。常用药有附子、肉桂、桂枝温肾通阳；地黄、山药、山茱萸补肾滋阴；车前子、茯苓、泽泻利尿。形神委顿，腰脊酸痛，为精血俱亏、病及督脉，老人多见，治宜香茸丸补养精血，助阳通窍；若因肾阳衰惫，命火式微，致三焦气化无权，浊阴内蕴，小便量少，甚至无尿、呕吐、烦躁、神昏，治宜千金温脾汤合吴茱萸汤，以温补脾肾，和胃降逆。

（三）预防与调护

1. 加强锻炼

锻炼身体，增强抵抗力，起居生活要有规律，避免久坐少动。保持心情舒畅，消除紧张情绪，切忌忧思恼怒。

2. 改变不良习惯

消除外邪入侵和湿热内生的因素，如过食肥甘、辛辣、醇酒，或忍尿、纵欲过度等。

3. 注意用药安全

老年人尽量减少使用抗胆碱类药，如阿托品、颠茄等，避免癃闭的发生。

4. 治疗相关疾病

早期治疗淋证、水肿、尿路肿块、尿路结石等患者，应维持其体内液体的平衡，对出血热患者要及时补充体液。

5. 尿潴留护理

(1) 尿潴留需行导尿的患者，必须严格执行规范操作，避免外毒进入膀胱。

(2) 保留导尿管的患者，应常保持会阴部卫生，鼓励患者多饮水，保证每日尿量在 2500 mL 以上。导尿管宜 4 小时开放 1 次。当患者能自动解出小便时，尽快拔除导尿管，切忌持续引流。

八、淋证

指以小便频数短涩、淋沥刺痛、小腹拘急引痛为主症的病证。淋之名始见于《素问·六元正纪大论》,称本病“淋”“淋閟”。淋者,淋沥不尽,如雨淋而下;閟,通秘,不通之意也。这指出了淋证为小便淋沥不畅,甚或闭阻不通之病证。本病临床表现类似于西医的急慢性尿路感染、泌尿道结核、急慢性前列腺炎、化学性膀胱炎、乳糜尿以及尿道综合征等病,凡具淋证特征者均可参本节辨证论治。

张仲景在《金匮要略·五脏风寒积聚病脉证并治》中称本病为“淋秘”,将病机归为“热在下焦”,并在《金匮要略·消渴小便不利淋病脉证并治》中描述了本病症状:“淋之为病,小便如粟状,小腹弦急,痛引脐中。”说明淋证以小便淋沥不爽、尿道刺痛为主症。《中藏经》根据淋证临床表现不同,提出了淋有冷、热、气、劳、膏、砂、虚、实八种,此为淋证临床分类的雏形。隋唐时期,许多医家对淋证分类及病机又有了进一步认识,巢元方在《诸病源候论·诸淋病候》中对淋证病机进行了高度概括,他指出:“诸淋者,由肾虚而膀胱热故也。”这种以肾虚为本、膀胱热为标的淋证病机分析,成为多数医家临床诊治淋证的主要依据。巢氏在归纳淋证病机共性时,还对诸淋的不同病机特性做了探讨,如“热淋者,三焦有热,气搏于肾,流入于胞而成淋也”“石淋者,淋而出石也,肾主水,水结则化为石,故肾客砂石,肾虚为热所乘”“膏淋者……此肾虚不能制于肥液”。唐宋时期,淋证分类更趋完善。唐代《千金要方》《外台秘要》将淋证归为石、气、膏、劳、热五淋,宋代《济生方》又将淋证分为气、石、血、膏、劳五种。上述两种五淋分类,其差异在于血淋与热淋的有无,但六种淋证均为临床常见者。明清时期,对淋证辨证论治的认识又有了很大提高。张景岳在《景岳全书·淋浊》中提出:淋证初起虽多因于热,但因治疗及病情变化各异,又可转为寒、热、虚等不同证型,从而倡导“凡热者宜清,涩者宜利,下陷者宜升提,虚者宜补,阳气不固者宜温补命门”的治疗原则。清代尤在泾在《金匮翼·诸淋》中说:“初则热淋、血淋,久则煎熬水液,稠浊如膏、如砂、如石也。”说明各种淋证可相互转化，或同时存在。同时他强调“开郁行气，破血滋阴”为治疗石淋的原则，对临床确有指导意义。

（一）病因与病机

据病因和症状特点不同，淋证可分六种，其基本病机为湿热蕴结下焦、肾与膀胱气化不利，病理因素为湿热，病位在膀胱与肾，病理性质初病多实，久则转虚，或虚实夹杂。辨证时首辨淋证类别，再审证候虚实，三别标本缓急。初起湿热蕴结，膀胱气化失司者属实，治以清热利湿通淋；病久脾肾两亏，膀胱气化无权者属虚，治宜培补脾肾；虚实夹杂者，宜标本兼治。此外，还应根据各淋证特征，或参以止血，或辅以行气，或配以排石，或佐以泄浊等。

热淋、血淋、石淋初起，病情轻者一般预后良好。若处理不当可致热毒入营血，或久淋不愈，脾肾两虚，发为劳淋；甚者脾肾衰败，成为水肿、癃闭、关格。或肾虚肝旺，发为头痛、眩晕；或石阻水道，出现水气上凌心肺等重证。膏淋久延可致消瘦乏力，气血两虚。

（二）辨证论治

1. 辨证要点和治疗原则

(1) 淋证有六淋之分，证情有虚有实，且多虚实夹杂，各种淋证又常易转化。临床辨证首先应辨淋证之类别，其次，须辨证候之虚实，虚实夹杂者，须分清标本虚实之主次、证情之缓急，最后须辨明各淋证的转化与兼夹。

(2) 实则清利，虚则补益，为淋证基本治则。实证以膀胱湿热为主者治宜清热利湿，以热灼血络为主者治以凉血止血，以砂石结聚为主者治以通淋排石，以气滞不利为主者治以利气疏导；虚证以脾虚为主者治以健脾益气，以肾虚为主者治宜补虚益肾。同时，应正确辨别标本缓急，这在治疗中尤为重要。对虚实夹杂者又当通补兼施，审其主次缓急，兼顾治疗。

2. 证治分类

(1) 热淋。小便频数短涩,灼热刺痛,溺色黄赤,少腹拘急胀痛,或有寒热、口苦及呕恶,或有腰痛拒按,或有大便秘结;苔黄腻,脉滑数。治法为清热解毒,利湿通淋。方用八正散加减,适于湿热熏蒸下焦之热淋。药常用瞿麦、萹蓄、车前子、滑石、萆薢利湿通淋,大黄、黄柏、蒲公英、紫花地丁清热解毒。伴寒热、口苦、呕恶,可加黄芩及柴胡以和解少阳;若大便秘结、腹胀者,可重用生大黄、枳实以通腑泄热;若阳明热盛,加知母、石膏清气分之热;若热毒弥漫三焦,用黄连解毒汤合五味消毒饮以清热泻火解毒;气滞者加青皮、乌药;湿热伤阴者去大黄,加生地黄、知母,白茅根以养阴清热。

(2) 石淋。尿中夹砂石,排尿涩痛,或排尿突然中断,尿道窘迫疼痛;少腹拘急且多突发,一侧腰腹绞痛难忍,甚则牵及外阴,尿中带血;舌红,苔薄黄,脉弦或带数。若病久砂石不去,可伴面色少华、精神萎顿、少气乏力,舌淡边有齿印,脉细而弱;或腰腹隐痛,手足心热,舌红少苔,脉细带数。治法为清热利湿,排石通淋。方用石韦散加减,适用于各种石淋。药用瞿麦、萹蓄、通草、滑石清热利湿通淋,石韦、金钱草、海金沙、鸡内金排石化石,猪蹄甲、虎杖、王不留行、牛膝草软坚活血,青皮、乌药、沉香理气导滞。腰腹绞痛加白芍、甘草缓急止痛;若尿中带血可加小蓟、生地黄、藕节以凉血止血,去猪蹄甲、王不留行;小腹胀痛加木香、乌药行气通淋;伴有瘀滞,舌质紫者,加桃仁、红花、皂角刺、炮山甲促破气活血及化瘀散结。石淋日久,症见神疲乏力、少腹坠胀者为虚实夹杂,当标本兼顾,用补中益气汤加金钱草、海金沙、冬葵子益气通淋;腰膝酸软、腰部隐痛者加杜仲、续断、补骨脂补肾益气;形寒肢冷,夜尿清长,加巴戟天、肉苁蓉、肉桂以温肾化气;舌红、口干,肾阴亏耗者,配生地黄、熟地黄、麦冬、鳖甲滋养肾阴。伴有湿热见症时,参照热淋治疗。绞痛缓解,多无明显自觉症状,可常用金钱草煎汤代茶。结石过大,阻塞尿路致肾盂严重积水者,宜手术治疗。

(3) 血淋。小便热涩刺痛，尿色深红或夹血块，疼痛满急加剧，或心烦；脉滑数，舌尖红及苔黄。治法以清热通淋，凉血止血为主。方用小蓟饮子加减，用于湿热炽盛，损伤血络而致者。药用小蓟、生地黄、白茅根、墨旱莲凉血止血，木通、甘草梢、栀子、滑石清热泻火通淋，当归、蒲黄、土大黄、三七、马鞭草通络止血。有瘀血征象加三七、牛膝、桃仁以化瘀止血，若出血不止可加仙鹤草、琥珀粉以收敛止血。若久病肾阴不足，虚火扰动阴血，症见尿色淡红，尿痛涩滞不显著，腰膝酸软，神疲乏力，宜滋阴清热，补虚止血，用知柏地黄丸加减；肾阴亏耗严重，加麦冬、熟地黄、墨旱莲、鳖甲滋养肾阴；若久病脾虚，气不摄血，症见神疲乏力、面色少华，用归脾汤加仙鹤草、泽泻、滑石益气养血通淋。

(4) 气淋。郁怒之后，小便涩滞，淋沥不宣，少腹胀满疼痛。治法为理气疏导，柔肝，通淋利尿。方用沉香散加减，用于肝郁气滞者。药用沉香、陈皮理气，当归、白芍柔肝，石韦、滑石、王不留行、冬葵子利尿通淋，青皮、乌药、小茴香疏通肝气。苔薄白，脉弦，少腹胀满而上及于胁者，加川楝子、小茴香、广郁金以疏肝理气；兼有瘀滞者，加红花、赤芍、益母草活血化瘀行水。

(5) 膏淋。小便混浊、乳白或如米泔水，上有浮油，置之沉淀，或伴絮状凝块物，或混有血液、血块，尿道热涩疼痛、阻塞不畅，口干；苔黄腻，舌质红，脉濡。治法为清热利湿，分清泄浊。方用程氏萆薢分清饮加减，用于湿热下注者。药用萆薢、石菖蒲、黄柏、车前子清热利湿，向日葵心、飞廉、水蜈蚣分清泌浊，莲子心、连翘心、牡丹皮、灯心草清心泄热。小腹胀而尿涩不畅，加台乌药、青皮疏利肝气；伴有血尿，加小蓟、藕节、白茅根凉血止血；小便黄赤，热痛明显，加甘草梢、淡竹叶、通草清心导火；兼肝火，配龙胆草、栀子泻肝清火，导热下行；病久湿热伤阴，加生地黄、麦冬、知母滋养肾阴。如病久不已，反复发作，淋出如脂而涩痛不甚，形体日渐消瘦，头昏无力，腰膝酸软，舌淡，苔腻，脉细无力，为脾肾两虚，气不固摄，用膏淋汤补脾益肾固涩。偏脾虚中气下陷者，配用补中益气汤；偏肾阴虚，配用七味都气丸；偏肾阳虚，用金匮肾气丸加减。伴血尿者加仙鹤草、阿胶补气摄血；夹瘀者，加三七、当归活血通络。

(6) 劳淋。小便赤涩，溺痛不甚，但淋沥不已，时作时止，病程缠绵，遇劳即发，腰膝酸软，神疲乏力；舌质淡，脉细弱。治法为补脾益肾。方用无比山药丸。本方有健脾利湿，益肾固涩之功。药用山茱萸、菟丝子、芡实、金樱子、煅牡蛎、五味子、赤石脂、肉苁蓉益肾固摄，山药、茯苓、泽泻健脾利湿。中气下陷而症见少腹坠胀，尿频涩滞，余沥难尽，舌淡，脉细无力，且不耐劳累，面色㿠白，少气懒言者，用补中益气汤加减。阴虚火旺，面红烦热，尿黄赤伴有灼热不适，可用知柏地黄丸滋阴降火；若肾阴虚，舌红苔少，加生地黄、熟地黄、龟甲滋养肾阴。低热加青蒿、鳖甲清虚热、养肾阴；肾阳虚者加附子、肉桂、鹿角片、巴戟天等温补肾阳。

（三）预防与调护

1. 注意外阴清洁

不憋尿，多饮水。每 2 ～ 3 小时排尿 1 次，须注意防止秽浊之邪从下阴上犯膀胱。

2. 养成良好习惯

养成良好饮食起居习惯。饮食宜清淡，忌肥腻辛辣酒醇之品。

3. 注意休息和情绪

注意休息，避免纵欲过劳，调整情志，保持心情舒畅，以提高抗病能力。活动期禁房事，行房后应即刻排尿。

4. 女性特殊时期加强护理

在月经期、妊娠期、产后更应注意外阴卫生，以免虚体受邪。

5.防外邪侵入膀胱

尽量避免使用尿路器械，如导尿、膀胱镜、膀胱逆行造影等，以防将外邪带入膀胱。

6.治疗相关疾病

积极治疗消渴、肺痨等肾虚疾患也可减少淋证发生。

第七章 内分泌代谢病

一、糖尿病

糖尿病为西医病名，中医属于“消渴”范畴。中医消渴证包含二种涵义，《伤寒论》中所说“消渴”，指渴欲饮水的症状而言；《金匮要略》所说“消渴”，指以多饮、多食、多尿为主证的消渴病。因此，消渴证以口渴引饮，多食而消瘦，小便频数量多，或小便混浊、有甜味为特征。

（一）病因与病机

消渴之名始见于《黄帝内经》，其谓“二阳结谓之消”，并提出“五藏皆柔弱者，善病消瘅”“胃热则消谷，谷消故善饥”的观点，认为其发病因素与体质肥胖和过食甘肥有关。中医认为，本病证是因阳明热盛，蕴结化燥，消烁肺胃之津液或肾燥精虚所致；消渴之证，病多在肺、胃、肾等脏腑，又以肾为关键。

1.病因

①先天禀赋不足。五脏虚羸，精气缺乏，复因调摄失宜，终至精亏液竭而发为消渴。②饮食不节。过食肥甘、醇酒厚味，致脾胃受损，内蕴积热，消谷伤津而发为消渴。③情志失调。五志过极，郁而化火，消灼津液，引发消渴。④劳欲过度。房室不节、耗伤肾精，则下焦生热，热则肾燥，肾中燥热则为消渴。

2. 病机

以阴虚为本，燥热为标，两者又常互为因果，病初以燥热为主，继则阴虚燥热互见，病久则以阴虚为主。据患者症状不同、病变轻重程度差异，可分上、中、下三消，病变脏腑各有侧重，上消属肺燥、中消属胃热、下消属肾虚，亦可肺燥、胃热、肾虚三焦同病。

本病迁延日久，燥热阴虚可阴损及阳，导致气阴、阴阳两虚之证，或气虚血瘀等病理变化，而产生多种变证：①肾阴不足殃及肝阴，使精血不能上承于目，可并发白内障，甚至失明。②燥热内结，营阴被灼，络脉瘀阻，蕴毒成脓，可发为疮疖、痈疽。③阴虚内热，灼津为痰，痰火胶结，络脉瘀阻，变生中风偏瘫。④脾肾两虚，阳虚水泛，发为水肿。⑤病变后期阴液极度耗损，导致阴竭阳亡，阴阳离决而见四肢厥冷、神志昏迷、脉微欲绝等危候。

（二）诊断与鉴别诊断

首诊即可能发现典型的“三多一少”，存在高血糖。患者可能出现反应性低血糖。糖尿病诊断以静脉血浆血糖水平为标准，中国目前使用的是WHO(1999年)诊断标准，符合下述情况即可诊断为糖尿病：

①空腹血糖 (fasting plasma glucose,FPG) ≥ 7.0 mmol/L(126 mg/dL)，需另一天再测血糖以证实。空腹指 8 ~ 14 小时内无任何热量摄入。此为静脉血浆葡萄糖水平，用葡萄糖氧化酶法测定。用毛细血管及全血测定葡萄糖值时诊断有所变动。②口服葡萄糖耐量试验 (oral glucose tolerance test, OGTT) 后 2 小时血浆葡萄糖水平 (2 hPG) ≥ 11.1 mmol/L(200 mg/dL)。OGTT 指以 75 g 无水葡萄糖为负荷量，溶于 300 mL 水中 5 分钟内口服。如症状不典型，需再测血糖以证实。③除有糖尿病典型症状之外，任意时间血浆葡萄糖水平≥ 11.1 mmol/L(200 mg/dL)。任意时间指 1 日内任何时间，与食物摄入及上次进餐时间无关。

鉴别诊断主要与其他原因所致尿糖阳性、血糖升高相鉴别。如药物影响、内分泌疾病、胃空肠吻合术、胰腺疾病、肾性糖尿等。

（三）辨证施治

根据本病发病原因及临床证候的不同，而有消渴、食消、消瘅、膈消、肺消、风消、消中等名称，应酌情辨证施治。①辨上中下消。根据消渴病“三多”症状及程度不同，辨病位，辨上、中、下之分，以及肺燥、胃热及肾虚之别。三消特点为：上消烦渴多饮，口干舌燥，尿频；舌边尖红，苔薄黄，脉洪数；肺热津伤。中消多食善饥，口渴尿赤，形体消瘦；苔黄，脉滑实有力，便干燥；胃热炽盛。下消尿频尿多或尿甜，混浊如膏脂，腰膝酸软、乏力，头晕耳鸣，口干唇燥，皮肤干燥瘙痒；舌红，苔少，脉细数；肾阴亏虚。上消饮水多，中消进食多，下消排尿多。治疗基本原则：上消清热润肺、生津止渴，中消清胃养阴，下消滋阴补肾。②辨标本缓急。消渴以阴虚为本，燥热为标，而阴虚燥热在病程中各有侧重。③明确病机。综合上述辨证因素，以明确病机，审机论治。④结合临床检查。消渴证应按病情需要，进行必要的临床辅助检查，以求辨证与辨病有机结合，提高疗效。

1.上消

上消一般表现为肺热津伤证：患者口渴多饮，口舌干燥，尿频量多，烦热多汗；舌边尖红，苔薄黄，脉洪数。证机概要：肺脏燥热，津液失布。治法为清热润肺，生津止渴。方用消渴方加减。本方清热降火，生津止渴，适用于消渴肺热津伤之证。药用葛根、天花粉、麦冬、生地黄、藕汁，生津清热，养阴增液；黄连、黄芩、知母清热降火。若烦渴不止且小便频数而脉数乏力者，为肺热津亏，气阴两伤，可选用玉泉丸或二冬汤。玉泉丸中人参、黄芪、茯苓益气，天花粉、葛根、麦冬、乌梅、甘草等清热、生津、止渴。二冬汤中重用人参益气生津，天冬、麦冬、天花粉、黄芩、知母清热、生津、止渴。二方同中有异，前者益气作用较强，而后者清热作用较强，可根据临床需要选用。

2. 中消

①胃热炽盛。多食易饥，口渴，尿多，形体消瘦，大便干燥；苔黄，脉滑实有力。证机概要：胃火内炽，胃热消谷，耗伤津液。治法为清胃泻火，养阴增液。方用玉女煎加减。本方清胃滋阴，适用于消渴胃热阴虚，多食易饥，口渴等症。药用生石膏、知母、黄连、栀子清胃泻火，玄参、生地黄、麦冬滋肺胃之阴，川牛膝活血化瘀，引热下行。大便秘结不行，可用增液承气汤润燥通腑，“增水行舟”，待大便通后，再转上方治疗。本证也可选用白虎加人参汤。方中以生石膏、知母清肺胃、除烦热，人参益气扶正，甘草、粳米益胃护津，共奏益气养胃、清热生津之效。

②气阴亏虚。口渴引饮，能食与便溏并见，或饮食减少，精神不振，四肢乏力，体瘦；舌质淡红，苔白而干，脉弱。证机概要：气阴不足，脾失健运。治法为益气健脾、生津止渴。方用七味白术散加减。本方益气健脾生津，适用于消渴之津气亏虚者。《医宗金鉴》等书将本方列为治消渴的常用方之一，并可合生脉散益气、生津、止渴。药用黄芪、党参、白术、茯苓、山药、甘草益气健脾，木香、藿香醒脾、行气、散津，葛根清热生津，天冬、麦冬养阴生津。肺有燥热者，加地骨皮、知母、黄芩清肺；口渴明显，加天花粉、生地黄养阴生津；气短汗多，加五味子、山萸肉敛气生津；食少腹胀，加砂仁、鸡内金健脾助运。

3. 下消

①肾阴亏虚。尿频量多，混浊如脂膏，或尿甜，腰膝酸软，乏力，头晕耳鸣，口干唇燥，皮肤干燥而瘙痒；舌红苔少，脉细数。证机概要：肾阴亏虚，肾失固摄。治法为滋阴固肾。方用六味地黄丸加减。本方滋养肾阴，适于消渴肾阴亏虚证。药用熟地黄、山萸肉、枸杞子、五味子固肾益精，山药滋补脾阴、固摄精微，茯苓健脾渗湿，泽泻、牡丹皮清泄火热。阴虚火旺而烦躁，五心烦热，盗汗，失眠者，加知母、黄柏滋阴泻火；尿量多而混浊者，加益智仁、桑螵蛸等益肾缩尿；气阴两虚而伴困倦，气短乏力，舌质淡红者，加党参、黄芪、黄精益气。若烦渴、头痛，唇红舌

干，呼吸深快，阴伤阳浮，用生脉散加天门冬、鳖甲、龟甲育阴潜阳；如见神昏、肢厥、脉微细等阴竭阳亡危象，可合参附龙牡汤益气敛阴，回阳救脱。

②阴阳两虚。小便频数混浊如膏，甚至饮一溲一，面容憔悴，耳轮干枯，腰膝酸软，四肢欠温，畏寒肢冷；阳痿或月经不调；舌苔淡白而干，脉沉细无力。证机概要：阴损及阳，肾阳衰微，肾失固摄。治法为滋阴温阳，补肾固涩。方用金匮肾气丸加减。方中六味地黄丸滋阴补肾，并用附子、肉桂温补肾阳，主治阴阳两虚，尿频量多，腰酸腿软，形寒，面色黧黑等症。《医贯·消渴论》对本方治疗消渴病的应用做了阐述："盖因命门火衰，不能蒸腐水谷。水谷之气，不能熏蒸上润乎肺，如釜底无薪，锅盖干燥，故燥。至于肺亦无所禀，不能四布水津，并行五经。其所饮之水，未经火化，直入膀胱，正谓饮一升溲一升，饮一斗溲一斗，试尝其味，甘而不成可知矣。故用附子、肉桂之辛热，壮其少火，灶底加薪，枯笼蒸溽，槁禾得雨，生意维新。"常用熟地黄、山萸肉、枸杞子、五味子固肾益精；山药滋补脾阴，固摄精微；茯苓健脾渗湿；附子、肉桂温肾助阳。尿量多而混浊，加益智仁、桑螵蛸、覆盆子、金樱子等益肾收摄；身体困倦、气短乏力者，可加党参、黄芪、黄精补益正气；阳痿，加巴戟天、淫羊藿、肉苁蓉；阳虚畏寒，可酌加鹿茸粉 0.5 g 冲服，以启动元阳，助全身阳气之生化。

消渴多伴有瘀血病变。故对于上述各种证型，尤其是对于舌质紫暗或有瘀点、瘀斑，脉或涩或结或代，及兼见其他瘀血证候者，均可酌加活血化瘀药，如丹参、川芎、鬼箭羽、郁金、红花、泽兰、山楂等。或配用降糖活血方，方中用丹参、川芎、益母草活血化瘀，赤芍、白芍、当归养血活血，木香行气导滞，葛根生津止渴。消渴容易发生多种并发症，应在治疗本病同时积极治疗并发症。白内障、雀盲、耳聋，主要病机为肝肾精血不足，不能上承耳目所致，宜滋补肝肾、益精补血，可用杞菊地黄丸或明目地黄丸。对于并发疮毒痈疽者，则治宜清热解毒、消散痈肿，用五味消毒饮。在痈疽恢复阶段，治疗上要重视托毒生肌。

（四）其他疗法

主症为多饮、多食、多尿或有尿甜，形体消瘦，小便频数、混浊如膏，甚至饮一溲一，面容憔悴，耳轮干枯，腰膝酸软，四肢欠温，畏寒怕冷；阳痿或月经不调；舌淡，苔白而干，脉沉细无力。此为阴阳两虚，又分为上、中、下三消。治法：清热润燥，养阴生津。以针刺相应背俞穴及足少阴、足太阴经穴为主。主穴：胰俞、肺俞、脾俞、肾俞、三阴交、太溪。配穴：上消可加太渊、少府，中消加内庭、地机，下消加复溜、太冲。烦渴、口干舌燥者加廉泉、承浆、金津或玉液，多食善饥加合谷、上巨虚、丰隆、中脘，便秘加足三里、天枢、腹结，多尿、盗汗加复溜、关元，阴阳两虚加关元、命门，合并视物模糊加头维及光明，头晕加百会、上星，上肢疼痛或麻木加肩髃、曲池、合谷，下肢疼痛或麻木加阳陵泉、风市、解溪，皮肤瘙痒加风池、曲池、血海。操作方法：主穴用毫针补法或平补平泻法，配穴按虚补实泻法操作。注意严格消毒。方解：胰俞为奇穴，位于第 8 胸椎棘突旁开 1.5 寸，为治本病的经验效穴。肺俞培补肺阴，肾俞、太溪滋补肾阴，三阴交滋补肝肾，脾俞健脾而促进津液的化生。

二、肥胖症

肥胖症为西医病名，一般指单纯性肥胖症，对应于中医的痰湿病症。患者表现为形体肥满。中医责肥胖于痰，所谓“肥人多痰，瘦人多火”。

（一）病因与病机

在中医学概念中，痰是指体内津液异常累积，为病理产物；湿则分外湿和内湿。中医所说内湿，指体内津液流动失控而停聚，也可因饮食油腻或水分过多，致津液停聚体内而形成内湿；过多摄入生冷饮料、乳酪以及饮酒等，也可引起津液停聚而导致内湿。患者可表现出消化系统功能失调，即痰湿内蕴日久化热，胃中有热易消谷善饥、食欲亢进。而潮湿的空气或环境，如居所潮湿、淋雨等，均为外湿，也可侵犯机体而致病。

中医也将某些痰湿看作一种体质，表现为肥胖，这种体质者多伴有脾胃功能失调、内分泌失调等。轻度肥胖常无明显症状，重度肥胖多有疲乏无力，动则气促，行动迟缓，或脘痞痰多、倦怠恶热，或少气懒言、动则汗出等。痰湿肥满者易并发糖尿病、高血压、动脉粥样硬化、冠心病等病症，或患感染性疾病。

无明确病因者在西医称为单纯性肥胖或原发性肥胖，占所有肥胖的99%以上。实际上，任何使能量摄入多于能量消耗的因素，均可能致单纯性肥胖，如进食过多、体力活动过少、某些生活习惯、社会心理因素，甚至遗传、脂肪组织特征、年龄等因素。

（二）诊断与鉴别诊断

①体重。理想体重又称为标准体重。理想体重(kg)＝身高(cm)–105(女性为100)。体重超过理想体重10%又不到20%者称为超重；超过20%即可定为肥胖症。②体重指数(BMI)。BMI＝体重(kg)÷身高(m)^2。1999年，WHO公布BMI正常值为18.5～24.9 kg/m^2，≥25.0 kg/m^{2}为超重，25.0～29.9 kg/m^{2}为肥胖前期，30.0～34.9 kg/m^{2}为Ⅰ度肥胖(中度)，35.0～39.9 kg/m^{2}为Ⅱ度肥胖(重度)，＞40.0 kg/m^{2}为Ⅲ度肥胖(极重度)。2003年，中国公布BMI≥24 kg/m^{2}为超重；≥28 kg/m^{2}为肥胖。③腰围。腰围是以髂前上棘和第12肋下缘连线的中点水平为测量点，臀围是臀部最突出点测出的身体水平径。WHO建议将男性腰围＞94 cm、女性＞80 cm定义为肥胖。白种人的腰臀比男性＞1.0、女性＞0.85被定义为肥胖。中国肥胖的标准是男性腰围≥95 cm、女性≥80 cm。④皮褶厚度。用皮肤皱褶器测量肱二头肌、肱三头肌、肩胛下等部位的皮褶厚度，了解皮下脂肪含量。这种方法在临床工作中不实用，可用于流行病学调查或作为研究手段。

鉴别诊断主要是与继发性肥胖相鉴别，如甲状腺功能减退、皮质醇增多症等疾病有特殊外貌，进行相关内分泌腺体激素测定和功能试验有助于鉴别。

（三）辨证施治

对于肥胖，药物治疗应仅限于调护措施及针灸治疗未能奏效者短期辅助治疗之用，并要严格掌握适应证。理想的减肥药应能够减少能量摄取，增加能量消耗，并改善与肥胖相关的危险因素，且用药安全性要好。

适合治疗者可作如下辨证分型，予以中药对证治疗：

1. 痰湿内盛

当患者痰湿内盛，可致痰浊中阻而积聚体内引起肥胖。患者常胸膈满闷，肢体困重，头晕、头重，常觉昏昏欲睡，出现大便不爽。治法为化痰祛湿。方用二陈丸及温胆汤加减，或服用香砂平胃丸、六君子丸等，也可应用艾灸治疗。

2. 脾虚湿阻

湿阻中焦，致脾胃运化失常。患者多有浮肿，容易疲劳，肢体困重，动则气短等，并有腹满或腹痛、腹胀等症状。治法为健脾利湿。方用防己黄芪汤合苓桂术甘汤加减，或用左归丸、归脾丸治疗。

3. 脾肾阳虚

因脾肾阳气亏虚，致虚寒内生。患者腰膝酸软，神疲乏力，手脚冰凉，畏寒怕冷，甚至出现虚肿病证，大便溏泄。治法为温肾健脾。方用真武汤合防己汤加减。

4. 肝郁气滞

肝疏泄不及，而导致气机瘀滞。患者多有急躁易怒、失眠多梦、胸胁胀满、胃脘胀痛以及月经不调等表现。治法为疏肝理气。方用大柴胡汤加减。

5. 气滞血瘀

因气机郁滞日久，导致血行瘀阻。患者胸胁作痛而有定处，常觉脘腹胀满，女性闭经或月经不调；舌质暗紫或存在瘀点、瘀斑。治法为理气活血。方用桃红四物汤加减，日常食用山楂红枣汤等。

以上各型的治疗，也可酌情选用中成药，如精制大黄片、月见草油软胶囊、防风通圣丸等。

（四）其他疗法

1. 针灸

肥胖者多痰湿内盛，治宜祛湿化痰、通经活络、理气和中。可行针灸治疗，穴位以手足阳明经、足太阴经穴为主，在治疗中尤其可取脾胃二经腧穴。

主穴：中脘、天枢、曲池、阴陵泉、丰隆、太冲、梁丘、公孙、足三里及内关等，选用数个。

配穴：腹部肥胖加归来、下脘、中极，便秘加支沟、天枢。

操作方法：用泻法，可每周治疗 2 次。

方解：中脘、阴陵泉、丰隆、足三里可健脾运脾利湿，化痰消脂；曲池、天枢可疏导阳明经气，通调肠胃；太冲疏肝而调理气机；足阳明胃经郄穴梁丘、足太阴脾经络穴公孙二穴配合，可调节脾胃，化痰和中，以消胃热；内关善调胃气。据现代医学报道，针刺公孙、内关、梁丘有抑制胃酸分泌的作用，针刺公孙还可使胃蠕动减弱。

2. 耳穴压豆

耳穴：酌情选用，包括肺、内分泌、三焦、胃肠、神门、饥饿点等。

操作方法：耳穴以王不留行籽贴压，3 日一换。餐前按压耳穴数次，应左右耳交替取穴。

方解：肺、三焦、脾、胃，有调节吸收与排泄，促代谢及利水功能；内分泌穴调整人体内分泌功能。

体针耳穴相配合，更可调节体内代谢、降低食欲，达到减肥目的。治疗的同时应适当控制饮食或节食，多食蔬菜瓜果，少食膏粱厚味，并加强锻炼。

（五）预防与调护

对肥胖症，强调以行为、饮食、运动等为主的预防和调护。应加强健康教育，使患者了解肥胖的危害，从而养成良好生活方式，坚持体力劳动和运动，合理安排饮食。

1.行为疗法

指导患者制订计划，以改变进食行为，并定期检查计划执行的效果。除计划吃什么、吃多少外，还应注意进食方式和环境，例如增加咀嚼次数、减慢进食速度、避免进食时看电视或听广播等，在疲乏、厌烦、抑郁期间应克服或控制进食冲动。行为疗法应取得患者信任、理解、合作与坚持，以及家庭配合。

2.饮食调理

轻度肥胖者通过饮食控制、加强锻炼，使摄入总热量低于消耗量，可使体重逐渐接近理想体重。应限制脂肪和含糖食品，避免或少吃甜食、巧克力和煎炸食物等，而适当增加蔬菜摄入量。饮食中应含有足够量的维生素等营养素。

3.体育锻炼

应与饮食治疗同时配合进行，并长期坚持，否则体重不易下降，或下降以后又重新上升。推荐循序渐进的有氧运动，一般以活动后心率达到“170- 年龄”为适宜，但所选择的运动方式应适合患者具体情况。

三、骨质疏松症

骨质疏松症为西医病名，指的是一组代谢性全身骨病，主要对应中医“骨痿”范畴。本病在老年人中相当普遍，而重在预防。

（一）病因与病机

骨痿属中医痿证，名出《素问·痿论》，云："肾气热，则腰脊不举，骨枯而髓减，发为骨痿。""有所远行劳倦，逢大热而渴，渴则阳气内伐，内伐则热舍于肾。肾者水脏也，今水不胜火，则骨枯而髓虚，故足不任身，发为骨痿。"此为邪热伤肾或肾热内盛，骨枯髓虚致阴精耗损所引起，故又名肾痿。本证病重者症见牙齿干枯、面色暗黑，又有下肢痿弱，行动不利，或有腰脊酸软，致不能伸举。就脏腑功能而言，肾藏精，主骨，生髓，为全身阴阳之本；而脾主运化，是气血生化之源。故本证与肾、脾两脏关系密切。长期服用类固醇皮质激素者，可致骨质疏松症。本病属中医虚劳范畴，以气虚和阳虚为主要特征。对于本证，治宜滋阴清热、补肾填精，可用金刚丸、虎潜丸、地黄饮子、牛膝丸、滋阴补髓汤等方。

（二）辨证施治

1. 脾气虚

饮食不节，损伤脾胃，久则脾胃功能衰弱，妨碍水谷精微之化生、气血生长，内不能和调于五脏六腑，外不能洒陈于营卫经脉。加上患者年老体弱，肢体少动，日久酿成本病。可表现为肢体倦怠，饮食减少，脘腹胀满，形体虚胖，肌肉消瘦，面色萎黄或㿠白，少气而懒言，大便溏泄；舌淡苔白，脉缓弱。治法为健脾益气。方用参苓白术散加减。若见饮食不佳、胃脘不适，可加山楂、厚朴及麦芽等。如脾虚及阳，手足欠温，腹痛腹泻，加肉桂、炮姜；脘腹胀痛可加陈皮、木香；食积停滞则加神曲、谷芽、麦芽、山楂。

2. 肾阴虚

肾主藏精，充在骨，肾阴不足则骨无以充，故骨骼疼痛酸楚，甚者可见骨折。此外，久卧亦能损伤神气，引起脏腑不荣，气血亏虚，卫外不固，外邪入侵，而渐致本病。患者潮热盗汗，咽干颧红，形体消瘦，溲黄便燥；舌红少津，脉细数。治法为滋补肾阴，滋阴壮骨。方用左归丸加减。如阴虚火旺明显，可与知柏地黄丸合用，两者皆以知母、黄柏泻火保阴，以熟地黄滋养肾水，则水能制火。也可加血肉有情之品，如鳖甲、鹿茸、紫河车等。

3. 肾气不足

腰膝酸痛、眩晕耳鸣，发脱齿摇，健忘早衰，女子闭经、男子阳痿。有偏于阴虚者，症见上文所述。偏于阳虚者，表现为畏寒肢冷，全身肿胀，精神萎靡、面色㿠白。虚劳之人御外邪能力减弱，风寒湿邪常乘虚入侵，痹阻经脉，故本病伴有骨节疼痛，筋脉拘挛，活动不利，大便溏泄或五更泄泻，小便清长；舌淡胖、苔白，脉沉弱。治法为滋补肾阳。医方可用右归丸加减。遇阴雨天加剧者，可以适当加防风、秦艽、细辛、天麻、杜仲、狗脊等，以治其标，缓其急，但不宜太过，以免克伐正气。

（三）预防与调护

应从青少年开始提供充足钙质，养成运动的习惯。防治各类易致本病的疾病，包括影响生长发育的疾病、影响性腺正常功能的疾病、导致吸收及营养不良的疾病、消耗性慢性病等。还应注意不要长期用可损害骨骼代谢的药。

30 岁后，预防的主要方法是补充钙剂。但需注意，钙剂是辅助治疗的基本措施，而不能作为单一治疗手段。成人要尽量减小骨量丢失程度及延缓骨量丢失速度。

患者须预防骨折，避开各种骨折的危险因素。

四、痛风

痛风为西医病名，指痛风性关节炎，但“痛风”一证，中医经典著作中亦有较详细的记载。西医的痛风除与中医同名病证相对应，还与“痹证”“瘀阻经络”的部分病证相对应。

（一）病因与病机

1. 痛风

《丹溪心法·痛风》描述痛风的症状为“四肢百节走痛是也”，还指出“他方谓之白虎历节风证”，又说“肢节肿痛，脉涩数者，此是瘀血”。《类证治裁·痛风》则说痛风是“寒湿郁痹阴分，久则化热致痛”。《证治准绳·痛风》认为痛风是由“风湿客于肾经，血脉瘀滞”所致；《张氏医通·痛风》则提出“肥大肢节疼，多是风湿痰饮流注”的见解；《医学入门·痛风》认为痛风多因“血气虚劳不营养关节腠理”，同时描述了痛风后期“痛入骨髓，不移其处”的临床表现；《医林绳墨》则述及痛风各种证候。

2. 痹证

痹即闭阻不通。当人体肌表经络遭受外邪侵袭后，气血不能畅通，就引起肢体和关节等处疼痛、酸楚、沉重、麻木等疾患，这些均称为痹证。本证包括西医的痛风，不论性别、年龄皆可罹患，但以中老年人居多，潮湿、寒冷、气候急剧变化等地区更属多见。病情轻者可能只在某些肢体、关节等处感到酸楚、疼痛，而当天气变化时加剧，严重者则有疼痛与酸楚显著，关节肿大，反复发作，以致影响肢体、关节的运动功能，甚至引起变形，难以行走和活动。从痹证的病变过程来看，风寒湿痹、风湿热痹多见于病初时，痹证日久不愈则可见痰瘀痹阻及气血、肝肾亏虚，邪实、正虚相兼，也可因病邪随体质从化或郁化而呈现寒热错杂之证，临证应联系分析，按主次处理，诸法复合应用。

3. 瘀血

中医瘀血证中瘀阻经络这一证型，也包括了部分痛风性关节炎。恶血在内留而不去，腠理闭而不通，复遇风寒，则血气瘀滞，注入经络隧道而成痛风。

（二）诊断与鉴别诊断

1.诊断

根据临床表现，结合X线检查和实验室生化检查，可做出诊断。急性关节炎期痛风患者服用西药秋水仙碱后，关节疼痛迅速缓解，这被称为诊断性治疗。如血尿酸增高未导致急性关节炎等临床表现，则不能称为痛风，可称作无症状性高尿酸血症，这种情况常被忽略。

2.鉴别诊断

注意与创伤性、风湿性、类风湿性、化脓性等关节炎以及假性痛风相鉴别。

（三）辨证论治

1.风湿热痹

主要表现为关节疼痛，游走不定，关节活动不利，局部有灼热红肿，痛不可触，得冷则舒，可有肌肤红斑，常有发热、汗出、口渴、烦躁、溲赤；舌质红，舌苔黄或黄腻，脉滑数或浮数。证机概要：风湿热邪壅滞经脉，气血闭阻不通。治法为清热通络，祛风除湿。方用白虎加桂枝汤、宣痹汤加减。前者主清热宣痹，适于风湿热痹、热象明显者；后者重在清热利湿，宣痹通络，适用于风湿热痹、关节疼痛明显者。常用生石膏、知母、黄柏及连翘清热坚阴，桂枝疏风解肌通络，防己、杏仁、薏苡仁、滑石、赤小豆、蚕沙清利湿热而通络宣痹。若风热偏盛，关节疼痛，游走不定者，可加秦艽、桑枝、地龙等；发热、咽痛者，则加重楼、薄荷、牛蒡子、桔梗疏风清热，解毒利咽；湿热偏盛，关节肿胀明显，重着不利，苔黄腻者，加土茯苓、萆薢、豨莶草。若皮肤有红斑者，加水牛角片、牡丹皮、凌霄花、赤芍、生地黄清热凉血，活血化斑；口舌反复破溃，口渴明显者，加马勃、甘中黄、天花粉清热泻火生津；若邪热化火、壮热烦渴，关节红肿热痛，舌红少津者，去桂枝，加栀子、黄芩、漏芦，或选用犀角散加减。中成药可服用当归拈痛丸。

2. 风寒湿痹

主要表现为关节肌肉疼痛、酸楚游走不定，或关节疼痛而遇寒加重，得热痛缓，或有关节重着，肿胀散漫，肌肤麻木不仁，关节屈伸不利；舌质淡，舌苔薄白或白腻，脉弦紧或濡缓。证机概要：风寒湿邪留滞经络，气血闭阻不通。治法为祛风散寒，祛湿通络。方用薏苡仁汤加减。本方功能温经散寒除湿，祛风通络，适用于风寒湿痹，关节肌肉疼痛、沉重、畏寒者。药用羌活、独活、威灵仙祛风除湿，桂枝、川乌温经散寒，苍术、薏苡仁健脾燥湿，当归、川芎活血通络。若风邪偏盛，疼痛游走者，加防风、寻骨风、秦艽；寒邪偏盛，疼痛固定，拘急冷痛者，则加麻黄、细辛、制附子、制草乌；湿邪偏重，关节肿胀重着者，可加防己、木瓜、茯苓、五加皮等。痛在颈项、上肢者，加姜黄、葛根；痛在下肢者，加牛膝、木瓜；肌肤麻木、苔腻者，重用苍术，加青风藤、路路通以祛风除湿通络。中成药可服用小活络丸。

3. 寒热错杂

主要表现为关节灼热肿痛，且又遇寒加重，恶风怕冷，苔白罩黄；或关节冷痛喜温，而又手心灼热，口干口苦，尿黄，舌红苔白，脉弦或紧或数。证机概要：寒郁化热，或经络蓄热，客寒外侵，闭阻经脉。治法为温经散寒，清热除湿。方用桂枝芍药知母汤加减。方中有桂枝、附子温通阳气，又有白芍、知母护阴清热，寒热并用，适用于痹证寒热错杂者。药有桂枝、防风、秦艽、羌活祛风胜湿、温经通络；麻黄、细辛可温经散寒；苍术、木防己、晚蚕沙除湿宣痹；白芍、知母、黄柏、忍冬藤清热化湿通络。寒重热轻者，加制川乌、淫羊藿、威灵仙温阳散寒通络；而热重于寒者，加石膏、络石藤、豨莶草、海桐皮清热通络。

4. 痰瘀痹阻

此为瘀血型。瘀阻经络日久，关节、肌肉刺痛，或关节刀割样疼痛，而固定不移，压痛明显；或关节肌肤紫暗、肿胀，按之较硬，可能触到瘀结，肢体顽麻或重着，甚则关节僵硬畸形、屈伸不利，有硬结、瘀斑，或胸闷痰多；舌质紫暗或有瘀斑，舌苔白腻，脉弦涩。证机概要：痰瘀互结，留滞肌肤，闭阻经脉。治法为活血化痰，通络治气，蠲痹行瘀。方用双合汤加减。本方有活血化瘀、祛痰通络作用，适用于痰瘀痹阻筋脉，关节重着而疼痛者。药用桃仁、红花、当归、川芎、白芍，可活血化瘀、通络止痛；茯苓、半夏、白芥子、陈皮、竹沥、姜汁健脾化痰。痰浊滞留，皮下有结节者，加南星、僵蚕；瘀血明显而关节疼痛、肿大、强直、畸形，活动不利，舌质紫暗，脉涩，加莪术、三七、地鳖虫；痰瘀交结，疼痛不已者，加猪蹄甲、白花蛇、全蝎、蜈蚣，可搜剔络道。有痰瘀化热之象者，加地龙、陈胆星、水蛭；如关节及脊柱僵硬、强直、变形，疼痛较甚者，加乳香、没药、延胡索、血竭、苏木，可活血祛瘀，止痛；关节屈伸不利者，加油松节祛风化湿，舒筋活络。如关节漫肿而有积液，可加用小量控涎丹祛痰消肿，每日服 1.5 g，7 ~ 10 日为 1 个疗程，但不必空腹顿服，可分 2 次在餐后服下。还可用化瘀通痹汤加减。偏寒者加桂枝、制川乌、制草乌、细辛；偏热者加败酱草、牡丹皮；气虚者加黄芪；久痹关节畸形者加猪蹄甲、乌梢蛇、地龙、蜈蚣、全蝎、制马钱子。

5. 气血虚痹

主要表现为关节疼痛、酸楚，时轻时重，或气候变化、劳倦活动后加重，形体消瘦，神疲乏力，肌肤麻木，短气自汗，面色少华，唇甲淡白，头晕目花；舌淡苔薄，脉细弱。证机概要：风寒湿邪久留经络，气血亏虚，经脉失养。治法为益气养血，和营通络。代表方为黄芪桂枝五物汤加减。本方益气养血、和营通络，适用于痹证气血两虚、营卫失和者。常用药有黄芪、党参益气；当归、白芍养血活血；桂枝和营通络；川芎、鸡血藤、姜黄、天仙藤行气和血通络，使“气血流畅，痹痛自已”。血虚明显者重用当归，加生地黄、熟地黄；阴虚者，可加玄参、石斛、山茱萸。兼有寒象者，加附子温阳散寒；兼有便溏者，加炒白术、苍术、茯苓健脾化湿；兼有瘀血者，加桃仁、红花。肢体麻木者，可加苏木、路路通活血通络。

6. 肝肾虚痹

主要表现为痹证日久不愈，关节疼痛时轻时重，疲劳时加重，关节屈伸不利，见肌肉瘦削，腰膝酸软；或畏寒肢冷，阳痿、遗精；或骨蒸劳热，心烦口干；舌质淡红，舌苔薄白或少津，脉沉细弱或细数。证机概要：肝肾不足，筋脉失养。治法为培补肝肾、通络止痛。方用独活寄生汤加减。本方具有补肝肾、益气血、祛风湿、通经络之功，适用于痹证日久，肝肾不足，气血亏虚者。药用独活、桑寄生，可祛风湿、补肝肾、强筋骨、除痹痛；防风、秦艽祛风化湿止痛；桂枝、细辛温经通络；牛膝、杜仲可补益肝肾；人参、茯苓及甘草健脾益气；当归、川芎、生地黄、白芍养血活血；甘草调和诸药。若肾气虚，腰膝酸软，加制黄精、续断、狗脊；骨节疼痛，乏力较著，加鹿衔草、千年健、石南藤、骨碎补补虚通络、强壮筋骨；阳虚，畏寒肢冷，关节疼痛拘急，加附子、鹿角片、淫羊藿、巴戟肉、肉苁蓉；肝肾阴亏，腰膝疼痛，低热心烦或午后潮热，可加生地黄、何首乌、桑椹子、枸杞子、功劳叶。

（四）其他疗法

1. 中药外用

风湿热型可用如意金黄散、四黄消肿软膏、双柏膏等外敷；风寒湿型可用武力拔寒散等药外敷；瘀血型则可用化瘀散外敷。此外，活络水等具有舒筋活络、止痛消炎作用，均可用于外搽。

2. 针灸疗法

在痛风部位周围取穴及循经取穴。耳针取压痛点。

3. 理筋手法

可选用点穴、舒筋、镇痛等手法。有关节功能障碍者运用活节展筋法，配用舒筋法。

4. 物理疗法

可用山慈菇 10 g，生南星 10 g，加 75% 酒精浸泡，用于痛区离子导入。

第八章 神经精神疾病

一、颈椎病

本病症状不仅见于颈背、四肢，又可内涉脏腑，出现脏腑功能失调的表现，属于本虚标实、虚实并见之证。诊治时须从整体观出发，在全面分析病症基础上，抓住主要环节。

（一）辨证论治

1. 太阳经不利

头痛或重，汗出或无汗，恶寒或恶风，可见颈项强硬，转侧不利或拘挛，并见肩、背、四肢疼痛，以上肢为著，双手无力，屈伸不灵，全身发紧或肌肤麻木；舌质正常而苔薄白或白腻，脉浮紧或浮缓。治法为祛风散寒，调和营卫。方用桂枝葛根汤加减。大枣 7 枚，桂枝、炙甘草各 12 g，葛根、白芍各 15 g。全身发紧或肌肤麻木加川芎、地龙各 10 g，鸡血藤 30 g。如无汗恶风加麻黄 10 g；头重加羌活、藁本、白芷各 10 g。此证之治，白芍可大量用，因有缓急止痛功效，与葛根、甘草相合治疗项背僵硬疼痛疗效甚佳。若出现腹泻，可加炒白术、茯苓各 15 g。

2. 风寒痹阻

头、颈、肩背和四肢疼痛，痛有定处，喜热恶寒，项强，转侧不利，后颈可触及条索状物，有压痛，上肢沉重，无力麻木或肌肉萎缩，手指屈伸不利，指端麻木不知疼痒；有头重胸闷、纳呆等症；舌质暗，舌体胖，或有齿痕，苔薄白，脉沉迟或弦滑。治法为祛风散寒，舒筋活络，通痹止痛。方用：①强痹汤加减。炙甘草、生姜、麻黄各6 g，羌活10 g，防风、赤芍、白芍、片姜黄各12 g，黄芩15 g。②阳和汤加减。麻黄6 g，肉桂、姜炭、甘草各10 g，白芥子、鹿角胶各12 g，熟地黄15 g。③地龙汤加减。独活、肉桂各10 g，羌活、桃仁、当归、地龙各12 g。此证临床多见，需辨风寒湿三邪轻重而分别用药。强痹汤重在益气和营、祛风除湿，阳和汤以温阳补血、散寒通滞见长，地龙汤功在祛风散寒、化瘀止痛。本证虽属邪实为主，但临床用药勿忘匡扶正气，扶正以祛邪，常配伍健脾护胃、益气养血、补益肝肾之品。上肢疼痛麻木加桂枝15 g；下肢痛加牛膝15 g；疼痛游走不定加独活15 g，海风藤20 g；寒痛用制附子（先煎）15 g，细辛10 g；颈臂重痛加白术15 g，苍术15 g，薏苡仁15 g；兼痰者加制南星、半夏各10 g；疼甚加制乳香、制没药各6 g。

3. 气滞血瘀

头颈、肩背及肢体疼痛、麻木，多为刺痛，痛处固定不移，拒按，昼轻夜重，手部肌肉萎缩，指端麻木、紫绀，指甲凹陷、无光泽，皮肤枯燥；或见肢体无力或拘挛及抽痛；尚有头晕眼花、失眠健忘、惊惕、胸闷胸痛、烦躁、肌肤甲错、面色少华等；舌质紫暗，或有瘀斑及瘀点，脉多弦细或细涩。治法为活血化瘀，理气通络。方用：①血府逐瘀汤加减。枳壳6 g，炙甘草8 g，当归、桃仁、红花、赤芍、川芎、柴胡各10 g，路路通、牛膝、羌活各12 g。②补阳还五汤加减。木香6 g，黄芪30 g，桃仁、红花、白术各10 g，当归、川芎、木瓜、地龙各12 g，白芍、赤芍各15 g。本证基本病变为瘀，病机为闭，故治以通为法。在辨证基础上，常加用温散走窜以及蛇虫、枝藤节类药物，如桂枝、川芎、蜂房、全蝎、地龙、蜈蚣、乌梢蛇、僵蚕、鸡血藤、海风藤、络石藤等。气滞血瘀为主者，以血府逐瘀汤活血化瘀、行气止痛；若兼有气虚者，以补阳还五汤治疗。瘀痛明显者，可加蜈蚣3条，全蝎6 g，水蛭3 g，僵蚕12 g；头目眩晕及视物模糊、爪甲无泽、肢体拘挛者，加杜仲、枸杞子各10 g，熟地黄、威灵仙、白芍各15 g。

4. 痰瘀交阻

除上述瘀血征象外，尚有头昏、眩晕、头重如裹、心悸、恶心呕吐、咽部梗塞不利、咳喘痰多、胸闷、胃脘胀满、纳呆、便溏或黏滞不爽、肢体沉重无力、厥冷、麻木、肿胀、全身倦怠困重等，甚或神昏猝倒。治法为祛湿化痰，散瘀通络。方用导痰汤合桃红四物汤加减：胆南星、半夏、陈皮、枳壳、川芎、白芥子、当归、红花各 10 g，郁金、桃仁、茯苓各 12 g，青皮 8 g，赤芍 15 g。眩晕、昏冒加天麻 15 g；心悸加石菖蒲 6 g，远志 6 g；恶心呕吐，咽部如有物梗塞，胸闷胁胀等，加生姜 6 g，旋覆花、竹茹各 10 g；胃脘胀满，纳呆，便溏或黏滞不爽，倦怠乏力等，加白术、山药各 15 g。本证在瘀血基础上又有痰湿、痰瘀交阻合而为患。瘀血阻络使津液难行，聚为痰浊；痰浊滞脉，又可使血运不通而加重瘀滞。痰瘀交阻互为消长，相兼为患，故病情复杂，治疗较为困难。常需先治痰湿或痰瘀并治，祛瘀先化痰，化痰须行瘀。

5. 肝肾不足

头晕眼花，耳鸣耳聋，头脑胀痛或空痛，口苦咽干牙痛，面部烘热而急躁易怒，失眠多梦，腰膝酸软，抬举无力，筋惕肉瞤，头摇身颤，步履蹒跚，甚则瘫痪；尚可见到小便淋漓，次数增多，或二便失控，便秘，性功能障碍；舌体瘦或质红绛，少苔或无苔，脉弦细、细涩或细数。治法为滋水涵木，调和气血。方用壮骨丸加减。牛蹄壳或狗骨 6 g，陈皮 12 g，黄柏、知母各 10 g，龟甲、锁阳、白术、木瓜、熟地黄、白芍各 15 g。小便淋漓，次数增多，常加乌药 6 g，益智仁、杜仲各 10 g，制附片（先煎）15 g；性功能障碍加鹿角片、鹿角胶（溶）、鹿衔草、菟丝子、肉苁蓉各 15 g，怀山药 20 g，石南藤 20 g。

临床各种类型颈椎病，除有明显表证外，皆应参入补益肝肾、强筋壮骨之品，但须分清阴阳之偏盛，或滋阴填精，或温阳壮督，或补益精血，灵活加减。

（二）其他疗法

1. 手法治疗

本法常用于落枕、颈椎小关节紊乱症以及脊髓型之外的各型颈椎病。早期或伴明显错位的脊髓型患者也可选用。

(1) 治疗目的。①疏通经脉，止痛止麻。②松解神经根及软组织粘连，缓解症状。③加宽椎间隙，扩大椎间孔，整复椎体滑脱，解除神经压迫。④缓解肌肉紧张及痉挛，恢复颈椎活动。⑤对瘫痪肢体按摩，可减少肌肉萎缩，防止关节僵直或畸形。

(2) 具体操作。治疗原则是舒筋活血、理筋整复。多用㨰、按、揉、拿、拔伸旋转、拔伸（或牵引）、拿搓、擦等手法。患者正坐，医者分别按揉风池、天鼎、缺盆、肩中俞、肩外俞、肩并、肩髃、曲池、手三里、合谷、小海、内关、外关、神门等穴。然后，医者站于患者的背后，用揉法放松颈肩部、上背部及上肢肌肉约 5 ~ 10 分钟，再用拿法，拿揉颈部并配合推桥弓、推肩臂部，随后作颈项部拔伸法。临床上拔伸法常用两种：①医者站在患者背后，两前臂尺侧放于患者两侧肩部，向下用力，双手大拇指顶在风池穴上方，其余四指及手掌托起下颌部，并向上用力。顶风池穴上方切勿用力过猛，以免引起患者头晕。前臂与手这时向相反方向用力，把颈椎牵开，边牵引边使头颈部前屈、后伸及左右旋转。②患者正坐，医者站于患侧，右肘关节屈曲并托住患者下颌，手扶健侧颞枕部，向上缓缓用力拔伸，并做颈部左右旋转活动。另一手拇指置于患处相应椎旁，随颈部活动在压痛点上下按揉。最后，提拿两侧肩井并搓患肩至前臂反复几次。

治疗本病手法繁多，根据病症表现不同，医者可进行选择，术后可配合服用补气血、祛风寒、活血通络的药物。推拿按摩治疗本病多可收到良好疗效。但手法需轻柔和缓，如要用较大力量时，亦须在纵轴牵引的情况下进行，决不可粗暴猛烈而急骤地过度旋转或屈曲头颈部。临床上由于不适当的手法所致医源性残疾也偶有发生，须引起高度重视。

2. 针灸疗法

对头颈、肩背部及上肢等的麻木症状效果明显，可用于各型颈椎病。

(1) 神经根型。分为 3 组：①合谷、风府、大椎、身柱、尺泽、曲泽、大陵、阳溪、足三里。②后溪、支正、肩井、天井、陶道、大椎、阳溪、阳都、气海俞。③昆仑、列缺、合谷、委中、外关、身柱。

(2) 脊髓型。分为 2 组：①承浆、灵台、孔最、通里、悬钟、肾俞、条口。②肾俞、髀关、承筋、夹脊、委中。

(3) 交感神经型。可分为 2 组：①百会、灵台、内关、劳宫、阴郄、曲池、养老。②内关、风府、足三里、三阴交。

(4) 椎动脉型。分 2 组：①肝俞、肾俞、气海、金门。②翳明、至阳、太阳、风池。

(5) 混合型。分为 2 组：①太阳、印堂、上星、百会、风府、昆仑、合谷、落枕。②神庭、百会、大椎、陶道、风门、风池、外关、列缺、少商。

二、腰椎病

（一）辨证论治

1. 肝肾阴虚

肾主骨，为阴阳之本；肝主筋，体阴而用阳，司全身筋骨关节屈伸。肝肾阴虚，水不涵木，筋骨关节失于濡养。腰为肾之府，故首先表现为腰部酸痛乏力，伴下肢酸痛、屈伸不利，遇劳则耗伤阴血更甚，故加剧。证属虚，无实邪内聚故喜按。阴虚内热则心烦失眠，手心足心热，形体消瘦，或见男子遗精、女子月经量少。舌质红，舌体瘦或有裂纹，少苔；脉沉细或细数。舌脉为肝肾不足阴虚内热之象。治法为滋补肝肾、强化筋骨。方用当归地黄饮加味。鹿茸粉（冲服）1 g，炙甘草 2.5 g，山萸肉 3 g，怀牛膝 4.5 g，炒山药、川杜仲各 6 g，全当归 9 g，酒熟地黄

12～15 g。无鹿茸,可用鹿角霜 9 g 入药煎。或用左归丸加减:枸杞子、龟甲胶(烊化)、鹿角胶(烊化)、山萸肉、当归各 10 g,狗脊 15 g,桑寄生、菟丝子各 30 g,怀牛膝 5 g,地黄 20 g。地黄、枸杞子、山萸肉、龟甲胶填真阴,育阴潜阳;配菟丝子、鹿角胶可补精血,配牛膝、桑寄生、狗脊补肾壮腰,当归养血活血;共奏滋补肝肾、填精益髓、强壮筋骨之效。挟风湿者,出现关节疼痛、重着,加威灵仙 10 g,防己、秦艽各 15 g;挟湿热者舌苔黄腻,加木瓜 10 g,土茯苓 15 g,炒薏苡仁 20 g,清利湿热,通络止痛;阴虚内热甚者,用生地黄 30 g,加女贞子 10 g,墨旱莲 15 g。若病程较长而反复治疗仍腰痛不止,多挟瘀阻络,加地龙 10 g,丹参 20 g,乌梢蛇 30 g。中成药用杞菊地黄丸等。

2. 脾肾阳虚

年老体弱,脾肾不足。肾为一身阳气之本,阳虚生内寒,不能温煦脾阳及经脉,故寒凝经脉,腰部隐痛,喜温喜按。阳虚不能达于四末则四肢不温,畏寒怕冷;劳则耗气,遇劳痛甚,静卧则舒。脾肾阳虚,阴寒较盛,运化失司则少腹拘急,腹胀便溏,并有面色苍白、少气乏力为阳气不足之外象。舌淡或有齿痕、苔薄白为阳虚不足、阴寒内盛证;脉沉主里,沉缓或沉迟弱为阳气不足之里虚证。治法为温补脾肾、散寒止痛。方选阳和汤加减:肉桂、熟地黄、干姜、鹿角胶(烊化)、麻黄、杜仲、生甘草各 10 g,炮附子、菟丝子、千年健、狗脊、白芍各 15 g,生川断 20 g。附子、肉桂温阳散寒、通络止痛,配熟地黄、鹿角胶、菟丝子补肾益髓、温而不燥,附子、干姜相伍温补脾肾、补阴和阳、温通经脉,千年健、杜仲、狗脊补肝肾、强筋骨、祛风湿、通络止痛,麻黄发散寒邪,白芍、甘草缓急止痛,又可制约姜附之温燥。挟寒湿加白芥子 10 g,防己 15 g,炒薏苡仁 20 g,除湿通络止痛;挟瘀加炒猪蹄甲、水蛭各 10 g,没药 6 g,蜈蚣 2 条,活血化瘀、搜剔经络;痛甚加川乌 10 g,威灵仙 15 g,青风藤 10 g。中成药用金匮肾气丸等。

3. 气血瘀滞

本证多由腰痹日久，经脉阻滞，气血运动不畅，致瘀血停滞；或素体虚弱而突然跌仆闪挫致瘀血内阻，或肝郁气滞，瘀血阻络，血瘀不通，故腰痛如刺。痛在定处不移致血瘀不散，实邪聚集故拒按；血瘀气滞，经脉不通则连及下肢，若气机得畅则血瘀减轻，故可时轻时重。气滞血瘀，水湿停滞，则局部肿胀，湿聚成痰，痰瘀互结可成硬结。舌质暗或有瘀斑，苔薄白或薄黄；脉沉涩或沉弦。舌脉为气滞不畅、瘀血内结之征象。患者有跌仆闪挫，腰背腿痛如刺，痛有定处，轻则俯仰不便，重则因痛剧而不能转侧，痛处拒按。若病久者，得热稍缓，经久不愈，或时发时止，遇劳或闪挫，病势剧增，或见面色黧黑，唇甲青紫；舌质淡紫或紫暗，或有瘀点瘀斑，脉细涩或沉弦。若新病者，因急生跌仆闪挫所致，病势剧烈，痛处如锥刺刀割；或腰痛微热，轻则扶腰跛行，重则行动不能，面部苦痛皱眉；舌淡紫或无变化，脉弦、紧或沉涩。治法为行气活血，化瘀通络。方用身痛逐瘀汤加减：桃仁、红花、五灵脂、地龙、羌活、土鳖虫各 10 g，川芎、怀牛膝、秦艽、香附各 15 g，没药 6 g，当归 12 g，生川断 30 g。牛膝、土鳖虫、地龙疏利关节而通剔经络，增化瘀之力；桃仁、红花、当归、川芎养血活血，没药、五灵脂、香附理气化瘀而消肿止痛；秦艽、羌活通经活络，川断补肾强腰。年老体虚加杜仲 10 g，狗脊、熟地黄各 15 g；久病气血亏损加生黄芪 30 ~ 60 g；恶寒加桂枝、炮附子各 10 g；痛甚不解者加猪蹄甲、制川乌各 10 g，蜈蚣 2 条，增化瘀止痛之力；若局部有硬结为痰瘀互结，加炒白芥子、制半夏各 10 g，天南星 15 ~ 20 g，以祛痰散结。跌仆闪挫日久未愈，瘀血阻滞经络者，治宜补益肝肾，活血通络。方药用补肾壮筋汤化裁：青皮、炙甘草各 4.5 g，酒川芎、血竭各 6 g，川牛膝、川续断、赤芍、五加皮各 9 g，酒当归 12 g。疼痛甚者加肉桂 1 ~ 2 g，乳香、没药各 3 ~ 6 g，延胡索 9 ~ 12 g；腹痛便秘加生大黄（后下）3 ~ 9 g 。跌仆闪挫初期积瘀内停，用桃红四物汤化裁：净桃仁、草红花各 6 ~ 9 g，赤芍、酒川芎、川杜仲、川牛膝、威灵仙各 9 g，当归尾、酒熟地黄各 12 g，炙甘草 4.5 g，血竭 6 g。中成药用大黄䗪虫丸、活络效灵丹等。

4. 寒湿内阻

本证是因正气不足，腠理疏松或脾阳不振，寒湿之邪侵袭腰部，致痹阻经络。经脉受阻遏，腰背腿冷痛重着，转侧不利，行动缓怠，遇寒湿加重，得温燥则稍缓，虽静卧、休逸，疼痛亦难明显减轻，甚或更重，病史一般较长，渐渐加重；舌淡苔白腻，脉沉迟、沉缓或濡缓。偏于寒者，疼痛剧烈，筋脉拘急；偏于湿者，身重，肌肤不仁。寒性收引凝滞，湿邪黏腻重浊，阻遏气机，故腰部冷痛重浊，痛有定处不移，转侧不利。寒湿均为阴邪，得阳气则稍解，故日轻夜重，静卧湿邪更易停滞则加重。寒湿内盛留于关节，血行受阻则出现关节肿胀。舌体胖质淡，苔白腻；脉沉而迟缓或沉紧。舌、脉为寒湿内盛之象。上证寒湿郁久，可化为湿热，则兼见痛处觉热，遇热、遇湿则疼痛加重，活动后或可减轻，小便短赤，舌红苔腻而脉濡数。此为寒湿之变证。治法为补肝益肾，散寒除湿。方用甘姜苓术汤加味：薏苡仁 20 g，干姜、甘草、炮附子各 10 g，茯苓、白术、防己、狗脊各 15 g。炮附子温阳散寒，通络止痛；狗脊补肝肾，祛风湿；白术、茯苓协附子，散寒除湿。此为温化渗湿之法，使寒去、湿化则腰痛自愈。若寒邪较甚冷痛明显，可选附子汤，重用附子温经通阳，祛寒胜湿止痛；加人参协附子温补元阳以除寒湿，白芍和营止痛又制参附之燥烈。若补肾壮腰可加杜仲 10 g，生川断 30 g。向下肢窜痛则加独活 10 g、青风藤 15 g 以祛风散寒、除湿止痛。或用独活寄生汤化裁：独活、秦艽、全当归、赤芍、川杜仲、潞党参、桂枝、怀牛膝、云茯苓、防风各 9 g，北细辛 3 g，炙甘草 6 g，桑寄生 12 ~ 30 g，生白术 15 g，酒熟地黄 18 g。若病久有瘀血而舌青紫或瘀斑，加桃仁、红花、乳香、没药各 3 ~ 6 g；或酌加通络之品，如地龙 4.5 g，木瓜 9 g，鸡血藤、伸筋草各 15 g。寒邪偏重，疼痛剧烈，筋脉拘急，治当温补肾阳、散寒止痛。方用乌头汤化裁：生麻黄 3 g，制川乌（先煎）3 ~ 6 g，赤芍、怀牛膝、桂枝、宣木瓜、全当归各 9 g，生黄芪、川杜仲、桑寄生各 15 g，酒熟地黄 18 g。加减如上方。若湿邪偏重，身重，肌肤不仁，治当补肝益肾、除湿通络。方用肾着汤化裁：桂枝、怀牛膝、宣木瓜、全当归、软防风各 9 g，海桐皮及桑寄生、北苍术、川杜仲各 15 g，云茯苓、生白术、薏苡仁各 24 g。加减如上方。寒郁久化热，湿热壅遏经脉，治当通络和血、清热去湿。方用当归拈痛汤化裁：北苍术、软防风各 6 g，全当归、绵茵陈、生黄柏、肥知母、怀牛膝、宣木瓜、川杜仲各 9 g，桑寄生 15 g，薏苡仁 18 g，大生地 30 g。若小便不利，加云茯苓及泽泻各 12 g。以上辨证各方，可视病程及虚实加减，气虚时可加黄芪、党参。气血凝于关节经脉，除用活血行瘀方药外，亦可加入虫类搜剔络道之品，如山甲、地龙、地鳖虫、白花蛇、乌梢蛇和全蝎之类。中成药用益肾蠲痹丸、木瓜丸等。

5. 湿热痹阻

素体阳气偏胜或阴虚阳亢，内有蕴热，感受湿热之邪蕴于腰部，或寒湿之邪留于经络，经久不愈化热而致本证。湿热痹阻腰部，经脉弛缓，经气不通，故腰部灼热疼痛、重着；热盛则胀，湿热内结伤阴则口干不欲饮，下注膀胱则小便短赤。活动后气机舒展而湿滞得减，故腰疼减轻。舌质红主热，舌苔黄腻及脉濡数或滑数为湿热内盛之象。治法为清热利湿，通络止痛。方用四妙丸加味：炒苍术、炒黄柏、防己各 10 g，川牛膝、木瓜、苦参各 15 g，炒薏苡仁 20 g，川芎 30 g。苍术苦温燥湿，黄柏苦寒而清下焦湿热；配薏苡仁健脾利湿，牛膝通利关节、强壮筋骨，木瓜、防己除湿通络止痛，苦参清热利湿。病程较长者，加赤芍 15 g，丹参 20 g，活血通络。痛甚加海桐皮 10 g，虎杖 30 g，秦艽 15 g，除湿通络止痛；尚可加生地黄 20 g、龟甲 10 g，补肾通痹止痛。中成药用加味二妙丸等。

6. 风寒痹阻

多因久病体虚，气血不足或产后失血过多，风寒之邪乘虚而入，阻痹经脉致腰部冷痛或肢体关节疼痛，风善行数变，故疼痛可游走不定。气血两虚，阳气不足，遇寒则阴寒更甚加剧，寒主收引，凝集则屈伸不利。气血两虚，不能荣养机体故神疲乏力，血虚不能上荣故面白少华。舌嫩，苔薄白，脉沉缓或沉紧无力，为气血不足、风寒内阻之象。治法为益气养血，祛风散寒。方用独活寄生汤加减：杜仲、防风、当归、党参、茯苓、甘草、独活、桂枝各 10 g，怀牛膝、熟地黄、川芎、白芍、秦艽各 15 g，细辛 6 g，桑寄生 30 g。方中独活、桑寄生祛风湿而通络止痛；牛膝、杜仲、地黄补肝肾、强筋骨，为治疗腰痛之要药；细辛、桂枝温经散寒并通络止痛，川芎、当归、白芍养血活血，党参、茯苓、甘草健脾益气，秦艽、防风祛风除湿。寒邪偏胜，加制川乌、炮附子各 10 g，散寒通络止痛；挟湿者加苍术 15 g，防己 5 g，除湿通络；痛甚挟瘀血者，加桃仁 10 g，丹参 20 g；中气明显不足，头晕乏力，多汗畏风，加生黄芪 30 g。中成药用木瓜丸等。

7. 痰瘀内阻

腰痹久不愈，正虚邪恋，肾精亏损，阴阳气血两虚，筋骨久失濡养。而邪留腰部，气血凝滞，痰瘀互结，痹阻经脉，伤筋败骨，患者腰部疼痛经久不愈，屈伸不利，强直，畸形等。肾精不足，腰府失养，髓海空虚，则腰膝酸软，头晕耳鸣，形体消瘦，步履艰难；偏肾阳不足则畏寒怕冷，偏肾阴不足则潮热盗汗。舌嫩红或有齿痕，苔薄白或少苔；脉沉细无力或沉涩。舌脉为肾虚不足、气血亏虚之象，脉沉涩为挟瘀挟痰、血行不畅之征。治法为调补肾精，祛痰化瘀，通络止痛。药用巴戟天、没药各 6 g，鹿角胶（烊化）、龟甲胶（烊化）、补骨脂、山萸肉、炒白芥子、水蛭、炒山甲、土鳖虫各 10 g，杜仲、怀牛膝、熟地黄各 15 g，生黄芪、皂刺各 30 g，蜈蚣 2 条，赤芍 20 g。鹿角胶和龟甲胶可补肾填精益髓；杜仲、巴戟天、山萸肉、熟地黄调补阴阳，补肾、壮腰骨；怀牛膝补肝肾，通络止痛；赤芍、没药活血化瘀；配炒白芥子、皂刺以散结通络；更用炒山甲、水蛭、蜈蚣、土鳖虫，搜剔经络，化瘀止痛，祛瘀生新。诸药合用，补肝肾，益精髓，调阴阳，强筋骨，祛痰瘀，疏通经络，用于腰痹晚期效果最佳。兼气虚者重用黄芪 30 g，补气通阳；气滞不行者加香附、青皮，理气解郁；阴虚内热较重者加炒黄柏 10 g，炒知母 20 g。肌肉萎缩、四肢无力者加制马钱子0.5 g，分2次冲服；痛甚不解者加川乌10 g，生川断30 g，细辛6 g。中成药用参桂再造丸。

（二）其他疗法

1. 手法治疗

多指推拿疗法，为治疗腰椎间盘突出症的首选方法。治疗本病以舒筋活络、活血通脉、理筋整复为原则。治疗机理：①降低盘内压力而增加盘外压力，促突出物回纳，为纤维环的修复创造有利条件。②改变突出物的位置，松解粘连，解除或减轻对神经根的压迫。③加强局部气血循环，促受损伤神经根恢复正常功能。

(1) 推拿复位手法。①解除腰臀部肌肉痉挛。患者俯卧，医者在患侧腰臀及下肢用轻柔的按、㨰等手法治疗。促使患部气血循行加快，从而加速突出髓核中水分吸收，减轻其对神经根的压迫。同时使紧张痉挛的肌肉放松，为以后治疗创造条件。②拉宽椎间隙，降低盘内压力。患者仰卧，用手法或机械做骨盆牵引，使椎间隙增宽，而降低椎间内压力，甚至出现负压，使突出物回纳。同时可扩大椎间孔和神经根管，减轻突出物对神经根的压力。③增加椎间盘外压力。患者俯卧，医者双手有节奏地按压患者腰部，使其腰部振动，再用双手大拇指重叠用力按压突出的椎间盘部位。然后在固定患部的情况下，用双下肢后伸扳法，使腰部过伸。本法可促突出物回纳或改变突出物与神经根的位置。前法与本法同时操作效果更佳。④调节关节，松解粘连。用腰部斜扳或旋转复位法调整关节紊乱，而相对扩大神经根管和椎间孔。因斜扳和旋转复位时，腰椎及其椎间盘产生旋转力，可改变突出物与神经根位置。反复多次进行，可逐渐松解突出物与神经根的粘连。再在仰卧位用强制直腿抬高以牵拉坐骨神经和腘绳肌，对松解粘连也有一定作用。⑤促使受损伤的神经根恢复功能。沿受损神经根及分布区用按、㨰、点、揉、拿等法，促使气血循行加强，从而使萎缩的肌肉和麻痹的神经逐渐恢复正常功能。⑥促使损伤修复。患者俯卧，医者直擦患者腰部督脉和两侧膀胱，横擦患部，均以透热为度，可加用热敷，促使气血通畅，有利于损伤修复。

(2) 脊柱旋转复位法。又分坐式和俯卧式旋转复位法两种，由冯天有教授首先提出，临床疗效较好。①坐式复位法。患者端坐方凳上，两腿分开与肩等宽。术者正坐患者之后，先用双拇指触诊法查清棘突偏歪，若为棘突右侧偏歪，即以右手自患者右腋伸向前，掌部压于颈后，拇指向下，患者稍低头，余四指扶持其左颈部，同时嘱咐患者双脚踏地，臀部坐正不移动。助手面对患者站立，两脚夹住其左大腿，双手压住大腿根部，保持患者正坐姿势。此时术者用左拇指扣住偏向右侧之棘突，用右手拉患者颈部使身体前屈 60° ~ 70°，并继续向右侧弯＞45°，在最大侧弯位术者用右上肢力量，使患者躯干向后侧旋转，同时左手拇指顺向左上顶推棘突。若手法成功，立即可觉察指下椎体轻微错动，常伴随“喀啪”一声。之后双手拇指从上至下顺次压一下棘突，检查偏歪棘突是否拨正，上下棘突间是否等宽。②俯卧位旋转复位法。患者取俯卧位，两腿稍分开。术者用双拇指触诊，摸清偏歪的棘突，若为右偏，则术者站于患者右侧，左臂从患者右大腿后伸进，将右腿抅起，伸膝、髋，以患椎为支点旋转大腿。右手拇指借大腿摇转牵引之力，将偏向右侧的棘突拨正。

上述两种手法复位术毕，均应嘱咐患者卧床，其姿势取侧卧位。如棘突偏向右侧者，右侧在下，取伸腿姿势；左腿在上，取屈膝、屈髋姿势。时间 3 ~ 5 天。起床后至少 1 周避免腰部旋转和过屈运动，其后积极进行腰背肌锻炼。

(3) 穴位推拿疗法。①患者取俯卧位，先选肾俞、腰阳关、环跳，运用点按、揉摩、振荡等手法，继选承扶、委中、承山，做点按、推拿，然后做运腰扳腿手法。分次推拿 20 ~ 30 分钟，隔日 1 次，1 个月为 1 个疗程。症状严重者可每日 1 次。②患者俯卧，先将脊柱拔伸，再自肩部起循脊柱两旁自上而下揉按；过承扶穴则改用揉捏法，下至殷门、委中、承山，重复3次。然后提腿扳动，摇晃拔伸数次，再在脊柱两旁自上而下推拿揉捏，轻轻叩击腰部，并揉按数次。按摩后腰部适当制动，卧硬板床，待症状减轻后再进行腰肌锻炼。

(4) 点穴法。按摩同时，可用分筋手法点按肾俞、志室、大肠俞、命门、阳关、委中及环跳等穴，以及寻找局部压痛点由上往下逐个进行点穴按摩。

(5) 注意事项。在应用推拿治疗本病时需注意以下几点：①治疗期间，患者要卧硬板床休息，注意腰部保暖。②腰椎间盘突出症中央型，不宜进行推拿治疗。③推拿治疗前要排除腰椎骨质病变。

2. 针灸治疗

针灸治疗腰椎间盘突出，可缓解或消除疼痛，亦可促进神经根水肿和炎症吸收，为中医学综合治疗中的重要辅助疗法。但单纯用针灸治疗本病，往往难以痊愈，尤其是对有明显神经根和脊髓压迫症状者，需及时配合推拿等方法治疗。由于腰椎间盘突出部位不同，且突出方向不同，造成腰部，或合并下肢部疼痛、感觉及功能障碍分布也不同。针灸治疗本病，应在病因辨证指导下，按经络辨证施治。

(1) 中央型腰椎间盘突出。腰腿部主要表现在足太阳膀胱经循行部位，足底和会阴部症状，与足少阴肾经、中厥阴肝经关系密切。

(2) 腰椎侧突。①病变在$L_{3\sim4}$时，腰部症状主要表现在足太阳膀胱经循行部位，臀及下肢症状多与足少阳胆经、足阳明胃经有关，小腿感觉和功能障碍与足少阴肾经、足厥阴肝经关系密切。②$L_{4\sim5}$椎间盘突出时，腰部症状主要表现在足太阳膀胱经循行部位，臀及下肢症状与足少阳胆经关系密切，足趾部症状与足厥阴肝经有关。③病变在$L_5\sim S_1$时，腰、臀、腿及足部症状主要表现在足太阳膀胱经、足少阳胆经。

(3) 肾虚腰痛。用肾俞、昆仑、委中，平补法灸5～7壮。

(4) 扭伤腰痛。用肾俞、志室、大肠俞、阳关、委中，或耳穴腰骶区，施以平补平泻法。

(5) 腰痛且下肢窜痛。用肾俞、志室、大肠俞、委中，配环跳、秩边，承山等穴，施以平补平泻法。亦可用梅花针叩击压痛点再拔火罐，留罐 10 ~ 15 分钟。

选穴时，不仅要注意臀、下肢、足部有关经脉，而且腰背部选穴时亦要注意有关经脉和脏腑俞穴的选用。针刺治疗本病，当以疏筋活血、通络止痛为法。

三、脊髓空洞症

此为西医病名，为脊髓退行性病变。临床表现呈现进行性、阶段性，有分离性疼痛、温度觉丧失，触觉及深感觉保存，以及肌肉萎缩、无力和皮肤营养障碍等。据主症可归属于中医“痿证”“痹证”范畴。中医认为，髓既是以先天之精为物质基础，又得以后天之精的不断补充，故先天不足或后天失养，均可导致髓病。中医以补气、健脾、活血为治则。

此病辨证分型与治疗方法如下。

1. 肝肾不足

治法为滋补肝肾，填精益髓。方药用桂枝 6 g，当归、鸡血藤、肉苁蓉、菟丝子、五味子、麦冬、牛膝、桑寄生各 10 g，白芍、枸杞子各 15 g，熟地黄、龟甲各 20 g。肢颤抖动加羚羊角、钩藤、全蝎；下肢挛急加僵蚕、地龙；兼肾阳不足加巴戟天、淫羊藿、补骨脂。常用成方有虎潜丸、一贯煎、六味地黄丸。

2. 肾虚髓空

治法为益肾填髓，补气活血。方药用川芎 6 g，赤芍 9 g，鹿角胶、龟甲胶、狗脊、丹参各 12 g，巴戟天、淫羊藿、当归、熟地黄、桑寄生各 15 g，菟丝子、鸡血藤各 20 g，黄芪、枸杞子、肉苁蓉各 30 g。肾虚明显加附子、肉桂；脾虚明显加党参、白术；肉痿血亏者加桂枝、黄精；血瘀明显加桃仁、红花。常用成方有地黄饮子、桂附八味丸、振颓汤。

四、运动神经元病

又称为渐冻症，一般指肌萎缩侧索硬化，为一种慢性、进行性神经疾病。

（一）辨证论治

1. 邪伤肺金

治法为益气养肺。用保元汤合清燥汤加减。药用人参、肉桂，黄芪、麦冬、当归、五味子、生地黄、黄柏、白术、沙参、橘络、茯苓、川贝母、马钱子粉、桔梗、蛤蚧粉、紫河车。若肺气虚衰，百脉不能来朝，又出现瘀阻经络之症，见有四肢痿废或麻木不仁、唇紫舌青、脉涩不利者，治宜益气养营、活血行瘀。方用圣愈汤加味，药用人参、黄芪、桃仁、红花、马钱子粉、当归、赤芍、熟地黄、猪蹄甲、川芎、三七粉、紫河车等。

2. 湿热内蕴

治法为芳香化浊、清热利湿。药用藿香、石菖蒲、茵陈、薏苡仁、滑石、木通、连翘、白蔻仁、黄芩等。

3. 痰热瘀结

治法为清热化痰、活血祛瘀。药用黄芩、竹茹、枳实、川芎、牡丹皮、郁金、丹参、胆南星、地鳖虫、地龙、橘红、全蝎等。

4. 脾肾阳虚

治法为温肾健脾。药用人参、附子、肉桂、熟地黄、山药、杜仲、山茱萸、白术、巴戟天、干姜、菟丝子、鹿角霜等。

5. 肝肾阴虚

治法为滋补肝肾、息风通络。药用白芍、阿胶、龟甲、生地黄、牡蛎、麦冬、鳖甲、菟丝子、女贞子、牛膝、全蝎、蜈蚣。

6. 气虚血瘀

治法为益气活血。药用黄芪、白术、当归、赤芍、桃仁、红花、地龙、石菖蒲、天麻、桂枝等。

7. 肾虚血瘀

治法为补肾活血。药用附子、肉桂、熟地黄、白芍、桃仁、红花、枸杞子、菟丝子、鹿筋、蜈蚣、全蝎、当归、黄芪、乌梢蛇等。

8. 脾胃虚衰

治法为益气健脾。方用补中益气汤或十全大补汤化裁。药用马钱子粉、黄芪、党参、白术、当归、陈皮、升麻、柴胡、熟地黄、川芎、赤芍、白芍、肉桂、桃仁、红花、丹参、紫河车、马钱子、甘草等。

9. 寒湿内侵

治法为益气养血、散寒胜湿。药用黄芪、党参、白芍、川芎、当归、独活、寄生、羌活、鸡血藤、桂枝、秦艽、防己、杜仲、牛膝、地龙、海桐皮等。

（二）饮食疗法

1. 泥鳅炖豆腐

活泥鳅 500 g，豆腐 250 g，食盐少许。功效为清热利湿、调和脾胃。适于湿热浸淫，两足痿软无力之痿证。

2. 猪肚升芪粥

猪肚 500 g，枳壳 50 g，升麻 20 g，黄芪 30 g。功效为补中益气、升阳健脾。经常食用有利于治疗运动神经元病脾胃亏虚证，见肌肉萎缩、舌萎语謇者。

3. 枸杞羊肾粥

取鲜枸杞叶 500 g，羊肾 1 对，大米 250 g，加入适量葱、姜、盐等调料。功效为补益肝肾。适用于肝肾亏虚，精血不足所致痿证兼有腰酸足软者。

4. 菟丝山药汤圆

生山药 150 g,菟丝子 30 g,白糖 150 g,糯米粉 250 g,加入胡椒粉少许。功效为补精益肾、健脾生肌。用于肾精阳虚之痿证,症见腰膝酸软、肌肉萎缩,全身消瘦者。

(三)预防与调护

①早期患者应坚持工作,进行简单锻炼。但应避免过于激烈的活动、高强度锻炼以及太积极的物理治疗,以免加重病情。②若延髓肌受累,吞咽稍困难者,宜进食半固体食物,以免呛咳。③注意口腔卫生,防止食物残渣留存。④平时注意调畅情志,保持心情愉快。⑤注意营养。饮食宜富含蛋白质和维生素,保证摄取足量的碳水化合物和微量元素。⑥因肌肉萎缩影响日常活动的患者,应及早使用保护及辅助器械,防止受伤并保持适当的活动量。可做一些按摩。

五、多发性硬化

此为西医病名,中医无单一病名与之相对应,而是据不同临床表现归属于不同的中医范畴:①以肢体无力为主者归入痿证。②以视物不清或复视为主者属视瞻昏渺及青盲。③以眩晕为主者归入眩晕。④以吞咽困难、构音障碍、步态不稳为主者归入中医喑痱范畴。

(一)病因与病机

本病的临床表现复杂,其病因、病机也极为复杂。本虚标实是本病的基本病机,病位主要在肝、肾、脾三脏。本虚主要为气血阴阳不足、脏腑功能失调,标实主要表现为湿热、湿浊、瘀血等。本病初期多为邪盛,反复发作后邪去正伤,逐渐演变为肝肾亏虚、脾肾阳虚之象。发作期多表现为邪实为主,可以兼有本虚之证,缓解期则以本虚为主。

（二）治疗原则

多发性硬化的早期诊断、早期治疗极为重要。中医药的治疗重在早期介入，治疗时间越早，临床表现越轻，预后越好。目前国内治疗这一疑难疾病，发作期多以西药治疗为主，但长期使用不良反应多，易产生依赖性。有一些医院对急性期多发性硬化选用中西医综合治疗，缓解期和后遗症期以中药综合治疗为主。本病发作期重在驱邪，以清热利湿、健脾化湿、活血通络等治法为主。治疗目的主要是减轻症状，有助于激素使用量顺利减撤。缓解期重在扶正，采用温肾助阳、育阴通络等治法。以预防复发为主，提高患者生存质量。具体有如下原则：

(1) 急性期采用不同剂量激素治疗时，辅以减少激素不良反应的中药。

(2) 给予类激素样的中药静脉滴注和 / 或口服，用来抗炎、消除髓鞘水肿，有免疫抑制作用，但无激素的不良反应。此类药物适用于急性期、激素减量期及停药期。

(3) 辨证施治。针对病因给予有清热解毒、息风止痉、健脾滋肾、补肾生髓等作用的中药。特别是在缓解期选择此类中药，可以预防复发，达到事半功倍的效果。

(4) 康复疗法。包括防治感冒，避免过度劳累及精神紧张、妊娠和分娩等促发因素，辅以绿荫下行走、坡路行走、按摩、用牵拉带、艾灸患肢等康复手段。

(5) 针灸治疗。以整体治疗为原则，采用普通毫针、头针、水针及背部俞穴针刺等多种疗法，根据症状所需施治，用于急性期和缓解期。

六、脑震荡

脑震荡为脑气受震，卒然气闭。闭结之气赖气血周流而宣散，但气闭即血运受碍，血瘀难化散；瘀阻气滞则升降失司，瘀阻于上，清阳不升，发为头晕头痛，浊气不降则呕吐、恶心。治疗采用活血化瘀、调和升降法。方药用柴胡、细辛、薄荷、黄连各 3 g，当归、半夏、泽兰各 9 g，地鳖虫、川芎各 6 g。水煎服，每日 1 剂。恶心呕吐较重，加玉枢丹 2 g；头晕较重加天麻 3 g，钩藤 9 g，牛膝 15 g，珍珠母 30 g，头痛明显加白芷、藁本各 9 g。

中成药：①苏合香丸。昏迷未醒时可用本品 1 粒研化灌服。②归脾丸。用于恢复期。每次 1 丸，每日 2 次。③天王补心丹。每次 1 丸，每日 2 次。

七、面神经炎

中医学称本病为“口眼歪斜”，认为主要是患者气血不足、络脉空虚、复感风邪所致。感风寒者多有面部受凉史，如迎风睡觉，一侧面部长时间吹风扇，大多无外感表证；感风热者往往继发于感冒发热、中耳炎、牙龈肿痛之后，伴耳内、乳突轻微疼痛。

（一）辨证论治

1. 风邪袭络

患者突然口眼歪斜，面部感觉异常或有蚁行感，或面肌松弛麻木，兼有头痛、鼻塞、颈项发紧不适，或耳周胀痛，面部烧热；脉浮，苔薄白或兼黄。治法为疏风散邪，解表通络。方药用白附子 6 g，全蝎 3 g，僵蚕 12 g。如兼有风寒，加桂枝、防风各 9 g，细辛 3 g，生姜 3 片；兼有风热者，则加金银花、连翘各 12 g，桂枝 9 g。

2. 肝风内动

突然发作的口眼歪斜，面部潮红，耳根胀痛，肢体发麻，头重脚轻，眩晕；舌淡红，苔黄或苔少而干，脉弦数而有力。治法为平肝、息风、解痉。方药用桑叶、菊花、僵蚕各 12 g，全蝎 3 g，白附子 6 g，钩藤 15 g，天麻 24 g。

3. 气血两亏

口眼歪斜，面肌松弛，眼睑乏力，少气懒言；舌质淡嫩，苔薄白，脉细无力。治法为益气养血，活血通络。方药用川芎、桃仁、红花各6 g，地龙、赤芍、僵蚕各10 g，黄芪、当归各30 g，全蝎3 g。

4. 风痰阻络

口眼歪斜，面肌麻木，语言不利，喉中痰鸣，舌体僵硬感，时有流涎；舌苔白腻，脉弦滑或弦缓。治法为化痰、祛风、通络。方药用葛根15 g，桂枝6 g，白芍12 g，蜈蚣3条，僵蚕12 g，川芎6 g，羌活10 g，秦艽10 g，防风6 g。

5. 肝气郁结

口眼歪斜，常随精神情绪变化而出现，或因精神刺激而加剧，伴有太息，胸胁苦满，不欲饮食，悲痛欲哭；脉弦。治法为疏肝解郁，调和脉络。方药用柴胡、枳壳、僵蚕、白芍各12 g，香附、郁金各10 g，陈皮、川芎、炙甘草各6 g。

（二）饮食疗法

(1) 豉粥。淡豆豉30 g，荆芥、生姜各15 g，薄荷6 g，加水1.5 L同煮，去渣，取汁1 L。和葱白、盐花、羊髓各10 g及葛粉于汁中，煮熟。佐膳，空腹服。功效为祛风通络，清热除烦。

(2) 粟米麻子粥。冬麻子60 g炒熟去皮，研细。砂锅内加清水煮薄荷叶、荆芥穗各30 g，去渣取汁。入冬麻子、白粟米100 g及适量水煮粥。空腹服，每日1次。功效为健脾益肾，祛风通络。

(3) 葛根淡豆豉羹。葛粉250 g捣碎成细粉末。荆芥穗50 g，淡豆豉150 g用水煮六七沸，去渣取汁。葛粉做面条入汁中煮熟。空腹食，每日1次。功效为祛风除烦，活血通络。

(4) 葱白薏苡仁粥。牛蒡根15 g，淡豆豉10 g，葱白、荷叶适量，水煮取汁去渣，入薏苡仁60 g煮粥。每日1剂，空腹食。功效为祛风通络，舒筋。

(5) 黑豆红花饮。黑豆 30 g 加水适量，武火煮沸后入红花 6 g，改文火煮。豆熟后去渣取汁，加红糖拌食。功效为活血化瘀，行气通络。

八、坐骨神经痛

此为西医病名，为坐骨神经分布区及径路疼痛为主的综合征，与中医“腰痛病”“痹证”“痿证”等相关。

辨证分型与治疗方药如下：

1. 寒湿闭阻

治法为散寒除湿，通痹止痛。方用蠲痹镇痛汤。药用细辛、甘草各 6 g，制川乌、制草乌、制乳香、制没药各 10 g，苍术、防己、桂枝各 12 g，牛膝、川芎各 15 g，

2. 湿邪瘀阻

(1) 风寒湿邪凝滞，经络瘀阻。治法为祛风除湿，散寒止痛。方用皂独附姜汤。药用独活、附子、防己各 9 g，姜黄、苍术各 15 g，皂角刺、薏苡仁各 30 g，肉桂 6 g。

(2) 风寒湿邪阻滞经络，气血运行不畅，筋脉失养。治法为舒筋活络，行血止痛。方用舒筋活络饮。药用红花、川芎各 9 g，千年健、木瓜、地龙各 10 g，威灵仙、杜仲、续断、当归各 12 g，独活、牛膝各 15 g，鸡血藤 30 g。

3. 寒湿阻络

治法为通阳开痹，驱湿逐寒。方用驱痹汤。药用制草乌、制川乌、细辛各 6 ~ 12 g，牛膝、木瓜各 20 g，乳香 10 g，麻黄 15 g。细辛、制川草乌先从小量开始，逐渐增加药量。

4. 阳虚气弱

寒湿阻滞经脉，气血运行不利。治法为温阳益气、散寒祛湿、和血通络。方用薏苡仁、附子散合白芍、甘草加味。药有海风藤、木通、乳香、没药、牛膝各 10 g，

卷柏、鸡血藤各12 g，赤芍、党参各20 g，炙甘草、黄芪各30 g，当归15 g，秦艽18 g，制附子（先煎）25 g，薏苡仁70 g。

5. 劳伤筋脉

气血不运，经隧不通。治法为舒筋活络，缓急止痛。方用加味芍药甘草汤。药用延胡索、罂粟壳各15 g，生白芍、炙甘草各50 g。

6. 风寒湿痹，阻滞经络

治法为除湿散寒，温通经脉。方用新方桂枝汤：桂枝30 ~ 60 g，白芍15 ~ 30 g，生姜3 ~ 5片，甘草5 ~ 6 g，大枣5 ~ 10枚，北黄芪15 ~ 30 g，当归10 ~ 15 g，川牛膝10 ~ 15 g，独活10 ~ 15 g。

7. 寒凝瘀阻

寒凝气滞，瘀阻经脉。治法为温阳散寒，化瘀通络。方用加减阳和汤。药用白芥子、焦白术、桃仁、赤芍、茯苓、生甘草各15 g，肉桂5 g，麻黄10 g，熟地黄20 g，延胡索25 g，鹿角霜50 g。

九、重症肌无力

本病类似于中医学的“痿证”。痿证是指肢体的筋脉弛缓、手足痿软无力而言。临床上以两足痿弱，不能随意运动及行走者较为多见。受病肢体外观大多瘦削枯萎，不难辨认。痿证形成的原因颇为复杂，外感温毒、湿热之邪，内伤情志、饮食劳倦、先天不足、房事不节、跌打损伤以及接触神经毒性药物等均可致使五脏受损、气血亏耗、精津不足，肌肉筋脉失养，发为痿证。治疗的原则以清热滋阴为主，亦即《素问·痿论》所谓“治痿独取阳明”之意。以至于湿热成痿，乃属虚中有实，又当以清化湿热为主。痿证须与痹证作鉴别，因痹证后期，由于肢体关节疼痛，不能运动，肢体长期废用，亦有类似痿证之瘦削枯萎者。其鉴别要点在于有痛与无痛。痿证肢体关节一般不痛；痹证则均有疼痛，其肢体痿弱是由于疼痛不能运动，日久废用而成。痿证病因病机均与痹证有异，可能与免疫因素有关。

此病辨证分型与治疗方法如下。

1.湿热浸淫

本证起病较缓慢，逐渐出现肢体困重、痿软无力，尤其以下肢或两足痿弱为甚，兼可见微肿、手足麻木、足胫蒸热，或存在全身发热、胸脘痞闷，小便赤涩热痛；舌质红，舌苔黄腻，脉濡数或滑数。证机概要：湿热浸渍，壅遏经脉，营卫受阻。治法为清热利湿，通利经脉。代表方为加味二妙丸加减。本方清热利湿，通利筋脉，用于湿热内盛、筋脉壅滞之证。常用药有苍术、黄柏清热燥湿；萆薢、防己、薏苡仁渗湿分利；蚕沙、木瓜、牛膝利湿通络；龟甲滋阴壮骨。若湿邪偏盛，胸脘痞闷，肢重且肿，加厚朴、茯苓、枳壳、陈皮，以理气化湿；夏令季节，加藿香、佩兰芳香化浊，健脾祛湿；热邪偏盛，身热肢重，小便赤涩热痛者，加忍冬藤、连翘、蒲公英、土茯苓清热解毒利湿；湿热伤阴，兼见两足焮热、心烦口干，舌质红或舌苔中剥，脉细数，可去苍术，重用龟甲，加玄参、山萸肉、生地黄。若病史较久，兼有瘀血阻滞者，肌肉顽痹不仁，关节活动不利或有痛感，舌质紫暗，脉涩，加丹参、鸡血藤、赤芍、桃仁、红花。

2.脾胃虚弱

起病缓慢，肢体软弱无力并逐渐加重，神疲肢倦，肌肉萎缩，少气懒言，纳呆便溏，面色多皖白，或萎黄无华、面浮；舌质淡，舌苔薄白，脉细弱。证机概要：脾虚不健，生化乏源，气血亏虚，筋脉失养。治法为补中益气，健脾升清。代表方为参苓白术散、补中益气汤加减。前者以健脾益气利湿为主，用于脾胃虚弱，健运失常，水湿内盛者；后者重在健脾益气养血，用于中气不足，气血亏虚者。常用药有人参、白术、山药、白扁豆、莲子肉、甘草、大枣补脾益气；黄芪、当归益气养血；薏苡仁、茯苓、砂仁、陈皮健脾和胃，理气化湿；升麻、柴胡升举清阳。脾胃虚者，易兼挟食积不运，当健脾助运，导其食滞，酌佐谷麦芽、山楂、神曲；气血虚甚者，加西洋参、黄精、阿胶；气血不足兼有血瘀，唇舌紫暗，脉兼涩象者，加丹参、川芎、川牛膝。肥人痰多或脾虚湿盛，可用六君子汤加减。

3. 肝肾亏损

本证起病缓慢，渐见肢体痿软无力，尤以下肢更为明显，腰膝酸软，不能久立，甚至全废，腿胫大肉渐脱，或伴有眩晕耳鸣，舌咽干燥；男子遗精或遗尿，妇女月经不调；舌红少苔，脉细数。证机概要：肝肾亏虚，阴精不足，筋脉失养。治法为补益肝肾，滋阴清热。代表方为虎潜丸加减。本方滋阴降火，强壮筋骨，可用于治疗肝肾亏损、阴虚内热证。常用药有虎骨（用狗骨代）、牛膝壮筋骨，利关节；熟地黄、龟甲、知母、黄柏填精补髓，滋阴清热；锁阳温肾益精；当归、白芍养血柔肝；干姜、陈皮温中理气和胃，既可以防苦寒败胃，又使滋而不腻。病久阴损及阳，致阴阳两虚，兼有神疲，怯寒怕冷，阳痿早泄，尿频而清，而脉沉细无力，不可过用寒凉以伐生气，去黄柏、知母，加淫羊藿、鹿角霜、紫河车、附子、肉桂，或用鹿角胶丸、加味四斤丸。若症见面色无华或萎黄，头昏心悸，加黄芪、党参、何首乌、龙眼肉、当归以补气养血；腰脊酸软，加杜仲、续断、补骨脂、狗脊补肾壮腰；热甚者，可去锁阳、干姜，或用六味地黄丸加牛骨髓、鹿角胶、枸杞子滋阴补肾，以去虚火；遗精遗尿者，加金樱子、桑螵蛸、覆盆子缩尿止遗。

4. 脉络瘀阻

主要表现为久病体虚，四肢痿弱，肌肉瘦削，手足麻木不仁，四肢见青筋显露、肌肤甲错；舌痿、伸缩不利，舌质暗淡，或有瘀点、瘀斑，脉细涩。证机概要：气虚血瘀，阻滞经络，筋脉失养。治法为益气养营，活血行瘀。代表方为圣愈汤、补阳还五汤加减。前者以益气养血为主，用于气血亏虚、血行滞涩、经脉失养证；后者重在补气活血通络，用于气虚无力推动血行之经脉瘀阻证。常用药为人参、黄芪益气；当归、川芎、熟地黄、白芍养血和血；川牛膝、地龙、桃仁、红花、鸡血藤活血化瘀，通脉。手足麻木，舌苔厚腻者，加薏苡仁、木瓜化湿通络；下肢痿软无力，可加杜仲、补骨脂、桑寄生补肾壮骨。若见形体消瘦、手足痿弱，为瘀血久留，可用圣愈汤送服大黄䗪虫丸，补虚活血，以丸缓图。

5. 肺热津伤

本证发病急，病起发热，或发热后突然出现肢体软弱无力，可较快发生肌肉瘦削。皮肤干燥，心烦口渴，咳呛少痰，咽干不利，小便黄赤或热痛，大便干燥；舌质红，舌苔薄黄，脉细数。证机概要：肺燥伤津，五脏失润，筋脉失养。治法为清热润燥，养阴生津。代表方为清燥救肺汤加减。本方有清热润燥、养阴宣肺作用，适用于温燥伤肺、气阴两伤之证。常用药有北沙参、西洋参、麦冬、生甘草甘润生津养阴；阿胶、胡麻仁养阴血以润燥；生石膏、桑叶、苦杏仁、炙枇杷叶清热宣肺。身热未退，高热、口渴有汗，可重用生石膏，加银花、连翘、知母，以清气分之热，解毒祛邪；咳嗽痰多，加瓜蒌、桑白皮、川贝母宣肺清热化痰；咳呛少痰，咽喉干燥，加玄参、天花粉、芦根，以润肺清热。如身热已退，兼见食欲减退、口干咽干较甚，此即胃阴亦伤，宜用益胃汤加石斛、天冬、麦芽。

十、神经症

此为西医病名，为一组轻度精神障碍，中医属于“心悸”范畴。心悸尤其与焦虑性神经症类似，分为惊悸和怔忡，指患者自觉心动数疾，心中惊慌不安，甚至不能自主的证候。一般呈阵发性，每因情志波动或劳累而发作。惊悸与怔忡，不仅有轻重程度之别，发病情况亦有差异。其中，惊悸多由外因所引起，偶可因惊恐、恼怒而发生，全身情况较好，其证较为浅暂。怔忡每由内因而成，外无所惊，自觉心中惕惕，稍劳即发，全身情况较差，其来也渐，其病较为深重。惊悸与怔忡亦有密切联系，因惊悸日久，可发展而为怔忡。本证常与失眠、健忘、眩晕、耳鸣等证同时并见。

（一）病因与病机

惊悸、怔忡的形成，主要与精神因素引起心主不安，或与心血不足、心阳衰弱、水饮内停等有关，如《医学正传》说：“夫惊悸怔忡之候，或因怒气伤肝，或因惊气入胆，母能令子虚，因而心血为之不足。又或遇事烦冗，思想无穷，则心主亦为之不宁，故神明不安而怔忡惊悸之证作矣。”此外，又有因瘀血、痰火所致者。可见惊悸、怔忡虽以虚者为多，但亦有属于实证的。

（二）辨证论治

辨证应注意顺序和方法：①辨病性虚实。首先应分清虚实。病程长，因气血、阴阳不足，导致心失所养者为虚；病程短，因痰火扰心，惊恐后日久，心失所主者或外邪内传扰心、痹阻心脉所致者为实。②辨病因病位。根据虚实辨证，辨清病因、病位，主要从证候表现分清虚、火、痰、瘀等。③辨脉象变化。心悸多伴有脉象变化，可以脉象的变化为佐证。④明确病机。综合上述辨证因素，明确病机，然后审“机”论治。⑤临床辅助检查。本证应据病情需要，做必要的临床辅助检查，以求辨证与辨病有机结合，而提高疗效。

1.心虚胆怯

患者心悸不宁，善惊易恐，坐卧不安，少寐多梦而易惊醒，恶闻声响，食少纳呆；苔薄白，脉细略数或细弦。治法为镇惊定志，养心安神。方用安神定志丸加减。本方益气养心、镇惊安神，适用于心悸不宁，善惊易恐，少寐多梦，食少、纳呆者。药用龙齿、琥珀镇惊安神，酸枣仁、远志、茯神养心安神，人参、茯苓、山药益气健脾，天冬、生地黄、熟地黄滋养心血，配伍少许肉桂，有鼓舞气血生长之效，五味子收敛心气。气短乏力，头晕目眩，动则为甚，静则悸缓，为心气虚损明显，重用人参，加黄芪以增益气之功；兼见心阳不振，用肉桂易桂枝，加附子以温通心阳；兼心血不足加阿胶、何首乌、龙眼肉滋养心血；兼心气郁结，心悸烦闷，精神抑郁，加柴胡、郁金、合欢皮、绿萼梅疏肝解郁；气虚夹湿加泽泻，重用白术、茯苓；气虚夹瘀，加丹参、川芎、红花、郁金。

2.心血不足

患者心悸气短，头晕目眩，失眠健忘，面色无华，倦怠乏力，纳呆食少；舌淡红，脉细弱。治法为补血养心，益气安神。方用归脾汤加减。本方有益气补血、健脾养心的作用，重在益气，意在生血，适于心悸怔忡、健忘失眠、头晕目眩之症。药用黄芪、人参、白术、炙甘草益气健脾，以资气血生化之源；熟地黄、当归、龙眼肉补养心血，茯神、远志、酸枣仁宁心安神；木香理气醒脾，使补而不滞。五心烦热，自汗盗汗，胸闷心烦，舌淡红少津，苔少或无，脉细数或结代，为气阴两虚。治以益气养血，滋阴安神，用炙甘草汤加减以益气滋阴，补血复脉。兼阳虚而汗出肢冷，加附子、黄芪、煅龙骨、煅牡蛎；兼阴虚，重用麦冬、地黄、阿胶，加沙参、玉竹、石斛；纳呆腹胀，加陈皮、谷芽、麦芽、神曲、山楂、鸡内金、枳壳健脾助运；失眠多梦，加合欢皮、夜交藤、五味子、柏子仁、莲子心等养心安神。若热病后期损及心阴而心悸者，以生脉散加减，有益气养阴补心之功。

3.阴虚火旺

心悸易惊，心烦失眠，五心烦热，口干、盗汗，思虑劳心则症状加重，伴耳鸣腰酸，头晕目眩，急躁易怒；舌红少津，苔少或无，脉细数。治法为滋阴清火，养心安神。方用天王补心丹合朱砂安神丸加减。前方滋阴养血，补心安神，适合阴虚而血少，心悸不安，虚烦神疲，手足心热之症；后方清心降火，重镇安神，适于阴血不足，虚火亢盛，惊悸怔忡，心神烦乱，失眠多梦等症。药用生地黄、玄参、麦冬、天冬滋阴清热；当归、丹参补血养心；人参、炙甘草补益心气；黄连清热泻火，朱砂、茯苓、远志、酸枣仁、柏子仁养心安神；五味子收敛耗散之心气；桔梗引药上行，以通心气。肾阴亏虚，虚火妄动，遗精腰酸者，可加龟甲、熟地黄、知母、黄柏，或加服知柏地黄丸；若阴虚而火热不明显者，可单用天王补心丹；若阴虚兼有瘀热者，加赤芍、牡丹皮、桃仁、红花、郁金等清热凉血，活血化瘀。

4.心阳不振

心悸不安，胸闷气短，动则尤甚，患者面色苍白，形寒肢冷；舌淡苔白，脉虚弱或沉细无力。治法为温补心阳，安神定悸。方用桂枝甘草龙骨牡蛎汤合参附汤加减。前方温补心阳，安神定悸，适用于心悸不安、自汗盗汗等症；后方益心气，温心阳，适用于胸闷气短、形寒肢冷等症。药用桂枝、附子温振心阳，人参、黄芪益气助阳；麦冬、枸杞子滋养心阴，取“阳得阴助而生化无穷”之意；炙甘草益气养心，龙骨、牡蛎重镇安神定悸。形寒肢冷，重用附子、肉桂温阳散寒；大汗出者，重用人参、黄芪、煅龙骨、煅牡蛎、山萸肉益气敛汗，或用独参汤煎服，以急救心阳；兼见水饮内停，加葶苈子、五加皮、车前子、泽泻等利水化饮；兼瘀血者，加丹参、赤芍、川芎、桃仁、红花；兼见阴伤者，加麦冬、枸杞子、玉竹、五味子；若心阳不振，以致心动过缓者，酌加炙麻黄、补骨脂，重用桂枝以温通心阳。

5.水饮凌心

心悸眩晕，胸闷痞满，渴不欲饮，小便短少；或下肢浮肿，形寒肢冷，伴恶心欲吐，流涎；舌淡胖，苔白滑，脉弦滑或沉细而滑。治法为振奋心阳，化气行水，宁心安神。方用苓桂术甘汤加减。本方通阳利水，适于痰饮为患，胸胁支满、心悸目眩等症。药用泽泻、猪苓、车前子、茯苓淡渗利水，桂枝、炙甘草通阳化气，人参、白术、黄芪健脾益气助阳，远志、茯神、酸枣仁宁心安神。兼见恶心呕吐，加半夏、陈皮、生姜以和胃降逆；兼见肺气不宣、肺有水湿，咳喘、胸闷者，加杏仁、前胡、桔梗以宣肺，葶苈子、五加皮、防己以泻肺利水。兼见瘀血者，加当归、川芎、刘寄奴、泽兰、益母草；若见因心功能不全而致浮肿、尿少、阵发性夜间咳喘或端坐呼吸者，当重用温阳利水之品，可用真武汤加减。

6.瘀阻心脉

心悸不安，胸闷不舒，心痛时作，痛如针刺，唇甲青紫；舌质紫暗或有瘀斑，脉涩或结或代。治法为活血化瘀，理气通络。方用桃仁红花煎加减。本方养血活血、理气通脉止痛，适用于心悸伴阵发性心痛，胸闷不舒，舌质紫暗等症。药用桃仁、红花、丹参、赤芍、川芎活血化瘀，延胡索、香附、青皮理气通脉止痛，生地黄、当归养血活血。气滞血瘀，加柴胡、枳壳；兼气虚，加黄芪、党参、黄精；兼血虚，加何首乌、枸杞子、熟地黄；兼阴虚，加麦冬、玉竹、女贞子；兼阳虚，加附子、肉桂、淫羊藿；络脉痹阻，胸部窒闷，加沉香、檀香、降香；夹痰浊，胸满闷痛，苔浊腻，加瓜蒌、薤白、半夏、陈皮；胸痛甚，加乳香、没药、五灵脂、蒲黄、三七粉祛瘀止痛。

7. 痰火扰心

心悸时发而时止，受惊易作，胸闷烦躁，失眠多梦，口干苦，大便秘结，小便短赤；舌红，苔黄腻，脉弦滑。治法为清热化痰，宁心安神。方用黄连温胆汤加减。本方清心降火、化痰安中，可用于痰热扰心而见心悸时作、胸闷烦躁、尿赤便结、失眠多梦等症状者。药用黄连、栀子苦寒泻火，清心除烦；竹茹、胆南星、半夏、全瓜蒌、陈皮清化痰热，和胃降逆；生姜、枳实可下气行痰，远志、石菖蒲、酸枣仁、生龙骨、生牡蛎宁心而安神。痰热互结，大便秘结者，加生大黄；心悸重，加磁石、珍珠母、石决明重镇安神；火郁伤阴，加麦冬、玉竹、天冬、生地黄养阴清热；兼见脾虚者，加党参、白术、谷麦芽、砂仁益气醒脾。

十一、失眠

失眠是以经常不能获得正常睡眠为特征的一类病证，主要表现为睡眠时间、深度不足。轻者入睡困难或寐而不酣、时寐时醒，或醒后不能再寐；重则彻夜不寐。《黄帝内经》称失眠为“目不瞑”“不得眠”“不得卧”，《难经》则称之为“不寐”，历代医家有“不夜瞑”“不眠”“少睡”“少寐”等说法。自明清以来，多称失眠为“不寐”。不寐常兼见头晕、头痛、心悸、健忘及精神异常等症。本节将从中医药的角度讨论以不寐为主证的病症，并见于其他疾病过程中的不寐则从略。

此病辨证分型与治疗方法如下。

辨证顺序和方法：①辨虚实。主要从病程长短、发病特征以及舌脉特点来判别，以明确不寐的病性。仅少寐不眠，病程较短，苔腻，脉弦滑为实；彻夜不寐，病程长，反复发作，苔薄，脉沉细无力为虚。②辨脏腑病位。此为明确病因。虚证多属阴血不足，病在心、脾、肝、肾；实证多为肝郁化火、食滞痰浊、胃腑不和。急躁易怒，多为肝火内扰；不思饮食、腹胀、便溏、面色不华等，多为脾虚不运；腰酸、头晕、心悸、健忘，多为心肾不交；嗳腐吞酸，多为胃气不和。③明确病机。综合上述辨证因素，以明确病机，审“机”论治。

临床上还可采用多导睡眠图测定来作出明确判断：①平均睡眠潜伏时间延长(长于30分钟)。②实际睡眠时间减少(每夜不足6.5小时)。③觉醒时间增多(每夜超过30分钟)，快速眼动睡眠期相对增加。

1.肝火扰心

不寐而多梦，甚则彻夜不眠，急躁易怒，伴有头晕脑胀，目赤耳鸣，口干而苦，便秘溲赤；舌红苔黄，脉弦而数。治法为疏肝泻火，镇心安神。方用龙胆泻肝汤加减。本方有清泻肝胆实火之功效，适用于肝郁化火上炎所导致的不寐。药用龙胆草、黄芩、栀子清肝泻火，泽泻、车前子清利湿热，当归、生地黄滋阴养血，柴胡疏畅肝胆之气，甘草和中，生龙骨、生牡蛎、灵磁石镇心安神。胸闷胁胀，善太息者，可加香附、郁金、佛手，以疏肝解郁。若为肝胆之火上炎的重症，彻夜不寐，头晕目眩，头痛欲裂，大便秘结者，可改服当归龙荟丸。

2.痰热扰心

心烦不寐，胸闷脘痞，泛恶嗳气，并口苦、头重、目眩；舌偏红，苔黄腻，脉滑数。治法为清化痰热，和中安神。方用黄连温胆汤加减。本方清心降火、化痰安中，适用于痰热扰心所致的不寐。药用半夏、陈皮、茯苓健脾化痰，枳实、黄连、竹茹清心降火化痰，龙齿、珍珠母、磁石镇心安神。若不寐伴胸闷嗳气，脘腹胀满，大便不爽，苔腻脉滑，加用半夏秫米汤和胃健脾，交通阴阳；若饮食停滞，胃中不和，嗳腐吞酸，脘腹胀痛，再加神曲、焦山楂、莱菔子，或用保和丸消导和中；若痰热盛，痰火上扰心神，彻夜不寐，大便秘结，用礞石滚痰丸以泻火逐痰。

3. 心脾两虚

不寐，多梦易醒，心悸健忘，神疲食少，头晕目眩，四肢倦怠，腹胀便溏，面少华；舌淡苔薄，脉细无力。治法为补益心脾，养血安神。方用归脾汤加减。本方益气补血、健脾养心，适用于不寐健忘，心悸怔忡，面黄食少等心脾两虚证。药用人参、炒白术、炙甘草、黄芪、当归健脾益气补血，远志、酸枣仁、茯神、龙眼肉补益心脾安神，木香行气舒脾。若不寐较重，加五味子、夜交藤、柏子仁以养心安神，或加生龙骨、生牡蛎、琥珀末镇静安神；若心血不足较甚，加熟地黄、白芍、阿胶养心血；若兼见脘闷纳呆、苔腻，重用白术，加苍术、半夏、陈皮、茯苓健脾燥湿，理气化痰。

4. 心肾不交

心烦不寐，入睡困难，心悸多梦，伴头晕耳鸣，腰膝酸软，潮热盗汗，五心烦热，咽干少津；男子遗精，女子月经不调；舌红少苔，脉细数。治法为滋阴降火，交通心肾。方用六味地黄丸合交泰丸加减。前方以滋阴补肾为主，用于头晕耳鸣、腰膝酸软及潮热盗汗等肾阴不足证；后方清心降火，引火归原，用于心烦不寐、梦遗失精等心火偏亢证。熟地黄、山茱肉、山药滋补肾阴，泽泻、茯苓、牡丹皮清泄相火，黄连清心降火，肉桂引火归原。若心阴不足为主者，可选用天王补心丹以滋阴养血，补心安神；若阴血不足，心火亢盛者，可选用朱砂安神丸；心烦不寐，彻夜不眠者，加朱砂、磁石、生龙骨、龙齿以重镇安神。

5. 心胆气虚

不寐，多噩梦，易惊醒，触事易惊，终日惕惕、胆怯心悸，伴气短自汗，倦怠乏力；舌淡，脉弦细。治法为益气镇惊，安神定志。方用安神定志丸合酸枣仁汤加减。

前方益气、镇惊、安神，适用于心胆气虚、痰浊扰心所致的不寐易惊、心悸气短；后方养血清热除烦，适于阴血偏虚的虚烦不寐。药用人参、茯苓、炙甘草益心胆之气，茯神、远志、龙齿、石菖蒲化痰宁心，镇惊安神，川芎、酸枣仁调血养心，知母清热除烦。若心肝血虚，惊悸汗出者，可重用人参，加白芍、当归、黄芪以益气养血；若有木不疏土，胸闷、善太息、纳呆腹胀者，加柴胡、香附、陈皮、山药、白术以疏肝健脾；若心悸甚，惊惕不安者，加生龙骨、生牡蛎、朱砂以重镇安神。

十二、痴呆

痴呆又名“呆病”“昏瞀”“老人病”，相当于西医阿尔茨海默病、脑血管性痴呆、混合性痴呆、中毒性或代谢性脑病等。这是由髓减脑消、神机失用所导致的一种神志异常病，以呆傻愚笨、智能低下、善忘等为主要临床表现。轻者神情淡漠，寡言少语，反应迟钝，善忘；重者终日不语，或闭门独居，或口中喃喃独语，言辞颠倒，行为异常，忽笑忽哭，或不欲食而数日不知饥饿。

（一）病因与病机

病因多为年迈体虚、情志所伤、久病耗损。基本病机为髓海不足，而致神机失用：①虚证。精、气、血亏损，髓海失充，脑失所养。②实证。气、火、痰、瘀内阻于脑，上扰清窍。本病病位在脑，而与心、肝、脾、肾功能失调密切相关。病理性质多属本虚标实，本虚指阴精、气血亏虚，标实指气、火、痰、瘀内阻于脑。气滞、痰浊、血瘀之间可相互转化，或相间为病，终至痰瘀交结，使病情缠绵难愈；而气滞、痰浊、血瘀还可化热，致肝火、痰热及瘀热上扰清窍，进一步发展而耗伤肝肾之阴，导致肝肾阴虚，水不涵木，阴不制阳，肝阳上亢，从而化火生风，风阳上扰清窍，使痴呆加重。虚实之间也可以相互转化，损及心脾致气血不足，痰浊、瘀血日久而耗伤心阴，使神明失养导致虚证。由此伤及肝肾，引起阴精不足，脑髓失养，虚证病久，气血不足，脏腑功能受累，气血运行不畅或积湿为痰，或留滞为瘀，又致虚中夹实。

（二）辨证论治

1. 髓海不足

智能减退，计算力、记忆力、定向力、判断力明显减退，神情呆钝，词不达意，头晕耳鸣，懈惰思卧，齿枯发焦，腰酸骨软，步履艰难；舌瘦色淡，苔薄白，脉沉细弱。治法为补肾填精，益髓养神。方用七福饮加减。本方益气养血，滋阴补肾，兼有化痰宣窍之功，适于痴呆证属肾精亏虚、髓海不足者。药用熟地黄滋阴补肾，鹿角胶、龟甲胶、阿胶、紫河车等血肉有情之品补髓填精，当归养血补肝，人参、白术、炙甘草益气健脾，石菖蒲化痰宣窍，远志安神益智。若兼心烦浅赤，舌红少苔，脉细而弦数，乃肾精不足，水不制火而心火亢盛，可用知柏地黄丸加丹参、莲子心等清泻心火；如舌质红苔黄腻者，为痰热内蕴，可加用清心滚痰丸，俟痰热化净，再投滋补之品。本型以虚为主，但不可峻补，多以本方为主加减配制蜜丸或膏剂以图缓治，也可用参茸地黄丸或河车大造丸补肾益精。

2. 脾肾两虚

表情呆滞，沉默寡言，记忆减退，失认失算，口齿含糊，词不达意，伴腰膝酸软，肌肉萎缩，食少纳呆，气短懒言，口涎外溢；或四肢不温，腹痛喜按，肠鸣泄泻；舌质淡白，舌体胖大，苔白，或舌红，苔少或无苔，脉沉细弱。治法为补肾健脾，益气生精。方用还少丹加减。本方既能益气健脾，又能补肾益精，适用于痴呆证属脾肾两虚、气血不足、肾精亏虚者。药用熟地黄、枸杞子、山茱萸滋阴补肾，肉苁蓉、巴戟天、小茴香助命火而补肾气，杜仲、牛膝补益肝肾，人参、白术、茯苓、山药益气健脾，石菖蒲开窍，远志安神益智。如气短乏力较著，甚至肌肉萎缩，可配伍紫河车、阿胶、续断、杜仲、鸡血藤、何首乌、黄芪等，或合归脾汤加减以益气养血。

若脾肾两虚，偏于阳虚者，出现四肢不温、形寒肢冷、五更泄泻等症，方用金匮肾气丸温补肾阳，再加紫河车、鹿角胶、龟甲胶等血肉有情之品，填精补髓。若伴腰膝酸软，颧红盗汗，耳鸣如蝉，舌瘦质红，少苔，脉弦细数，为肝肾阴虚，可用知柏地黄丸合转呆定智汤加减。

3. 痰浊蒙窍

患者表情呆钝，智力衰退，或哭笑无常，喃喃自语，或终日无语，呆若木鸡，伴不思饮食，脘腹胀痛，痞满不适，口多涎沫，头重如裹；舌质淡，苔白腻，脉滑。治法为健脾化浊，豁痰开窍。方用洗心汤加减。本方健脾化痰，泄浊宣窍，适用于痰浊蒙窍之痴呆。药用人参、白术、甘草健脾益气，半夏、陈皮、枳实、竹茹、生姜理气化痰泄浊，石菖蒲、郁金、远志化痰开窍，茯神、酸枣仁宁心安神，神曲、麦芽消食和胃。脾虚明显者，可加党参、黄芪、山药、砂仁等；若头重如裹，哭笑无常，喃喃自语，口多涎沫者，痰浊壅阻较著，重用陈皮、半夏，配伍胆南星、佩兰、白豆蔻、全瓜蒌等豁痰理气之品。若痰浊郁久化火，蒙蔽清窍，扰动心神，症见心烦躁动、言语颠倒、哭笑不休，甚至反喜污秽等，宜用涤痰汤化痰开窍，并加黄芩、黄连、竹沥以增强清化热痰之功。

4. 瘀血内阻

表情迟钝，言语不利，善忘，易惊恐，或思维异常，行为古怪，伴肌肤甲错，口干不欲饮，面色晦暗；舌质暗或有瘀点瘀斑，脉细涩。治法为活血化瘀，开窍健脑。方用通窍活血汤加减。本方活血通络，开窍宣痹，适合瘀血痹阻脑脉所致痴呆。药用石菖蒲、郁金芳香开窍，桃仁、红花、赤芍、川芎、丹参活血化瘀，地龙、水蛭通络逐瘀，老葱、生姜通阳宣窍，珍珠母、柏子仁安神定惊，白芍、大枣敛阴而防辛散太过。如久病气血不足，加党参、黄芪、熟地黄、当归以补益气血；瘀血日久，瘀血不去，新血不生，血虚明显者，可加当归、鸡血藤、三七、何首乌以养血活血；瘀血日久，郁而化热，症见头痛、呕恶、口干苦，舌红苔黄等，加丹皮、生地黄、夏枯草、栀子等清热凉血，清泻肝火。

5. 心肝火旺

急躁易怒，善忘，言语颠倒，伴有眩晕头痛，面红目赤，心烦失眠，口干咽燥，口臭生疮，尿黄便秘；舌红苔黄，脉弦数。治法为清热泻火，安神定志。方用黄连解毒汤加减。本方清泻心肝之火，兼以开窍醒神、安神定志，用于心肝火盛之痴呆伴头痛眩晕、面红目赤、烦躁易怒者。药用黄连清泻心火，黄芩、栀子清泻肝火，生地黄、麦冬、五味子滋阴安神，柴胡、薄荷疏肝解郁，石菖蒲、远志、合欢皮养心安神。大便秘结者，加大黄、火麻仁以通便结；眩晕头痛甚者，加天麻、钩藤、石决明平肝息风；失眠多梦者，加酸枣仁、柏子仁、夜交藤以加强养心安神之功。若心火偏旺者可用牛黄清心丸。

（三）临床专方

1. 桃仁复苏汤

蜈蚣 2 条，甘草 6 g，朱茯神 15 g，桃仁、生大黄、玄明粉（冲服）、桂枝、石菖蒲、远志各 10 g，龙骨（先煎）、牡蛎（先煎）各 30 g 。水煎服，日 1 剂。逐瘀宁神，醒脑开窍。

2. 加味通窍活血汤

桃仁、红花各 10 g，赤芍、当归、石菖蒲各 12 g，枸杞子、山楂各 15 g，生姜 3 g，大枣 5 ~ 10 g，川芎 6 ~ 10 g，黄芪 30 g，麝香（冲服）0.2 g 。水煎服，日 1 剂。益气活血，开窍醒脑。

3. 加味四逆散

柴胡、石菖蒲各 5 g，枳实、益智仁、远志各 6g，大枣 6 枚，茯苓、半夏各 9 g，白芍、丹参各 15 g，甘草 3 g。水煎服，日 1 剂。开郁健脾，化痰宣窍。

（四）预防与调理

1. 饮食起居

养成规律的生活习惯，饮食宜清淡，少食肥甘厚味，多食具补益肾精作用的食品，如核桃、黑芝麻、山药等。戒烟。

2. 精神调理

帮助患者正确认识和对待疾病，解除思想顾虑。解除情志因素，避免情志内伤。

3. 智能训练

对患者耐心细致地进行智能训练，使之掌握一定生活和工作技能，多参加社会活动。或练气功、太极拳等，避免过逸恶劳。

4. 日常护理

重症患者注意防止因大小便自遗及长期卧床引发褥疮、感染等。要防止患者自伤或伤人。

第九章 皮肤病

一、湿疹

中医称湿疹为湿疮。此病病程长，常因急性、亚急性湿疹反复发作不愈而成顽固性湿疹。如经常抓挠、摩擦、刺激，发病早期即可转为顽固性湿疹。由于此病发病原因极为复杂，治疗不易，应尽可能避免各种可疑致病因素。

（一）急性湿疹

1.临床表现

皮损呈多形性，开始为弥漫性潮红，继而出现多数密集粟粒大的小丘疹、丘疱疹或小水疱，基底潮红。经搔抓后小丘疹、丘疱疹或小水疱顶端破溃，出现渗液糜烂，瘙痒剧烈。伴胸闷纳呆，心烦口渴，大便秘结，小便黄赤。苔薄黄腻，脉滑数。

2.中医治疗

湿疹在中医属于外科。《医学源流》云："外科之法，最重外治，清浅小恙，单靠外治收功；重症急证，外治之法亦不可少。"据不同皮损表现，可用以下验方治法：

(1) 涂搽法。黄连 30 g，甘草 15 g，研细末用开水调糊涂患处，半小时后去药，每日 3 次。适合面部、头部、手部、足部等小面积皮损，表现为丘疹、潮红等。

(2) 点药法。枯矾 10 g，干姜 9 g，加入 100 mL 香油中，浸泡 3 天，用棉签点涂，每日 6 ~ 10 次。适用于外耳道、腋窝、腘窝等皱褶处小面积皮损，水疱、丘疱疹者。

(3) 艾灸法。艾条悬灸患处，每次 10 ~ 15 分钟，每日 3 ~ 4 次。适用于手部、足部等操作部位小面积糜烂、渗液者。

(4) 贴脐法。干姜、肉桂各 6 g，丁香 3 g，研细末，用藿香正气水适量调匀，贴敷脐部，每日换药 1 次。适用于糜烂、渗液久不愈者。

(5) 熏洗方。苦参、地肤子、白鲜皮、地黄、甘草、黄芩各 60 g，水煎后，待温度适中时洗浴全身或局部。每日 1 ~ 2 次，每次 15 ~ 20 分钟。尤其适于皮损弥漫潮红，有丘疹、丘疱疹或小水疱者。

(6) 湿敷法。金银花、诃子、乌梅、五倍子各 30 g，黄柏、苦参、穿心莲、地黄、蒲公英、泽泻、茵陈、车前草各 60 g，水煎，适温时湿敷患处。每次 30 分钟，每日 3 次。适于糜烂、渗液者。

(二) 慢性湿疹

1. 中药内服

中药内服治湿疹可去除内在病因，与外治结合则可使疗效倍增。

(1) 地归乌药荆防汤。荆芥、防风各 6 g，生地黄、当归、乌药、刺蒺藜、白鲜皮各 12 g。水煎，日 1 剂分 2 次服。体弱气虚加黄芪，皮肤瘙痒加黄芩、蒲公英，便秘加生大黄。

(2) 当归拈痛汤。生甘草 3 g，升麻 6 g，当归、防风、羌活、黄芩、苍术、知母各 10 g，苦参、白术、茵陈蒿、泽泻、猪苓各 12 g。日 1 剂，水煎，分 2 次服。湿热盛者可加赤小豆及生薏苡仁；血虚风燥加何首乌、丹参；血热加紫草、槐花、地骨皮。

2. 中药外治

(1) 辨证外治方。①湿热型。青黛 1.5 g，硫黄 60 g，枯矾 150 g，煅石膏 500 g。②毒邪炽盛型。冰片 6 g，人中白 9 g，黄连 45 g，硼砂 60 g，黄柏 120 g，青黛、薄荷各 150 g。③血虚型。白矾、雄黄、樟脑各 6 g,防风、艾叶、花椒、苍术、红花、赤芍、白鲜皮、荆芥、蛇床子各 10 g,苦参、连翘各 15 g。各方均将各药共研细末,过 100 目筛,香油调搽或干撒患处,每日 1 次。

(2) 坐浴方。苦参、白鲜皮、蛇床子、露蜂房各 30 g,大黄、白芷、紫草各 15 g,花椒 10 g,五倍子 12 g,冰片、芒硝各 6 g(均另包)。上药除另包者外,先用冷水浸泡 20 分钟,煎煮取汁约 1000 mL,倒入盆内;加冰片、芒硝各少许,拌均匀;待水温后坐浴浸泡 20 分钟左右,早晚各 1 次。

(3) 外洗方。①加味蛇床子。冰片 10 g,黄柏 20 g,地肤子 24 g,蛇床子 60 g,苦参、明矾、威灵仙各 15 g,白鲜皮、透骨草各 30 g。水煎取药汁,煎时加冰片 5 g,趁热熏洗患处 10 ~ 20 分钟,待药稍凉后徐洗皮损处。每日 1 剂,早晚各洗 1 次。渗液明显加石榴皮、五倍子;红肿酸痛加蒲公英、重楼;瘙痒明显加艾叶、花椒。②生大黄、川连、黄柏、苦参、苍耳子各 10 g。水煎后滤液熏洗患处,每日 3 次。渗出液多者加枯矾 10 g。

3. 对症用药

(1) 去湿热。中药土茯苓、天葵子、白鲜皮等药物,为皮肤病常用药,具清热除湿及解毒功效。湿热是顽固性湿疹主因,临床常在上述成分基础上配伍多种药物进行治疗。

(2) 止痒。痒是顽固性湿疹主要症状之一。防风及蝉蜕具疏风、清热、止痒作用,临床上常用于变应性皮肤病治疗。

(3) 阴囊处湿疹。紫苏叶味辛、性温,能发表散寒,行气宽中,解毒。外洗可散热止痒,收敛除湿。取干紫苏叶 150 g,取 100 g 水煎,浸洗患处;以 50 g 在铁锅上炒干,研为细末,可撒患处,每日 1 或 2 次。一般连用 2 ~ 3 天。

（三）小儿湿疹

1.婴儿湿疹

0～6个月内婴儿，常会出现湿疹。有些婴儿一喝奶就湿疹加重，俗称奶癣。而湿疹主要与湿邪有关，湿可蕴热，发为湿热之证，热则伤阴血，致虚实夹杂之证。验方：①用乳汁擦拭，可治疗轻度湿疹。②苦丁5根，干菊花10朵，金银花2～3 g，煎水凉透后，用棉签擦洗患处。每天坚持涂3～5次，5天即可见效。每天用蘸后剩余的药水稀释，给婴儿洗澡，可以起到预防作用。洗澡水温度在36～40℃，不宜洗患处。③金银花、蛇床子、野菊花各9 g，生甘草6 g，煎水外洗或湿敷局部。每天2或3次，每次约10分钟。④花椒、艾蒿、盐各适量放水中煎半小时，过滤取汁后加水洗澡。⑤白鲜皮、地肤子、蛇床子各40 g（均研细粉），炉甘石粉40 g，鲜香薷1500 g，青黛粉20 g。充分调匀贮瓶中，用时每日3次外搽。注意避免搔抓，保持室内干燥，婴儿晒太阳时避免阳光直射患处。母乳喂养者忌食辛辣刺激和过咸、肥腻食物。

2.儿童湿疹

治疗以清热利湿、疏风养血润燥为主。取金银花、鲜蒲公英、蛇床子（布包）、地肤子（布包）、黄柏、土茯苓、透骨草各10～30 g，鲜车前草10～20 g，野菊花10～40 g，鲜白花蛇舌草15～30 g，薏苡仁30～50 g。据年龄调整用药量，加适量水煎2次，混匀待温，先给患儿洗澡，然后用该药水涂擦患疹部位。每日1或2次，每剂用2～3天，1周1个疗程，大多数1～2个疗程可痊愈。

二、白癜风

本病为局部皮肤色素脱失所致疾病，中医又名白驳风。

（一）辨证论治

1.肝肾不足

白斑边界分明，脱毛斑内毛发变白，局限或泛发，病程长，有遗传倾向，治疗效果不显著，伴有头昏耳鸣、腰膝酸软；脉细弱。治则为滋补肝肾，养血祛风。常用药有仙茅、枸杞子、淫羊藿、首乌藤、补骨脂、黑芝麻、女贞子、墨旱莲、生地黄、熟地黄、覆盆子、白蒺藜等。此型患者肝肾阴虚，兼气血失和，肌肤失养；还可见皮肤干燥，舌淡红少苔。可采用内服中药与局部外用药物相结合的治疗方法，内服药如柴胡、防风、白术、菟丝子、枸杞子、红花、当归、赤芍、白芍、生地黄、熟地黄、川芎各 10 g，女贞子、补骨脂、生黄芪各 15 g，何首乌、白蒺藜、黑芝麻各 30 g，每日 1 剂，水煎服，日服 2 次；儿童用量减半。面部白斑酌加白芷 10 g 或川芎 10 g，头部白斑加羌活 10 g 或藁本 10 g，颈背部白斑加葛根 10 g，腰腹部白斑加川断 10 g，上肢白斑加桑枝 10 g 或桂枝 10 g，下肢白斑加牛膝 10 g 或独活 10 g，泛发性白斑加威灵仙 12 g，进展期白斑加乌梅 10 g、五味子 10 g 等。外用药选择使用复方补骨脂酊、乌梅酊或氮芥酊局部外擦，每日 2 或 3 次。其他方药还有补肾活血祛风汤（麻黄 6 g，牡丹皮、赤芍、防风、荆芥、浮萍各 12 g，当归、补骨脂、白芍、川芎各 15 g，黑芝麻、白蒺藜、熟地黄、生地黄、黄芪、桑椹子、丹参各 20 g，墨旱莲、制首乌各 30 g）；祛风清斑汤（红花 10 g，黑芝麻 30 g，黑桑葚、何首乌、补骨脂各 20 g，当归、丹参、防风、川芎、白蒺藜各 15 g）结合外治方（金钱草、白蒺藜各 20 g，补骨脂 30 g，红花 10 g，冰片 2 g，用 60 度白酒 500 g 浸泡 1 周；外用每日早晚两次涂搽皮损部位），适当摩擦、增加日照，以出现明显红斑水疱为度。邹世光等用滋阴通络丸（何首乌、熟地黄、桑椹子各 50 g，龙胆草、知母、丹参、赤芍、路路通、檀香、红花各 60 g，墨旱莲、黑芝麻、当归、补骨脂、菟丝子、桑螵蛸、枸杞子各 120 g，生地黄 250 g，诸药共研细粉，炼蜜为丸重 10 g）内服，成人每日 4 丸，早晚分服，温水送下，儿童减半；服药期间忌辛辣厚味、烟酒浓茶，戒恼怒，节房事。

2. 肝气郁结

白斑无固定好发部位，色泽明暗不等，皮损发展较慢，情绪变化时皮损加重，多伴胸胁胀满、性情急躁、月经不调；舌苔白薄，脉弦细。治法为疏肝解郁，活血祛风。常用药有赤芍、白芍、郁金、当归、益母草、白蒺藜、香附、灵磁石、茯苓等。此型女性多见，还常伴胸闷嗳气、乳中结块等。尹平用自拟疏肝理气基本方（川芎 20 g，刺蒺藜 45 g，红花、补骨脂各 10 g，炒柴胡、白芍、香附、当归、防己、苍耳子各 15 g，炙何首乌、黄芪、自然铜各 30 g）加减水煎内服，取得了良好疗效。发于头面部加升麻、白芷；发于胸腹部加瓜蒌皮、郁金；发于下肢加牛膝；肝肾阴虚者加墨旱莲、黑芝麻；血瘀明显者加水蛭、丹参。每剂药煎服 4 次，每日 2 次；留少许药汁用纱布浸之外搽，每日 4 或 5 次。

3. 风湿蕴热

白斑颜色偏红，边界清楚，起病急，蔓延迅速，多分布于面部及周围；皮损多伴瘙痒，兼见肢体困倦，头重纳呆；苔腻，脉濡或滑。治法为清热利湿，活血散风。常用药有苍术、苍耳子、白蒺藜、浮萍、何首乌、赤芍、白芍、秦艽、防风、冬瓜皮、茯苓、龙胆草、白薇等。

风湿外侵又经脉不利、肌肤失养，则可泛发全身，苔薄白，脉浮。治宜祛风通络。张琴等用基本方（苦参、檀香各 40 g，麻黄、苍术各 50 g，白鲜皮、桃仁、红花、赤芍、白蒺藜、片姜黄、皂角刺、补骨脂、川芎、桑螵蛸、当归各 80 g，何首乌、墨旱莲、黑芝麻、桑椹子各 100 g，生地黄、熟地黄各 120 g，共研细末，炼蜜丸）内服，早晚各 2 丸，儿童减半。

4. 气滞血瘀

白斑局限而不对称，边界清楚，斑内毛发变白，病情进展缓慢，治疗效果不佳；舌质紫暗，或有瘀点，舌下静脉迂曲，苔薄。治则为活血化瘀，祛风通络。常用药有红花、赤芍、白芍、桃仁、麝香、刘寄奴、丹参、紫草、威灵仙、川芎、老葱、鲜姜等。

此型还表现为大小不等斑点或呈片状，光滑，伴肢体困重而痛，舌质紫暗或有瘀点，脉弦涩。方敏用自拟活血理气基本方（当归、川芎、赤芍、桃仁、红花、丹参、桔梗、怀牛膝各15 g，补骨脂15 g，生地黄30 g）水煎服，每日1剂，随症加减。同时配合中药浸剂（桂枝、当归、红花各5 g，补骨脂、何首乌、生姜各10 g，墨旱莲、紫草各15 g。以高纯度米酒或优质白兰地密封避光浸泡1个月）外搽。

5. 血热风燥

白斑色泽光亮，多发于头部或泛发全身，发作迅速，快速蔓延，伴五心烦热、头昏；舌质干红，脉细数。治则为养血润燥，消风祛斑。常用药有白芍、生地黄、何首乌、墨旱莲、桑白皮、丹参、白蒺藜、白僵蚕、荆芥、防风、白附子等。此型白斑或为粉红带，边缘模糊，多见于颜面部，春夏季或日晒后加重。马绍尧用凉血地黄汤（赤芍、丹参、当归尾、川芎、生地榆、桃仁、黄芩、荆芥、防风、豨莶草、白鲜皮、地肤子、乌梢蛇各9 g，生甘草3 g，生地黄30 g）每日1剂，水煎分2次服。

6. 气血两虚

白斑色淡，边缘模糊，发展慢，伴神疲乏力，手足不温，面色皖白；舌质淡，脉细。治法为调和气血，疏散风邪。常用药有当归、赤芍、白芍、鸡血藤、黄芪、党参、防风、白术、墨旱莲、何首乌、桂枝等。

气血亏虚如兼风邪外袭、营卫失和，多属白癜风稳定期，脉沉细而涩。治法为补气益血兼祛风和血。商建军等用自制消白方Ⅱ号（党参15 g，砂仁6 g，黄芪、何首乌、茯苓、白蒺藜、丹参各20 g，白术、红花、当归、防风、白扁豆、山药各10 g）水煎内服，每日1剂，日服2次，儿童用量酌减。白斑发生于面部者加柴胡10 g或白芷10 g，头部加羌活10 g或川芎10 g，项背部加葛根20 g，腰骶部加续断10 g，上肢加姜黄10 g，下肢加牛膝10 g，泛发者加威灵仙10 g；进展期者加乌梅、五味子各10 g。同时配合外搽氮芥酒精或补骨脂酊，每日2或3次。

7. 脾胃虚弱

皮损表现为白斑颜色萎黄，好发于面部及口唇，小儿多见，病情发展较缓慢，伴纳食减少，脘腹胀满，身倦乏力，面色萎黄；舌质淡，苔白，脉象虚弱。治法为调和脾胃，益气养血，润肤祛斑。常用药有党参、黄芪、白术、茯苓、山药、当归、丹参、赤芍、防风、白蒺藜、白扁豆、白附子、砂仁等。

8. 脾肾阳虚

此型病程较长，白斑呈慢性及反复发作性皮损，秋冬加重，伴畏寒肢冷，便溏清；舌质淡而胖嫩，脉沉细无力。治法为温补脾肾。薛长连等用克白灵2号（黄芪、当归、川芎、人参叶、熟地黄、肉桂、鸡血藤、补骨脂、淫羊藿等制成片剂，每片含生药30 g）口服，成人每次6～8片，黄酒加热或温开水送服。同时配克白酊（补骨脂、荆芥、红花等药加60%酒精浸泡15天，过滤）外搽患处，每天3次。暴露部位日晒2次，每次20～30分钟；非暴露部位每天灸2次，每次20～30分钟。

9. 心肾不交

皮损多发生于一侧肢端，常沿一定神经区域分布。好发于青壮年，常突然发病，病程短而发展较快，发病前常有一定精神神经因素，伴心悸、失眠健忘、腰膝酸软等；舌质红，苔薄白，脉弦细。治法为交通心肾，滋阴养血。常用药：熟地黄、山药、茯苓、泽泻、牡丹皮、阿胶、山萸肉、补骨脂、党参、白术、黄连、远志、五味子等。

（二）经验医方

1. 祛白消斑汤

红花6 g，川芎、桂枝各10 g，赤芍、当归、枸杞子、白芷、生地黄各12 g，黄芪、何首乌、白蒺藜各15 g。养血祛风，活血通络，主治白癜风。每天1剂，水煎服。

2. 苏木着色汤

苏木、茺蔚子、蝉蜕各 10 g，赤芍、白蒺藜各 15 g，何首乌 20 g，大枣 4 个。活血通络，祛风消斑，主治白癜风。每日 1 剂，水煎服。

（三）饮食调理

1. 宜增加摄入的食物

(1) 多摄入酪氨酸及矿物质丰富的食物，如肉（牛、兔、猪瘦肉）、动物肝脏、鲜蛋类（鸡鸭蛋和鹌鹑蛋）、奶（牛奶、酸奶）、新鲜蔬菜、豆类（黄豆、豌豆、绿豆、黑豆等以及豆腐等豆制品）、花生、生葵花子、黑芝麻、核桃、甘蔗等。

(2) 含铜丰富的食品，若体内铜离子含量增高，黑色素生成亦增加，故应多吃螺（田螺）及河蚌、毛蚶、蛤等含铜贝壳类食品。

(3) 饮食方。花生仁、红花、女贞子各 15 g，冰糖 30 g。将女贞子打碎，加花生仁、红花、冰糖及水煎汤代茶饮并吃生花生仁，每日 1 剂。

2. 宜减少或禁忌食物

(1) 忌食葱、蒜、鱼、虾、羊肉、竹笋、咸菜、辣椒、酒类。不宜吃菠菜，因菠菜含大量草酸，易使患部发痒。

(2) 维生素 C 可使黑色素生成中断，对皮肤有脱色素作用，加重白癜风。应尽量少吃富含维生素 C 的食物（如樱桃、草莓、山楂、橙子、柚子、李子、杏、猕猴桃、柠檬、鲜枣、苹果、菠萝、葡萄及西红柿等）。

(3) 戒酒，避免损害免疫功能及对皮肤的损伤性刺激。

三、扁平疣

本病中医称为扁瘊，为人乳头状瘤病毒 (human papilloma virus，HPV) 感染所致皮肤突出的病变。扁平疣表面多扁平、光滑，无明显不适，好发于青少年面部、手背等处，常呈慢性过程。本病可治愈，无严重危害。

（一）内服药方

1. 辨证选方

(1) 风热毒蕴。治法为疏风清热，解毒散结。方用桑菊消疣汤加减（顾伯华）。药用野菊花 6 g，赤芍、红花各 9 g，桑叶 10 g，马齿苋 15 g，蒲公英、大青叶、土茯苓、生龙牡（先煎）、磁石（先煎）各 30 g。

(2) 肝郁痰凝。治法疏肝活血，化痰软坚。方用治疣汤加减。药用柴胡、桃仁、猪蹄甲（先煎）、红花、熟地黄、白芍、川芎各 10 g，当归、夏枯草各 15 g，板蓝根、生龙牡（先煎）各 30 g。皮色紫暗、质硬难消者加三棱、莪术各 10 g。

2. 临床验方

(1) 苍术、磁石各 10 g，香附、黄柏各 15 g，金银花、木贼各 30 g，甘草 6 g，生薏苡仁 100 g。每日 1 剂，水煎服。此方主药为香附、生薏苡仁、木贼，购药时应注意查看其品质。快者 1 周左右见效，慢者约需 3 周，见效时患处有发痒现象，疣体脱落或有较明显蜕皮现象。

(2) 早期选用桑叶、菊花、连翘、薄荷、桂枝、杏仁、牛蒡子、生地黄、玄参、蝉蜕、金银花各 10 g，生甘草 5 g。水煎，每日 1 剂，分 2 次内服。2 周至 1 个月为 1 个疗程。病久者选用当归、红花、紫草、赤芍、川芎、白蒺藜、三棱、莪术各 10 g，丹参、鸡血藤、玄参各 15 g，生牡蛎 30 g，每日 1 剂，水煎，分 2 次内服。

(3) 苦参、白鲜皮、地肤子、蛇床子各 15 g，明矾 10 g，板蓝根 30 g，补骨脂 50 g。水煎外洗，每日 3 ~ 5 次，每剂药可洗 1 ~ 3 日。

(4) 鲜马齿苋 300 g (干品 100 g)。水煎服,每日 1 剂,早晚温服,连服 6 剂为 1 个疗程。药渣外敷患处,每日 4 ~ 6 次,每次 10 ~ 15 分钟。

(5) 苍耳子 10 g,浸泡于 75% 酒精 50 mL 内,密封浸泡 7 日。滤渣取液用棉球蘸药液涂抹患处,每日数次,连用 7 日即可。

(6) 木贼、生香附各 50 g,加水 500 mL,煎至 200 mL。取汁洗患处,每日 3 次。

(7) 野菊花、金银花、苦参、蛇床子各 10 g,明矾 5 g,煎水外洗。每日 2 或 3 次,每次 20 ~ 30 分钟。

(8) 牛蒡子 200 g。微炒去皮研细末,每次服 3 ~ 6 g,每日 2 ~ 3 次,温开水送服。应用单味牛蒡子疏散风热、解毒散结、利咽消肿。

(9) 生薏苡仁 25 g,煮粥食。早晚各 1 次,15 日为 1 个疗程。

(二) 外治法

1. 方药外用

(1) 苍术、黄柏、牛膝、北豆根各 10 g,木贼、香附、板蓝根各 30 g,皂角刺 15 g,紫草 20 g,生薏苡仁 50 g。加水煎,取汁 500 mL,再兑等量白醋,摇匀擦洗患处,每日 3 次。每剂药可反复使用 5 日以上。初次擦洗前先用竹刀刮去疣体表面角质层,以稍见渗血为度,以后可直接用药。

(2) 去壳木鳖子、大蒜各 50 g,蔓荆子、五倍子各 15 g,75% 酒精 200 mL。将木鳖子及大蒜共研为极细糊状去渣,蔓荆子、五倍子研极细粉末后与前药同浸酒精中,搅匀,装瓶密封备用。用时先对疣体做常规消毒,然后用无菌针点刺疣体顶部,以微微出血为度,用棉棒蘸药涂疣体及周围,每日 2 次。用药 1 周为 1 个疗程。一般用药 1 周后疣体色泽变褐色或灰色,2 周后疣体消失,脱屑痊愈。本方加密陀僧粉 20 g 治寻常疣疗效亦佳。

(3) 敷贴法。鸦胆子仁 5 粒,捣烂。先将扁平疣患处以热水浸洗,用消毒刀刮去疣体表面的角质层；再将鸦胆子泥敷在创面上，以玻璃纸和胶布固定，3 日换药 1 次。

(4) 中药鸦胆子仁涂擦疣面，痂脱即愈。

2. 经验疗法

(1) 醋蛋疗法。白醋 1000 mL 盛于玻璃杯内，放入鲜鸭蛋 10 个，浸泡 2 周，带蛋壳软化臌胀后取出。取 3 个蛋挑破软化膜，取出蛋黄，将蛋清盛于清洁容器内，用无菌棉棒蘸蛋清外涂疣体，每日 2 或 3 次。剩下 7 个蛋煮熟服用，每日 1 个。2 周为 1 个疗程，约 4 个疗程可愈。

(2) 摩擦法。①荸荠削去皮，用白色果肉摩擦疣体，每日 3 或 4 次。每次摩擦至微有痛感或点状出血，疣体角质层软化、脱掉，一般数日可愈。②取菱蒂长约 3 cm，洗去污垢，在患部不断涂擦，每次 2 ~ 3 分钟，每日 6 ~ 8 次。③取鸡内金 1 只用温开水泡软，再将泡软的鸡内金撕成小块，摩擦患处，擦至皮肤微红有刺痛感为度。每日早、晚各 1 次。通常连续治疗 3 ~ 4 周可平复。

(3) 艾灸对较大疣、母疣或日久之疣也有比较好的效果。

(三) 内服加外治

内服用陈皮 5 g，白术、甘草、厚朴各 6 g，红花、苍术、藿香、马齿苋各 9 g，薏苡仁 15 g。每日 1 剂，水煎，分 2 次服用；另用蛇床子、苦参、千里光各 30 g 煎水外洗，每日 3 次。

四、银屑病

俗称牛皮癣，中医称为白疕，又称松皮癣、干癣等，以“肤如疹疥，色白而痒，搔起白皮”得名。隋代《诸病源候论》云：“干癣但有匡郭，皮枯索，痒，搔之屑出是也。”清代《外科大成》白疕候：“皮肤燥痒，起如疹疥而色白，搔之屑起渐重肢体枯燥坼裂，血出痛楚，十指间皮厚而莫能搔痒。”《医宗金鉴》松皮癣候：“癣疮，其名有久，一曰干癣，搔痒即起白屑，索然凋枯……五曰松皮癣，状如苍松之皮，红白斑点相连，时时作痒。”

（一）选方治疗

1. 辨证选方

(1) 血热风盛。此为寻常型进行期，治法清热凉血祛风。方用凉血四物汤合消风散加减。

(2) 血瘀肌肤。寻常型静止期，治法为活血化瘀。方用活血逐瘀汤加减。

(3) 血虚风燥。寻常型消退期，治法为养血去风。方用当归饮子合四物汤加减。

(4) 湿热蕴藉。局限或掌跖脓疱型，治法为清热利湿。方用萆薢渗湿汤加减。

(5) 火毒炽盛。泛发脓疱型，治法为泻火解毒。方用黄连解毒汤合五味消毒饮。

(6) 风湿阻络。关节病型，治法为祛风化湿、活血通络。方用独活寄生汤合三藤加减。

(7) 热毒伤阴型。此为红皮病性银屑病，治法为清热解毒、养阴凉血。方用清营汤合生脉饮加减。

2. 临床验方

(1) 黄连 8 g，防风 12 g，乌梢蛇 13 g，槐米 16 g，蝉蜕 18 g，薏苡仁 30 g，荆芥、花椒、龙胆草、地肤子各 15 g，白鲜皮、白花蛇舌草各 26 g。水煎服，每日 1 剂，连服 10 ~ 20 剂。

(2) 蛇床子、白芷、百部各 9 g，共放于 100 mL 白酒中浸泡 5 ~ 6 天，过滤。用药酒涂搽患处，每日 2 次，直至治愈。

（二）中成药

(1) 雷公藤及昆明山海棠对寻常型、掌跖脓疱型及关节型银屑病具可靠疗效。

(2) 复方青黛丸或胶囊、郁金银屑片、银屑灵、银屑冲剂等，主要作用为清热解毒，适用于寻常型银屑病的治疗及其他类型银屑病的辅助治疗。

(3) 丹参注射液、蝮蛇抗栓酶注射液主要作用为活血化瘀，清开灵注射液、甘草甜素注射液及穿琥宁注射液主要作用为清热解毒，黄芪注射液主要用于免疫调节。

五、手足癣

中医称手癣为鹅掌风，称足癣为脚湿气。手癣是发生在手掌和指间的癣菌感染，足癣是发生于足跖部及趾间的癣菌感染。足癣是最常见的皮肤癣菌病，多见于成人，全世界流行。足癣发病以缺乏皮脂腺和穿着封闭性鞋子造成湿润环境为最重要因素。首先足癣可作为细菌入侵门户而引起细菌性蜂窝织炎，趾间型足癣危险性最高；其次是甲癣；第三为足跖部足癣。

（一）选方治疗

1. 手癣

(1) 取雄黄、硫黄各 10 g，蛇床子、苦参、白鲜皮、黄柏、生百部各 20 g，当归 15 g，每日 1 剂，水煎取汁外洗患处。每天 1 次，每次 30 分钟，适用于各型手癣。

(2) 大枫子、川椒、黄柏各 25 g，白矾、五倍子、地肤子、蛇床子、苦参各 30 g，共研末，用食醋 1000 mL 浸泡 1 周备用。每天 2 次，取药液浸泡患处，每次 30 分钟，每剂可用 7 天。适用于各型手癣。

(3) 雄黄、黄连各 10 g，苦参、土茯苓、防风、地肤子、荆芥各 30 g，冰片 6 g。先将前 7 味煎 30 分钟，停沸后加入冰片，去渣。待温浸泡患处 20 分钟，每天 4 次，每剂用 3 天，15 天为 1 个疗程。适用于各型手癣。

(4) 花椒、甘草各 6 g，木鳖子（切片）、紫草、杏仁、牡丹皮、当归各 12 g，蛇床子、豨莶草、百部、大枫子、海桐皮各 15 g，大黄 18 g，生地黄 24 g。将上药浸入 1000 mL 麻油内 2 天，然后用炭火煎至药色微黄为止，用细筛滤渣；再将蜂蜡 450 g 放入杯内，将滤下的麻油趁热倒入杯内，搅匀成膏，收贮备用。每晚睡前用温水将患处洗净，拭干后取此膏涂擦患处。适用于手癣表皮干燥、脱皮、皲裂或有水疱、奇痒。

2. 足癣

(1) 轻粉、铅丹、冰片各 4 g，白矾、制乳香、制没药各 10 g，滑石、煅海螵蛸、制炉甘石各 40 g，硼砂 15 g，赤石脂 20 g。共研成细末，过筛和匀。将患处洗净擦干，然后将药粉均匀撒在趾缝间糜烂痒处，每天 2 次。适用于浸渍型足癣。

(2) 苦参、地榆、胡黄连、地肤子各 200 g，将上药切碎后放入 1000 mL 75% 酒精中浸泡 1 周；过滤后再加 70% 酒精至 1000 mL。外搽患处，每天 3 次。适用于水疱型足癣。

(3) 轻粉、冰片各 3 g，龙骨 20 g，密陀僧 30 g，炉甘石 50 g，凡士林 100 g。将前 5 味研成极细末，然后加凡士林调成膏剂，外涂患处，每日 3 次。适用于鳞屑型和增厚型足癣。

(4) 土茯苓、苦参、枯矾各 20 g，土槿皮、蛇床子、透骨草、徐长卿、黄芩各 30 g。每日 1 剂，水煎取汁适量，浸泡患处。每日 2 次，每次 30 分钟，适用于足癣合并感染者。

（二）预防与调护

1. 注意个人卫生

(1) 不与他人共用拖鞋、脚盆、擦布等，鞋袜、脚布要定期灭菌，保持足部清洁干燥。

(2) 洁身自好，不使用他人洗浴用品。

(3) 晚上洗脚或洗澡后，要揩干趾缝间水分，扑上消毒粉（薄荷脑 0.1 g，麝香草酚碘化物 2 g，硬脂酸锌 4 g，碳酸镁 2 g，硼酸 15 g，滑石粉加至 100 g)，目的在于尽量保持各趾间干燥，以防表皮霉菌再感染。

(4) 浴室、游泳池等传染足癣的主要场所应严格执行消毒管理制度。

(5) 经常换洗鞋袜并保持足部清洁，经常洗晒衣被。

2. 治疗相关疾病

如患有体癣、灰指甲、股癣，应积极治疗，以防传染手、足。

3. 减少刺激

(1) 手足多汗和损伤是手足癣常见的诱因，注意减少化学、物理、生物性物质对手足皮肤的不良刺激。

(2) 尽量保持足部干燥，穿宽松透气的鞋袜。

(3) 患者应少饮浓茶、咖啡、酒类等刺激性饮料，以避免激惹汗腺分泌与排出，给表皮霉菌提供有利环境。

六、痈证

痈指的是气血为毒邪壅塞而不通，为一种发生于皮肉之间的急性化脓性疾病，有内、外痈之分。外痈特点是局部红肿热痛（少数初起白肿），范围 2 ～ 3 寸，发病迅速，易有肿、脓及溃，也易敛，一般不会损伤筋骨，也不会造成陷证。本部分主要叙述外痈。

（一）病因与病机

多由外感六淫及过食膏粱厚味、内郁湿热火毒或外来伤害、感受毒气等引起邪毒壅聚，致使营卫不和、经络阻塞、气血凝滞而成。身体血液之流行属心之所主，但是气之运行对血液流行有制约和推进作用。上述各种因素均可导致气机运行失常，也会影响血行，促使邪热阻于皮肉间，聚而成形，发为痈肿。《素问·生气通天论》中“营气不从，逆于肉理，乃生痈肿”扼要地说明了痈的发病机制。

（二）辨证论治

痈是气血被毒邪壅滞而成，故治疗原则应以祛除毒邪、流通气血为主并宜根据病程的阶段、所患部位分别处理。若初起尚未化脓，应究其病因，清除其源，用药消散；至化脓阶段，如成脓迟缓，应投药促其成脓；溃后精神充足，则只用外治即可，如气血受耗，则宜加补益之品。初起宜散风清热、行瘀活血，一般用仙方活命饮，去猪蹄甲、皂角刺、乳香及没药。成脓宜托里透脓，以透脓散与上方合并使用；气血不虚者去生黄芪。此因痈证本浅在皮肉之间，溃后一般不用内服药，若脓血过多，体质虚弱者，宜补益气血。气虚用四君子汤，血虚用四物汤、当归补血汤，气血两虚用八珍汤。另有一些成药验方：①六应丸。成人每次10粒，每日3次；儿童剂量酌减，7～12岁每次5粒，6岁以下每次3粒。②蟾酥丸。每次3～5粒，每日1或2次，陈酒或温开水送下。孕妇忌服。③银黄片。每次4片，每日2次。④清解片。每次5片，每日2次。以上各类药物初中期均可选用。

除内治法外，外治法能够直接针对病灶及其周围，有助于在短时间内缓解症状，在痈证的治疗中有重要意义。①初起宜清热、和营、消肿。一般用金黄膏或金黄散冷开水或醋、蜜、饴糖等调成糊状外敷。热势盛者，可用玉露膏或玉露散冷开水或醋、蜜、饴糖调成糊状外敷；或取太乙膏外敷，掺药均用红灵丹或阳毒内消散，撒油膏或膏药上外贴之，以冀消退，膏宜厚。②成脓宜切开排脓。③溃后。初溃时宜提脓祛腐。先用八二丹，3~5日后改用九一丹并用药线蘸药插入疮口，触底而退出少许，使药线露出部分头向下，以引流，外盖金黄膏或玉露膏。待肿势消退十之八九时，改用红油膏盖贴。收口时脓腐已尽，宜生肌收敛。溃后提毒见出透明浅色黏液者，即为毒已净，必去药线，改用生肌散掺疮上，外以太乙膏或生肌白玉膏、生肌玉红膏盖。若脓出不畅，溃口在上，脓腔在下，疮口呈袋形，有蓄脓之象，可先用垫棉法加压包扎，如5~7日无效，可扩创引流。

1. 颈痈

颈痈是发生在颈部两侧的急性化脓性疾病，俗名痰毒，相当于西医中的急性化脓性淋巴结炎。此病多由外感风温、毒邪壅滞而发；亦有痧痘之后，肺胃余毒不清或口龈生疳、肝胃火毒结聚而成。若外感风温，肝胃火毒上攻，则多起于颈之两旁；风温毒邪客于肺胃，积热循经上壅者，则多起于喉结之处。此病多见于儿童，初起时局部肿、热、痛而皮色不变。肿块边界清楚，具有明显风温外感症状。《疡科心得集·辨颈痈锁喉痈论》对该病论述较详："颈痈生于颈之两旁，多因风温痰热而发。盖风温外袭，必鼓动其肝木，而相火亦因之俱动，相火上逆，脾中痰热随之。颈为少阳络脉循行之地，其循经之邪至此而结，故发痈也。"

治疗：①内治。初期散风清热、化痰消肿。方以牛蒡解肌汤或银翘散加减。热甚加黄芩、生山栀、生石膏（打碎）；便秘加瓜蒌仁（打碎）、枳实；脓成加炙猪蹄甲、皂角刺。②外治。参诊疗概述。

2. 腋痈

腋痈是发生于腋窝的急性化脓性疾病，又名夹肢痈，俗谓夹痈，即西医中的腋下急性化脓性淋巴结炎。患者腋下暴肿、灼热、疼痛而皮色不变，发热恶寒，上肢举动不利，2 周成脓、易敛。《医宗金鉴·外科心法要诀·腋痈》云："腋痈暴肿生腋间，肿硬焮赤痛热寒，肝脾血热兼忿怒，初宜清解溃补痊。"本病多由上肢皮肤破损染毒或疮疡等感染病灶、毒邪循经流窜所致；或因肝脾血热兼忿怒气郁而成。①初期。多暴肿，皮色不变，灼热疼痛，上肢活动不利；伴恶寒发热，纳呆；苔薄，脉滑数。②成脓。若疼痛日增，寒热不退，势在酿脓，消散得很少。经 10 ~ 14 天肿块中间变软，皮色转红，按之波动明显，此为内脓已成。③溃后。一般脓出稠厚，肿消痛止，容易收敛；若溃后脓流不尽，肿势不退，多因切口太小。或因任其自溃，疮口不大；或因疮口位置偏高，引起袋脓，致引流不畅，影响愈合。此时需及时扩创，否则迁延时日，难以收口。

治疗：①内治。初起清肝解郁，消肿化毒，方以柴胡清肝汤加减。脓成上方加炙猪蹄甲片、皂角针，透脓托毒。②外治。参概述。惟脓成切开时刀法宜循经直开，低位引流。疮口将敛时需外盖棉垫，紧压疮口，以加速愈合。

3. 乳痈

生于乳房，有内吹和外吹两种。外吹多因哺乳时乳母肝胃气结，乳儿吮乳时熟睡致乳头浸渍糜烂，毒气乘机侵入而成；内吹多因孕妇在怀孕期间情绪不佳，胎气上冲而成。临床上以外吹较为多见。乳痈初起时局部微有肿大，皮肤稍红，内部焮热疼痛，按之较硬；如热疼不退时久则必成脓，甚或溃破。①内吹乳痈。多见于怀孕 6 ~ 7 个月时。初起乳房部结块肿痛，皮色不变；日后逐渐转红，化脓而溃。本病较外吹乳痈难消，酿脓亦慢，溃后往往须待产后才能收口。②外吹乳痈。患者大多是产后尚未满月的哺乳妇女，尤以初产妇多见。初期脓未成时，在乳房部肿胀疼痛并有结块或无块，乳汁分泌不畅，寒热，头痛骨楚，或有胸闷、口渴、呕吐等症。经治疗后，若能在 3 日内寒热退清，肿消痛减，则有消散希望；假使寒热不退或热退不尽，脉象弦滑带数，舌苔白腻或黄腻，乳部肿块增大，焮红疼痛并有持续跳痛的，则已有化脓趋势。成脓期则寒热疼痛，连续 10 日左右不减，硬块中央渐软。按之应指者，已到脓熟阶段。溃后一般肿消痛减，逐渐痊愈；若脓流不畅，肿势不消，疼痛不减，身热不退，脓液可能波及其他乳络，致传囊之变，疗程较慢。若乳汁从疮口中流出，收口亦慢，甚至要断乳后方能收敛。本病偏于热的，皮色多红赤；偏于气郁或乳汁阻滞而成的，皮色多不变。③非哺乳期乳痈。不论男女老少均能发生，与上述二证所不同的就是既未怀孕，又不哺乳。临床表现一般与外吹乳痈相同，但比较易溃、易敛。

本证的治疗，一般以疏肝气、清胃热为主，热重者偏重清热，气郁者偏重理气，可依据辨证灵活应用。

(1) 内吹之证内治。因怀孕，故在疏肝清胃方中须佐以安胎之药，免伤胎儿。①皮色不变、偏于气郁者，宜疏肝解郁，可用逍遥散。②皮色红赤、偏于热壅，宜解郁和胃清热，可用橘叶散。此二方中均可加紫苏梗、苎麻根等安胎之药。

(2) 外吹之证内治。①初起时可用小青皮、牛蒡子、蒲公英各五钱煎服。如有寒热往来，头痛，骨节酸楚，或胸闷呕吐，局部无块或有块，皮色或红或白，但脓未成者，均宜疏泄厥阴、清解邪热。用瓜蒌牛蒡汤加蒲公英。加减法：哺乳期间乳汁壅滞者，宜通乳，加鹿角霜、漏芦、王不留行、木通、路路通等；产妇不哺乳或断乳后乳汁壅胀者，宜回乳，加焦山楂、焦麦芽等；偏气郁者，宜理气，加川楝子、合欢皮、枳壳等；新产妇恶露未净，宜祛瘀，并少用寒凉药物，可加当归尾、川芎、益母草等；有肿块者，宜和营，加当归、赤芍及川芎等。②将化脓者宜透托，可用透脓散。③溃后气血两亏者宜调补，可用八珍汤加减。

(3) 非哺乳期内治。参外吹治法，但应除去通乳之药。

外吹、内吹及非哺乳期乳痈三证均可采用如下外治之法：皮色焮红灼热者，宜玉露散或金黄散外敷；皮色微红或不红者，宜冲和膏或太乙膏掺红灵丹盖贴。敷药前可先用葱 200~250 g 煎汤热敷。成脓期脓熟宜采取放射形切开排脓，可不致破伤较多乳络。

4. 脐痈

脐痈是生于脐中的急性化脓性疾患，但不同于一般痈证，可能内溃透膜或形成瘘管。本病发病部位属任脉神阙穴。此证因心脾湿热火毒流入小肠，结于脐中，以致血凝毒滞而成。亦有先患脐中出水、复因搔痒染毒而引起者。脐部肿大如瓜，或高突若铃，皮色或红或白。此病宜争取消散，否则有内溃透膜危险。溃后得稠脓者为顺；若时出臭秽污水而久不收口，往往成为脐漏。

治疗：①内治宜清火解毒利湿，如用黄连解毒汤合四苓散，或用导赤散加当归尾、赤芍、金银花等。宜保护内膜，可兼服琥珀蜡矾丸。溃后成漏，宜补养脾胃，如用四君子汤。若无虚证表现，可不必内治。②外治一般参照痈证概述，唯脐漏下有硬结者，可用七仙条化管提脓。

5. 臀痈

本病急性者多由湿热火毒蕴结或注射时感染毒邪，亦可因局部疮疖发展而来。慢性者多由湿痰凝结、营气不从、逆于肉里所致,或注射药液吸收不良引起。急性者多生在臀部一侧,初起疼痛,焮红肿胀,皮肤灼热,中心明显,四周较淡,逐渐扩大,有硬结,边缘不清。2 ~ 3 天后皮肤湿烂,可色黑腐溃或中软不溃。伴怕冷发热,胃纳不馨,骨节酸痛;苔黄腻,脉弦滑数。

一般溃后脓出黄稠者,如治疗适当、腐脱新生、热退肿消,约 1 个月可痊愈。慢性者初起多漫肿,皮色不变,红热不显,硬块坚实,有疼痛或压痛,患肢步行不便,进展较缓慢,全身症状也不明显。由注射药液不吸收引起的,患肢步行不便,进展缓慢,全身症状也不明显,一般经过治疗后能自行消退。

治疗:①内治。急性者宜凉血清热,解毒利湿,方以黄连解毒汤合仙方活命饮加减。药用黄连、黄柏、栀子、板蓝根、生地黄、赤芍、牡丹皮、薏苡仁、猪苓、茯苓、生甘草等。慢性者宜活血通络、散瘀消肿,方用桃红四物汤加减。药用桃仁、红花、赤芍、泽兰、川芎、丝瓜络、生甘草、乳没等。脓腐不易外出,加皂角刺、炙猪蹄甲。溃后不论急慢性,大块腐肉脱落,疮口较深而形成空腔,收口缓慢者,宜调补气血。方用八珍汤加减,药用黄芪、党参、赤芍、白芍、茯苓、怀山药、生薏苡仁、焦白术、当归、生甘草等。②外治。未溃而急性者用玉露膏,慢性者用冲和膏。脓成后宜切开排脓,有腐黑坏死与健康组织分界明显时,可以进行切开。溃后先用八二丹、红油膏盖贴,脓腔深的加用药线引流。腐脱新生,渗出黄稠黏液时改用生肌散、白玉膏盖贴。如疮口有空腔而不易愈合的,可加用棉垫法加压固定。

6. 委中毒

委中毒生于膝后中央折纹动脉陷中,相当于委中穴部位,故称委中毒。委中穴属足太阳膀胱经。本病由湿热下注、壅遏不行、阻于络脉所致;或由足跟破伤、冻疮溃烂、过度行动使湿热瘀滞而成。初起不硬不痛,皮色微红,后渐伸屈艰难,身发寒热。如果寒热不退、肿痛益盛,3 周以上才会成脓。溃破后往往脓出过多,筋失营养,以致筋缩而不能屈伸,必须经过较长时间 (2 ~ 3 个月) 治疗并加以活动锻炼,才会恢复正常功能。亦有初起焮痛色赤,2周内成脓的,则收功较快。若溃后脓流不尽,肿势不退,日久不能收口,多由切口太小或患者不愿开刀任其自溃以致引流不畅、脓毒不尽所造成。在此种情况下须进行扩创才能收口。若脓出转为清稀,如生鸡蛋清一样,这是内毒已净,即宜停止药线引流,掺以生肌收口之药,用垫棉法,纱布略为扎紧,即可收口。

治疗:①内治初起皮色不变或微红者,宜逐瘀活血,如用活血散瘀汤;若色赤焮红者,宜和营消肿、清热利湿,如用五神汤合萆薢化毒汤。若脓成溃后,可按前文概述一般治疗。②外治参照痈证概述。脓成应在腘中央折纹偏下些切开。

7. 囊痈

囊痈又名肾囊痈,生于阴囊部分,属足阴肝经所主。本病多由肝肾湿热下注而成;或由坐卧湿地、久着汗湿衣裤以致湿热蕴结、血凝毒滞而生。初起肾囊红肿,焮热疼痛,身发寒热,继则渐渐肿大,囊皮紧张光亮,形如一瓠。有一侧肿胀的,也有两侧肿胀的,常坠重而疼痛,口干饮冷,小便赤涩。如热退痛定,肿胀很快就会消散;如消之不应,身热不退,肿痛更甚,便有成脓趋势;如脓已出而肿痛不减,此为湿热未清。在一般情况下,出稠脓的易治,出稀脓的难治。

治疗:此证为肝肾湿热所致,不宜热药,热甚易成脓。①内治初起宜清热利湿,用龙胆泻肝汤等方剂,或用黄芩、黄连、黄柏、栀子、薏苡仁、木通、甘草、当归等药组方。若脓已成而小便不利为热毒壅闭,可佐透托,宜上法加猪蹄甲、皂角刺。若脓已出痛不减为肝肾阴亏而热毒未解,宜滋阴除湿,可用滋阴除湿汤。②外治参照本章痈证概述。唯此处施行切开手术时,宜先将睾丸以二手指推开,这样可避免损伤睾丸及里膜。

七、丹毒

丹毒是中医病名,相当于西医的急性网状淋巴管炎,主要致病菌为A组 β

溶血性链球菌。丹毒好发于下肢和面部，发于小腿和足部的称“流火”，发于头面部的则称“抱头火丹”，发于全身者称“赤游丹”。

（一）病因病机

丹毒是一种皮肤突然鲜红成片、色如脂涂丹染、迅速蔓延的急性感染性疾病。特点病起突然恶寒壮热，局部皮肤忽赤如丹涂脂染，掀热肿胀，迅速扩大，边界清楚。发无定处，数日内可逐渐痊愈，每多复发。发病部位以小腿最多见，头面次之。发病前先出现明显全身症状，如恶寒、发热、头痛、骨楚、胃纳不佳、便秘尿赤；苔薄黄或黄腻，脉数或滑数。

一般局部先起小片红斑，很快蔓延成大片鲜红，稍高出皮面，境界清楚，压之皮肤红色减退、放手又显红色，表面紧张光亮，触之灼手、肿胀触痛等，为火毒入于血分的表现。严重红肿处可伴起紫癜、瘀点、瘀斑和大小不等的水疱，偶尔可见结毒化脓、皮肤坏死者。常可并见患处附近臖核肿痛。不同部位丹毒特征：①新生儿丹毒。多游走不定，有皮肤坏死，伴高热、烦躁、呕吐等严重全身症状，存在生命危险。②头面部丹毒。如由鼻部破损引起，先发于鼻额，次肿于目，致两眼睑肿胀不能开视；由耳部破损引起者，先肿于耳之上下前后，次肿及头角；由头皮破损引起者，先肿于头额，次肿及脑后。③腿胫部丹毒。多由趾间皮肤破损引起，先肿于小腿，可延及大腿，愈后易复发，常因反复发作而形成大脚风（象皮腿）。

（二）辨证论治

1. 内治

应凉血清热，解毒化瘀。但发病部位不同，施治也有所区别。①发于头面者，属风热化火，治宜以散风清火解毒为主。方用普济消毒饮加减。大便干结者，加生大黄及玄明粉；咽痛则加生地黄、玄参。②发于胸、腹、腰、胯者，属肝脾湿火，治以清肝泻火利湿为主。方用龙胆泻肝汤、柴胡清肝汤或化斑解毒汤加减。③

发于下肢者，属湿热化火，治以利湿清热解毒为主。方用五神汤合萆薢渗湿汤加减。④新生儿丹毒，属胎火胎毒为患，治以凉血清营解毒为主。方用清热地黄汤或犀角地黄汤合黄连解毒汤加减。⑤毒邪内攻，邪入营血，可仿温病法救治，治宜凉血清营解毒。方用清热地黄汤或犀角地黄汤合清瘟败毒饮加减。若神志昏迷，加清心开窍之安宫牛黄丸 1 粒化服，或紫雪散 3 g 分 2 次吞服；阴虚舌绛苔光者，加玄参、麦冬、石斛等。丹毒均可用生地黄、赤芍、板蓝根、制苍术、黄柏等煎服。并发大脚风者可用防己、苍术、泽泻各 60 g，升麻 30 g，研末，水泛为丸。每次 9 g，每日 2 次，饭前温开水吞服。可常服。

2. 外治

(1) 外敷。外用玉露散或金黄散以鲜丝瓜叶捣汁或金银花露调敷，时时湿润。或选鲜野菊花、蒲公英、紫花地丁、马齿苋、冬青树叶等捣烂湿敷。干后调换或以冷开水时时湿润。

(2) 熏洗。下肢复发性丹毒形成大脚风可选下列方药熏洗：①大蒜一大把煮水半桶，倒入木桶，将患肢趁热先熏（外盖棉被）后温洗，每晚 1 次，每次 20 ~ 30 分钟。②乌桕叶、鲜樟树叶、松针各 60 g，生姜 30 g，切碎煎汤熏洗。③紫苏 100 g，葱白 200 g，鲜凤仙花带茎叶 100 g。煎汤熏洗。

(3) 砭镰法。将患处消毒后用七星针或三棱针叩刺患部皮肤，放血泄毒，或再配合拔火罐，令出恶血，任其自流，待自止后敷玉露散。此法只适用于下肢丹毒，禁用于抱头火丹、赤游丹或伴血液病患者。

(4) 手术。流火结毒成脓者可在坏死部分作小切口引流，外掺九一丹，敷红油膏。

八、疔疮和疖

疮疡和疔疖是各种致病因素侵袭人体后引起的体表化脓性疾病，为外科常见的疾病。中医自古至今积累了丰富的疮疡临床经验,建立起独特的理论体系。疮疡专科在中医外科中以疗效良好著称,更以疮疡之理论体系完整、辨证论治法度井然而向治疗其他疾病的新领域发展延伸,成为中医外科的核心学科。

(一)疔疮

此证随处可生,但多发于颜面和手足等处。发于颜面的疔疮,如处理不当更易走黄而有生命危险;发于手足者,则可损筋伤骨,影响功能。疔疮为中医外科特有病名,包括多种性质不同的急性化脓性感染。疔疮是发病迅速而危险性较大的疾病,范围很广,发病原因亦殊,因此名称较多。

1.颜面疔疮

(1)病因病机。颜面部疔疮是颜面部急性化脓性疾病,特征为疮形如粟,坚硬根深,如钉丁之状。本病因发生部位不同而名称各异:生在眉心的叫眉心疔,生在两眉棱的叫眉棱疔,生在眼胞的叫眼胞疔,生在颧部的叫颧疔,生在颊车的叫颊疔,生在鼻部的叫鼻疔,生在人中的叫人中疔,生在人中两旁的叫虎须疔,生在口角的叫锁口疔,生在唇部的叫唇疔,生在颏部的叫承浆疔等。颜面疔疮虽名称各异,但病因、辨证施治基本相同。①初期。开始在颜面部某处皮肤上有粟米样脓头,或痒或麻,逐渐红肿热痛。肿块范围虽只有 3 ~ 6 cm,但有多个深坚硬形如钉丁之状,病灶较深,不同于疖肿突起根浅的小疮,重者有恶寒发热等全身症状。疮顶高突,四周结肿不散者,为有“护场”,属顺;若四边根脚平塌散漫者为失“护场”,多凶。②中期。起病后 5 ~ 7 日,肿势逐渐增大,四周浸润明显,疼痛加剧,脓头破溃,伴发热口渴、便干溲赤、苔薄腻或黄腻、脉象弦滑数等脏腑蕴热、火毒炽盛证。疔疮以出脓者轻,因火毒随脓而泄。干枯无脓或流血水、出黄水者重。此正虚、气血不足无以酿脓托毒,火毒不泄,势必横散。③后期。起病后 7 ~ 10 日,肿势局限,顶高、根软、溃脓,脓栓或疔根随脓外出,肿消痛止,身热减退者,一般至第 10 ~ 14 天即可痊愈。可见若能早期治疗,处理得当,则病程短暂,预后良好。④并发症。生于鼻翼、上唇的疔疮,若处理不当,妄加挤压、不慎碰伤或过早切开等,可致顶陷色黑无脓,四周皮肤暗红,肿势扩散,失去“护场”,头面、耳、项俱肿,并伴壮热烦躁及神昏谵语、胁痛气急等症;苔黄糙,舌质红绛,脉象洪数。此乃疔毒越出局限范围,发为走黄之象。少数病例在中期亦可出现走黄。若疔毒走窜入络,出现恶寒发热,在躯干或四肢肌肉丰厚处有明显痛处者,则是并发流注之象。若毒邪内传脏腑,可引起内脏器官转移性脓肿;若毒邪流窜附着四肢长管骨,骨骼胖肿,可形成附骨疽。出现并发症可有生命危险,或引起骨质破坏而缠绵不愈。

(2) 内治。①辨证施治。清热解毒,方用五味消毒饮合黄连解毒汤加减。加减法:有恶寒发热的,加蟾酥丸 3 ~ 5 粒吞服,以驱毒发汗;如毒盛肿甚,倍黄连,加大青叶,加大清热解毒之力;壮热口渴的,加淡竹叶、石膏、连翘等清泄阳明气火;大便秘结,加生大黄(后下)、元明粉(冲服)等通腑泄热;不易出脓,加皂角刺以透托;小便不利的,加木通、赤苓;泛恶加陈皮、竹茹。②成药验方。清解片每次 5 片,每日 3 次;儿童减半,婴儿服 1/3 量。六神丸或六应丸,成人每次服 10 粒,每日 3 次;童、婴如前减量。梅花点舌丹 2 粒,每日 3 次,含化或吞服,儿童减半;蟾酥丸 3 ~ 5 粒,吞服,儿童减半。

(3) 外治。①初期。宜箍毒消肿,用玉露散,以银花露或冷开水调而围箍,中以千捶膏敷贴疮头。②中期。宜提脓祛腐,用九一丹、八二丹或药制苍耳虫置于疮顶部,再用玉露膏或千捶膏敷贴;脓熟、中央明显波动而不能自溃者,当切开排脓,加用药线,八二丹或九一丹引流。③后期。脓净,肌肤新生,宜生肌收口,用生肌散,以太乙膏、红油膏或白玉膏盖贴。

2. 手足疔疮

(1) 病因病机。为手足部急性化脓性感染。初起时肿痛无头,若不及时治疗,容易损筋坏骨,影响手足功能。多由脏腑火毒凝结而成。由针尖、竹、木、鱼骨刺伤及昆虫咬伤等感染毒气，阻于皮肉之间，留于经络之中，也都能引起本病。本病发于手部多于足部。本病因发病部位及形态、预后不同有多种命名。如生在指头顶端的叫蛇头疔、生于指甲旁的叫蛇眼疔、生于甲身一侧边缘的名沿爪疔或代指、生于甲后的叫蛇背疔、生于手指螺纹处的叫螺疔、生于手指指节间的叫蛀节疔（易损骨引起功能障碍）、生于指头有黄疱明亮者叫水蛇头（挑破去其恶水即愈）、一指通肿的叫泥鳅疔，生于指中节前肿如鱼肚的叫鱼肚疔或蛇腹疔、生在五指（趾）丫处的叫手足丫疔、生在手掌中心的叫托盘疔、生在足掌中心的叫足底疔、生在涌泉穴者叫涌泉疔等。上述病名虽异，病因病理、证治却大致相同，故统名手足部疔疮。①初期。初起局部无头者较多，有头者较少，并有麻木作痒；继则焮热疼痛，红肿明显或不明显。②中期。肿势逐渐扩大，疼痛剧烈而呈搏动性，全身症状亦渐渐出现，如恶寒发热、饮食减少和睡眠不安等。③后期。一般脓出黄白稠黏，逐渐肿退痛止，趋向痊愈，全身症状也随之消失。

(2) 内治。①初期宜清热解毒，可用五味消毒饮加半枝莲、重楼。恶寒发热则加蟾酥丸驱毒发汗。②中期仍宜上法，用五味消毒饮合黄连解毒汤。壮热口渴加淡竹叶、石膏、连翘等以清胃火；毒盛肿甚加甘草、牡丹皮、赤芍以凉血解毒；不易出脓加皂角刺以透托；大便秘结可加大黄、玄明粉等以通腑泄热。③后期。若已热退肿消，可停服内治药物。

(3) 外治。①初期。以玉露膏或金黄膏掺八将丹敷贴。患于指头部皮硬者，可套猪胆，或以鸡蛋清调八将丹倒入猪胆内套之（或蛋壳代猪胆）。每日一换，使患处皮肤柔软，药力易透达。②中期。脓成时切开排脓，刀法应取直开。③后期。若有死骨，须用镊子钳出。指甲溃空或指甲陷入肉内，须剪去已空指甲。如生在手掌或足底皮肤之下，应将皮肤剪破，防止贮脓过久。其余可参照概述加以治疗。

3. 红丝疔

(1) 病因病机。发于手足或骨节间，亦有生于头面的。此症为一条红线蔓延，主要是由火毒壅结、毒流经脉所致，疔初起时形似小疮，逐渐发生红丝。本病在手者多上攻胳膊，在足者多上走股腿，在头面者则多下窜颈项，流窜颇快。本病常并发恶寒发热，甚至恶心呕吐。本病生于手者，其毒可攻心；生于足者，其毒可至脐；生于头面者，其毒可至喉。如不早治常易引起心神恍惚、烦躁谵语，变成险症。本病内有火毒凝聚，外有手足部生疔、足癣糜烂或皮肤破损，若感染毒邪，可致毒流经脉向上走窜而继发。

(2) 内治。宜清热解毒。治同颜面部疔疮。

(3) 外治。①处理原发病。先按手足部疔疮处理。若红丝细，宜用砭镰法，局部皮肤消毒后以刀针沿红丝路径寸寸挑断，用拇指和食指轻捏针孔周围皮肤，微令出血，或在红丝尽头挑断，断处均盖贴太乙膏掺红灵丹。②脓成切开引流。③溃后用八二丹、九一丹药线引流，外敷红油膏。如 2 ~ 3 处相互串联贯通，可将串联贯通处彻底切开，或用棉垫加盖绑缚，垫压疮口上部，以利引流，加速疮口愈合。脓净后改用生肌散、白玉膏收口。

4. 烂疔

(1) 病因病机。烂疔是发于皮肉间易腐烂的急性疾病，与一般疔疮不同，好发于足部，但臂、臑及手背等处偶或有之。皮肤破损后接触潮湿泥土，感染毒气，毒聚肌肤，或湿热毒炽盛，蕴蒸肌肤，均能导致毒滞血凝，热胜肉腐，而成本病。本病初起每多在皮肤破损处感觉胀痛，创口周围呈暗红色，旋即蔓延成片，状如丹毒，并有高热头痛、神昏谵语。多数病例在发热一昼夜后，虽身热略降，但仍有神智时昏时清，烦渴引饮，食欲不振，小便短赤，脉洪滑数，苔黄焦糙；继则灼热肿痛剧烈，皮肤上形成一个大水疱。若溃破后流出淡棕色浆水，此时肌肉大部分已腐坏，四周转为紫黑色，中心部间有浅黄色死肌，疮面略凹，如《千金方》"疔肿门”所说：“烂疔其状色稍黑，有白癞，疮溃有脓水流出，大小如匙面。”若身热渐退，患处四周红肿消失，腐肉与正常处分界明显并在分界处流出稠脓者，为转机之象，治疗后就能腐脱新生，即使疮面甚大，不难收口而愈。若身热不退，神智持续不清，患处腐烂及肿势继续蔓延不止者，为逆证。

(2) 内治。宜凉血解毒，清热利湿，方以清热地黄汤（犀角地黄汤）、黄连解毒汤合三妙丸。神昏谵语用水牛角片 15 ~ 30 g 或浓缩水牛角粉 0.9 ~ 3.0 g 吞服；或安宫牛黄丸 2 粒，分 2 次化服；或紫雪散 4.5 g，分 3 次吞服；便秘者加生大黄（后下）。本病证情危重者，宜早期中西医结合治疗。

(3) 外治。①初起用玉露膏外敷。如皮色紫黑，加掺蟾酥合剂；若无蟾酥合剂，可用外科蟾酥丸研细代之。②腐肉与正常皮肉分界明显时，改掺 5% ~ 10% 蟾酥合剂或五五丹。③腐肉脱落，周围肿势退净，肉色鲜润红活者，掺生肌散、红油膏盖贴。

本病一经诊断应立即施行手术。在不用止血带的条件下于多处纵深切开，直到可见颜色正常、能够出血的健康组织为止。切除一切坏死或濒于坏死以及已经变色的组织和肌肉群，彻底清除异物、碎骨片，用大量双氧水冲洗创口，创口完全敞开；用双氧水或高锰酸钾溶液纱布松填，或掺蟾酥合剂。在肿势局限、呈一片黑色匙形疮面、按之有轻微波动感和捻发音时，已经是内有积脓，应作多个纵形切口引流，术后外敷药物同上。

5. 疫疔

(1) 病因病机。疫疔形如脐凹陷，古称鱼脐疔，为一种特殊急性传染病而与一般疔疮不同，故名疫疔。本病多见于畜牧或皮毛制革业等工作者，好发于头面，其次为颈项、手臂等部位。《证治准绳》说“疔疮者……或感疫死牛、马、猪、羊之毒”，即指此证而言。疫疔是因感染疫毒，阻于皮肤之间，以致气血凝滞、毒邪蕴结而成。①初期。皮肤上有一小红斑，多痒而不痛，形如蚊迹蚤斑，全身可轻微发热。②中期。局部红斑上发生水疱，但很快干燥，形成暗红色或黑色腐肉；继而肿势散漫增剧，软绵无根，并在腐肉周围形成一圈灰绿色水疱，像牛痘；而后疮形呈中黑凹陷，形如脐状，此时全身发热症状也随之加重，体温更高。③后期。若中央腐肉与正常处开始分离，或流出少量脓水，四周肿势日趋局限，身热渐退，为顺证；但此证腐肉脱落较一般缓慢，疮口愈合亦迟。若局部肿势继续发展，伴壮热神昏、痰鸣喘急、脉细身冷者，为走黄逆证。

(2) 内治。初、中期参颜面部疔疮；另服外科蟾酥丸 6 粒，分 2 次吞服。后期并发走黄者，按疔疮走黄治疗。

(3) 外治。①初、中期宜消肿解毒，用玉露膏掺蟾酥合剂或升丹外敷。若无蟾酥合剂或升丹，可用外科蟾酥丸研细代之。②后期腐肉未脱，改掺 10% 蟾酥合剂或五五丹；腐脱，肉色鲜红者，改掺生肌散。外盖红油膏。

(二) 疖

此为一种生于皮肤浅表的急性化脓性疾患，随处可生，分为有头、无头两种。疖以色红、灼热、疼痛为特征，突起根浅，肿势局限，范围多在 1 寸，出脓即愈。一般认为疖是皮肤疾病中的小疮，毒轻而易治。

1. 疖病

(1) 病因病机。好发于项、背、臀等处，多见于青壮年，任何季节都可发生。在一定部位发几个到数十个疖肿，反复发作，经年缠绵不愈。可在身体各处散发，一处将愈，他处又起，或间隔 2 周、月余再发。本病多由内郁湿火、外感风邪、蕴阻于皮肤所致，亦有因患消渴及习惯性便秘等慢性病而成阴虚内热，染毒所致。

(2) 内治。①辨证施治。湿火风邪证宜祛风清热利湿，可用防风通圣散加减。阴虚内热证宜养阴清热，上方加生地黄、玄参、天麦冬；脾虚便溏者加党参、黄芪、白术、怀山药。如有消渴病或肾病等，应针对原发疾病具体情况进行辨证施治。②成药验方。三黄丸每日 9 g，分 2 次服；或清解片每次 5 片，每日 2 次吞服；

或蒲公英、大青叶各 30 g，车前子 15 g，生甘草 3 g，煎服；或六应丸或六神丸，每次 10 粒，每日 3 次吞服，婴幼儿减量。

(3) 外治。①用千捶膏外贴，或三黄洗剂外搽。②针刺。主穴为督脉灵台穴，位于第六胸椎棘突处。进针时令患者端坐，抱肘低头，穴位处用 0.1 cm 圆针沿皮下进针，深 4.5 ~ 6.0 cm，留针 20 分钟。配穴为合谷穴，在第一、二掌骨连线之缘。用毫针快速进针，得气后将针退至皮下，沿皮下进针至骨前缘约达掌指关节处，留针 10 ~ 15 分钟。每周 1 或 2 次，2 ~ 3 周为 1 疗程。

2. 暑疖

(1) 病因病机。本病暑天易发，故名暑疖，多发于头面。小儿易患，新产妇亦常见本病。暑疖初起局部皮肤潮红，次日发生肿痛，根脚很浅，范围局限在 3 cm 左右。本病有两种：一种是先有黄白色脓头，随后疼痛增剧，自行破溃，流出脓水，肿痛亦逐渐减轻；另一种是结块无头，红肿疼痛，2 ~ 3 日便可成脓，切开后脓出黄稠，再经 2 ~ 3 日即能收口。本病一般无全身症状，但亦有因遍体发生，少则几个，多则数十，或簇生在一起，而出现全身不适、寒热头痛、心烦胸闷、口苦舌干、便秘尿赤等现象。此外，若初起时因用力挤压或碰伤，则可转成疔疮。若患在头顶皮肉较薄之处，脓不早泄，或引流不畅，脓液蓄积，腐蚀肌肉，以致头皮脱空，则可转成蝼蛄疖。

(2) 内治。①辨证施治。清暑利湿解毒，用清暑汤加味。热毒盛者加黄连、黄芩及生山栀子；小便短赤加车前子(包)、六一散(包)、茯苓；大便秘结加生大黄；表虚患者加玉屏风散以邪正兼顾。②成药验方。金银花、菊花、鲜藿香、鲜佩兰各 9 g，生甘草 3 g，煎汤代茶；或鲜车前草洗净捣汁内服；或鲜野菊，或鲜蒲公英，或鲜青蒿，或鲜马齿苋，均用 30 g，煎汤代茶。成人吞服清解片 5 ~ 10 片，每日 3 次；儿童减半，婴儿服 1/3。或用六应丸及六神丸，成人每次 10 粒，每日 3 次，吞服；儿童减半，婴儿服 1/3。

(3) 外治。①初起。千捶膏盖贴可冀消退（脓成可咬头代刀）；或取金黄散、玉露散，金银花露或菊花露调成糊状，敷患处；或三黄洗剂外搽。珠疖宜青黛散、麻油调敷，也可鲜野菊花叶、马蓝头、金丝荷叶、丝瓜叶或芙蓉花叶任取一种，洗净捣烂敷于患处。②脓成。切开排脓。切口宜浅不宜深，当取卧刀，切破薄皮，令脓自出便可。③溃后。用九一丹掺太乙膏盖贴，每日换 2 或 3 次。④并发湿疹。用青黛散麻油调敷。⑤转成疔疮及蝼蛄疖者，按颜面疔疮、蝼蛄疖治疗。

3. 蝼蛄疖

(1) 病因病机。俗名鳝拱头，多生于小儿头皮，未破如曲鳝拱头，破后似蝼蛄串穴，以形状命名。本病多由生暑疖之后治疗不当或护理不慎等所转成，并且与体虚有关。治疗不当者因疮口太小，以致脓流不畅，致脓毒潴留；护理不慎者因搔抓碰伤，致脓毒旁窜。加之头顶皮肉浇薄，容易互相蔓延，结果肌肉腐蚀，头皮串空，遂成本病。

(2) 内治。一般同暑疖。体虚者宜健脾养阴，用两仪膏每日 15 ~ 30 g 开水冲服；或以山药粉 9 g 和入大米内煮粥吃并加牛肉汁佐餐。

(3) 外治。①扩创手术。将相互串通的空壳十字形剪开，如遇出血，可用缚扎法压迫止血。②外用药。用药线、九一丹引流，外盖以太乙膏，每日换 2 或 3 次。脓尽改用生肌散收口。③并发症。有死骨者，待松动时用镊子钳出。④垫棉压迫法。数个头拱出者亦可逐个切开，药线引流并在空腔上加棉垫绑压，使脓毒得泄、皮肉相粘而促进愈合。

九、脱疽

此为一种筋脉被寒湿或火毒侵犯导致趾（指）节坏死脱落的慢性疾病，特点是好发于四肢末端，尤以下肢多见。初起时趾（指）间怕冷、麻木，步履不便，继则疼痛剧烈，日久紫黑腐烂不愈，可使趾（指）部骨节脱落，故罹患脱疽后，可严重影响活动。脱疽最早记载见《黄帝内经》，称为脱痈，如《灵枢·痈疽》说："发于足指，名脱痈，其状赤黑，死不治；不赤黑，不死。不衰，急斩之，不则死矣。"后来皇甫谧《针灸甲乙经》将此段注解为脱疽。而南北朝龚庆宣《刘涓子鬼遗方·黄父痈疽论》论到脱疽，仅重复《灵枢》论述，更换了病名。本病绝大多数发生于男性，女性很少见，年龄多在25～40岁之间。

（一）病因病机

本病因严寒涉水，寒湿下受，以致寒凝络痹，血行不畅，阳气不能下达，遂发疽烂。但寒湿郁久，亦能转化为热，故始为寒凝，久则转成热毒为患。或由于过食膏粱厚味，辛辣炙煿，致肠胃功能失调，火毒内生；或因过服丹石药酒，温肾壮阳等淫热药物，房劳过度，以致邪火烁阴，水亏不能制火而成。这两种成因虽异，但均能导致火毒蕴结，筋脉阻塞，气血凝滞，而发为本病。

（二）治疗

1. 内治

(1) 辨证选方。①寒湿引起者。初期患肢有沉重、怕冷、麻木感觉，步履不便者，宜和营活血，温通经络，可用桂枝加当归汤。病程较久，皮肤冰冷，苍白枯瘦，足趾、足背疼痛，不能履地者，宜温经散寒，祛风化湿，益肝肾、补气血，可用独活寄生汤；若体质较实，则去补虚之品。及至日久寒化为热，出现热证时，治疗与火毒所致者同。②火毒所致者。可用滋阴降火、和营解毒方剂，应顾及元气之虚。《疡医大全》云："足疽之生，乃气血之亏，不能周致之故，然则焉可单泄毒以重伤气血乎！必大补气血，加以泄毒之味，则全胜之道也。"《外科正宗》也说："内服滋肾水、养气血、健脾安神之剂。"可见此病虚中有实、实中有虚，治当兼顾，始有疗效。初起症见烦热口渴，局部或肿、紫、麻、痛者，宜滋阴降火，和营解毒，可用解毒济生汤或顾步汤加玄参、生地黄。若局部肿胀疼痛，腐烂紫黑而出水无脓，宜补益气血、托毒消肿，可用托里消毒散加生地黄、牛膝。若是久溃不敛，气血两虚，宜调补气血，可用人参养营汤。疮口敛后，腿足感觉滞钝，肌肤亦欠温和，为气血尚未恢复，宜益肾壮骨，可用虎潜丸。

(2) 经验方。不论寒热虚实、已溃未溃，每日用野赤小豆二两煮作点心，功能为活血止痛。

2. 外治

(1) 敷药。未溃时如因寒湿引起，宜用红灵丹油膏；因火毒发生，宜用大麦米煮饭，拌芙蓉叶、茶叶、菊花各五钱同捣，以敷贴之。腐烂以后，则改用生肌玉红膏去腐生肌。不论寒证热证、未溃已溃，均可用棉花蘸红灵酒揉擦疮口上方皮肤，每日 2 或 3 次，每次擦 20 分钟，有活血通络止痛作用。

(2) 手术。若内服外敷治疗无效，可手术割除。先用丝线缠扎患趾（指）本节尽处，绕十余转，毋令毒气攻延好肉；后用蟾酥饼放于初起黄疱顶上，加艾灸之，至肉枯疮死为度。次日病趾（指）尽黑，方用利刀寻至本节缝中，将趾（指）徐徐割下。如血流不止，可用如圣金刀散止血。次日若余黑未尽，单用蟾酥饼研末撒在创上，黑气可渐消退。若患处生脓，则用二宝丹拔毒，腐尽后可用生肌散收口。用生肌散、二宝丹时，均须外盖生肌玉红膏保护创口。

(3)针灸。主要适用于未溃者，但已溃时亦可采用。主穴有血海、足三里、解溪，配穴有三阴交、申脉、照海、昆仑、太溪。手法为中等强度刺激，留针 15 ~ 20分钟。

(4) 运动。虚寒证、血瘀证者可配合局部运动锻炼，以增加局部血流量。患者平卧，抬高患肢 45°，维持 1 ~ 2 分钟；然后双足下垂 2 ~ 5 分钟，再放置水平位 2 分钟。如此依次运动 5 组，根据患者不同情况，每日锻炼 3 ~ 5 次。局部坏死溃烂的热毒证患者禁止锻炼。

第十章 肿 瘤

第一节 中医肿瘤诊疗

一、病因与病机

（一）病因

中医认为，人体与外界环境、机体各脏腑组织间，既对立又统一，维持着相对动态平衡，从而保持人体正常生理活动。当这种动态平衡因某种原因遭到破坏而不能自行调节恢复时，人体会发生疾病。中医认为，内因，特别是先天不足、脏腑功能失调、精神情志及饮食嗜好等因素在肿瘤发病中有重要意义；同时，肿瘤也可由外邪所致，但外邪致病的基础仍与内因有关，“邪之所凑，其气必虚”。中医对肿瘤内外两方面病因与病机的阐述，为进一步研究肿瘤病因提供了一个方向。

1. 内因

从现代病因学的观点看，虽然已确定致癌因素有多种，许多癌肿的病因与外界环境因素有关，但其对机体致癌的作用方式必与机体本身的变化和反应有关。致病因子的长期反复作用，又进一步造成或加剧身体功能的失调，刺激易感局部增生反应，由量变到质变，产生肿瘤。这一发病过程是辩证的：外因是变化的条件，内因是变化的根据，外因通过内因而起作用，决定性的因素是内因而不是外因。从临床角度看，慢性疾病、癌前病变为局部器官和组织受外因刺激提供条件；发生癌变的原因还在于先天性免疫缺陷、遗传因素、后天疾病、精神因素、年龄因素、创伤、感染等因素引起体内的细胞调节功能失调。这与中医讲的脏腑、阴阳失调意义相似。

人们所处的外界环境大致相同，接触的致癌物质作用也大致相同，而患癌者毕竟是少数。这说明罹患癌症的决定性因素还是内因，如人体内在防御能力正常，即免疫功能正常，那么即使接触外界致癌因子，也不易发生癌症。

(1) 脏腑功能失调或亏虚

人体是一个有机整体，由脏腑、经络等许多部分组成，各脏腑、经络、组织、器官的功能活动不是孤立的，而是整体活动的组成部分，它们不仅在生理功能上存在着相互制约、相互依存和相互为用的关系，还以经络为联系通道，各脏腑、组织之间相互沟通，在气血、津液环周于全身的情况下，形成了非常协调和统一的整体。所以，中医在临床辨证论治过程中，尤其强调从整体出发。

整体健康状况和各脏腑功能均在肿瘤发病中有重要作用，中医重视人体整体机能的协调与否。《诸病源候论》记载："积聚者，由阴阳不和、脏腑虚弱，受于风邪，搏于脏腑之气所为也。"又指出：乳岩（乳癌）是因经乳腺的经络空虚，被风寒之气侵袭，则血液流通较慢，结成核如石硬的肿块，故叫做石痈。明代张景岳在《景岳全书》中说："脾胃不足及虚弱失调之人，多有积聚之病。"明代徐春甫也在《古今医统大全》中指出："气血日亏，相火渐炽，几何不至于膈噎。"以上论述都说明，脏腑虚引起气血紊乱是产生肿瘤的内在因素。中医发现，年龄大小与肿瘤发病密切相关，年龄愈大，癌症发病率愈高。明代申斗垣在《外科启玄·癌发》中明确指出："癌发四十岁以上，血亏气衰、厚味过多所生，十有一二。"古代医家多认为"年五十以上"或"五六十岁后"为肿瘤的高发年龄。明代赵养葵在论噎膈时说:“惟男子高年者有之。”张景岳指出:“少年少见此症,而惟中年丧耗伤者多有之。”这些均说明年龄因素的意义。中医认为,年老者肾气衰弱,肾藏精功能衰退,这时机体脏腑功能活动易出现失衡状态,机体免疫功能也减退,此时如存在致癌因素,就易发生癌症。

脏腑失调、气血亏虚是癌症发病的关键,其中,以脾、肾两脏失调和亏损为主。盖肾为先天之本,脾为后天之本、气血化生之源,脾、肾亏虚则气血不足,卫外之气无从以生,易致癌瘤产生。研究结果表明,恶性肿瘤患者大多有脾虚气亏或肾虚等证,细胞免疫功能及皮质醇水平均低于正常人。通过中药健脾补肾,或重于健脾益气,或重于补肾固精,均能提高患者的细胞免疫功能,调整内分泌失调状态,使其卫气得以恢复。

调节脏腑和气血平衡使人体抗癌能力增强,有利于机体康复。尤其对晚期恶性肿瘤患者及放化疗后的患者,采用扶正与祛邪相结合的方法调理脏腑功能,补气养血,调动和增强机体内在抗癌能力,为当前中医恶性肿瘤治疗学中的一个常用法则。

(2) 情志、精神因素

在正常情况下,喜、怒、忧、思、悲、恐、惊七种情志活动为人体精神活动的外在表现。若外界各种因素持续或过度刺激,造成情志活动超出正常范围,则可导致人体阴阳失调、气血不和、经络阻塞、脏腑功能紊乱而发生疾病。情志变动影响气机,情志致病主要是引起五脏气机失调造成疾病。《素问·举痛论》云:“百病生于气也,怒则气上,喜则气缓,悲则气消,恐则气下,寒则气收,灵则气泄,惊则气乱,劳则气耗,思则气结。”说明不同的情志变化对人体气机活动的影响是不同的,所引起的证候亦不同。

古代医家多认为某些肿瘤发生、发展与精神、情志因素有关,如噎膈(食道梗阻)在《黄帝内经》中被认为是“暴忧之病”。朱丹溪论乳癌时指出,乳癌是因

"忧恚郁闷,昕夕积累,脾气消阻,肝气横逆"所致,他更提到寡居或失志于丈夫的女子得此病较多。这比国外相关论述早了数百年。明代陈实功说:"乳岩由于忧思郁结,所愿不遂,肝脾气逆,以致经络阻塞,结积成核。"李梴论肉癌说:"郁结伤脾,肌肉消薄与外邪相搏,而成肉瘤。"《医宗金鉴》谓失荣证由"忧、思、恚、怒,气郁血逆,与火凝结而成"。这些都认为肿瘤发病与精神因素有关。在七情所伤或其他因素引起脏腑虚亏、正气不足的情况下,致癌因素相互叠加,内外合邪或正不胜邪,可出现痰凝气滞、瘀毒内结的表现,久之酿成肿瘤之疾。

(3) 饮食因素

尽管导致肿瘤的某些因素还不太明确,但一些慢性物理性刺激及饮食因素能促使肿瘤发生,已得到众多医家的认同。如嗜饮烈酒,或偏食辛辣、油炸、烟熏之品,进食过快、过热、过粗、过硬之食物易患噎膈之证。《医碥》说"酒客多噎膈,好热酒者尤多",明代《外科正宗》则指出茧唇(唇癌)的发生与过食高热、煎炒的肥甘厚味等有关。宋代《洛生方》说:"过餐五味,鱼腥乳酪,强食生冷果菜,停蓄胃脘……久则积结为癥瘕。"这些充分表明恣食肥甘厚味,饮酒过度,饮食过热、过快等诸多饮食因素与肿瘤的发生有关。这与当代饮食习惯与肿瘤发生关系的观点颇为相似。

饮食过热可破坏食管黏膜屏障,过硬、过粗可损伤食管黏膜,久而久之导致癌变。不少医家还从热量摄取与肿瘤的关系方面加以研究,从中发现了许多致癌因素。如研究者发现肥胖者肿瘤死亡率比瘦弱者高,还发现男性肥胖者与直肠癌、膀胱癌发病率上升相关,女性肥胖者乳腺癌发病率较高。高脂肪膳食也是诱发直肠癌的重要因素。除此之外,有研究发现饮食污染、霉变等的食物也是不可忽视的致癌因素,因为这些食物中含亚硝胺等有致癌作用的化合物。

对于食物性化学物质引发肿瘤的研究正在逐步深入并在动物实验和流行病学调查中得到证实。以河南食管癌高发区林县为例,近些年因调整居民的饮食习惯和饮食结构,食管癌发病率明显下降。可见饮食因素致癌应当引起人们的高度重视。

2. 外因

外因即外邪因素。中医认为,外邪因素主要是风、寒、暑、湿、燥、火等六淫邪气。在正常情况下六淫又称为“六气”,为自然界六种不同的气候变化。如气候变化异常,六气太过或不及即称六淫。外因致病从今天中医的临床实践看,除气候因素外,还应包括生物(细菌、病毒)、物理及化学等多种环境致病因素,其作用于机体可引起内在的病理反应。

综观历代医家所论,肿瘤的发生与外邪侵袭密切相关,人体被外邪所侵,积久就会成病。《灵枢·九针论》说:“四时八风之客于经络之中,为瘤病者也。”提出了外邪“八风”停留在经络之中而成瘤病。《灵枢·百病始生》还说:“积之所生,得寒乃生,厥乃成积也。”隋代巢元方在《诸病源候论》中提到:“恶核者,内里包有核,累累如梅李、小如豆粒……此风邪挟毒所成。”《医宗金鉴》认为唇癌(茧唇)由“脾胃积火”结聚而成,这些外邪(风、寒、虚邪、热毒、火)都是肿瘤的致病因素。这些都是很可贵的观点。

(二)病机

中医核心内容是审证求因、辨证施治,据发病原因分析推理各种疾病发生与变化的病理机制。由此结合中医临床可发现,肿瘤发病机制是多方面的。

1. 痰湿结聚

痰湿有广义和狭义之分:广义之痰包括有形之痰和无形之痰;狭义之痰指有形之痰,咯吐可见。痰湿是脏腑病理变化的产物,又是致病因素,可引起多种疾病。中医认为百病兼痰,怪症、顽症、奇症多痰。痰湿或痰饮致病倍受历代医家所重视。

痰与饮的产生同源异流,与脾胃关系密切,盖脾主运化水湿,因脾虚不运、水湿内聚,结而为痰,痰湿蕴结日久而发生肿块。元代朱丹溪首先提出肿瘤的发生与痰有关,他说“凡人身上中下有块者多是痰”,又称“痰之为物,随气升降,无处不到”。清代高锦庭也说:“癌瘤者,非阴阳正气所结肿,乃五脏瘀血浊气痰滞而成。”临床上把体表或皮下不痒不痛、经久不消的肿物,均按痰施治,多以消痰散结、化痰通络法来治疗。现代研究证明,有化痰散结作用的中药多有抗肿瘤特性,如半夏、山慈菇、瓜蒌、前胡、马兜铃、杏仁等,而祛湿药中具抗癌作用的更多,如薏苡仁、茯苓、泽泻等,对呼吸、消化系统肿瘤有较好抑制生长作用。

2. 气滞血瘀

气血皆是人体的宝贵物质,气可以推动人体各种机能活动;血为赤色物质,五脏六腑和四肢百骸无不赖之濡养。气和血二者又互相化生、互相依存,关系十分密切,所以有“气为血之帅,血为气之母”之说。在病理上,气病可伤血,血病也可伤气,气行则血行,气滞则血瘀,血之运行要靠气帅之、温之、摄之、推之。

在正常情况下,气升降出入舒畅无阻,循行周身各部,如因某些原因引起气的运行失调,可出现气郁、气滞、气聚,日久成疾。气不行则血不行,这就是通常说的气滞血瘀,血瘀日久可形成肿块。活血化瘀法是治疗各种肿瘤的常用治法,活血必行气,气行则血自通。临床上还要根据偏于气滞或偏于血瘀制订或调整治疗策略,正确采用行气活血这一治瘤大法。

3. 毒热蕴结

热与火毒从某种意义上讲是程度上的不同,热极化火,火甚可以生毒。毒热之邪从外而生者少,由内而生者多,毒热结聚多能凌津动血、耗气蕴结。《黄帝内经》中有“诸痛痒疮,皆属于心”的病机,说明热毒之邪是导致疮、痒、痈、疡的主要病机,也是肿瘤的主要病机。因为血遇火热则凝,津液遇火则灼液成痰,气血、痰浊壅阻经络脏腑,遂结成肿瘤。

中医文献认为,许多肿瘤是因情志抑郁,郁而化火,郁火挟血瘀凝结而产生。

临床上多看到肿瘤患者是热郁火毒之证，如邪热嚣张，呈实热证候，表示肿痛正在发展，属于病进之象。如系久病体虚，瘀毒内陷，病情由阳转阴，成为阴毒之邪，则形成阴疮恶疽、翻花溃烂，经久不愈，皮肉腐黑，流汁清稀。治实热阳证、火毒之邪，应投大剂清热解毒、滋阴降火之品，而对阴毒之邪则需温补托里、扶正祛邪以调和气血，祛除阴毒之邪。

二、抗癌中药的作用和特点

(一) 作用和功效

1. 扶正培本

中医对肿瘤的治疗更重视整体性。《黄帝内经》云："正气存内，邪不可干。""邪之所凑，其气必虚。"《医宗必读》云："积之由也，正气不足而后邪气踞之。"《外源医案》更明确指示"正气虚则成岩"。这些表明癌症的发生与发展是一个邪正相争的过程，患者整体多表现为正虚，而病灶局部则多表现为邪实，各种外因多在人体正虚的情况下侵袭机体而发病。运用扶正培本治疗肿瘤是中医的一大特色。中医用扶持正气、培植本元的方法来调节人体阴阳气血和脏腑经络的生理功能，提高患者抗病能力，增强免疫功能。从近些年的实验研究看，扶正培本法的作用原理可归纳为以下几点：①增强实验动物的免疫功能。②改善骨髓造血机能。③提高内分泌及体液调节功能。④调节细胞内环磷酸腺苷(cAMP)的含量及其与环磷酸鸟苷(cGMP)的比值，有利于抑制癌细胞生长。⑤具双向调节作用。⑥调节机体物质代谢。⑦有些扶正固本方药对荷瘤动物能抑制肿瘤浸润和转移，同时有预防肿瘤和治疗癌前病变的作用。

国内对采取扶正培本法治疗肿瘤做了大量临床研究并证实了其临床效果。

(1) 提高生存率

上海中医药大学附属龙华医院通过随机分组对 122 例晚期原发性非小细胞

肺癌患者进行了中医扶正治疗的前瞻性研究。122例患者中，鳞癌60例、腺癌62例，Ⅲ期70例、Ⅳ期52例。中药组采用中医滋阴、益气、温阳法治疗，佐以清热、化痰、软坚，常用药物为沙参、生地黄、百合、天麦冬、人参、党参、白术、茯苓、补骨脂、淫羊藿、金银花、白花蛇舌草、夏枯草等。化疗组鳞癌用COF方案，腺癌用MOF方案化疗。结果显示，肺鳞癌中药组1、2、3年生存率分别为66.7%、13.3%和3.3%，化疗组1、2年生存率为33.3%及3.3%；中位生存期中药组为465天，化疗组为204天，两组差异有统计学意义（$P < 0.05$）。腺癌中药组治疗后1年生存率为53.8%，化疗组为23.8%；中位生存期中药组为335天，化疗组为192天，两组差异有统计学意义（$P < 0.05$）。此研究结果说明中医扶正法有延长晚期肺癌患者生存期的作用。

中国中医科学院广安门医院对扶正中药联合化疗治疗的200例晚期胃癌（术后）患者进行了定期疗效观察。患者中Ⅲ期胃癌103例，Ⅳ期胃癌97例。治疗以党参、白术、枸杞子等扶正中药配合MFV方案化疗，每疗程5～6周，2年共4～5个疗程。化疗后给予健脾益肾方药，佐以少量祛邪抗癌中药巩固疗效。远期疗效统计显示，Ⅲ期患者1、3、5年生存率分别为93.06%、70.59%及51.65%，10年生存率为42.86%；Ⅳ期患者1、3、5年生存率分别为92.06%、23.64%、10.00%；中位生存期24个月，平均生存期为（31 ± 9）个月。Ⅳ期姑息手术63例中死亡53例，中位生存期为23个月；未经手术的34例全部死亡。此结果与国内外报道的相应期单纯行手术和化疗患者的治疗后生存率相比，明显较优。

(2) 减轻放化疗毒副反应

恶性肿瘤患者接受放疗或化疗过程中常发生耗气伤阴，使脾胃受损，影响气血生化及肾主骨生髓的功能，临床表现为一系列与虚损相关的证候。对放疗患者辅以中医扶正培本治疗，能益气养阴、调补气血、滋补肝肾、健脾和胃，对化疗患者则可健脾益肾、舒肝和胃、补益心脾。这样不仅可以减轻放化疗毒副反应，使患者顺利完成疗程，而且对稳定机体的内平衡具有良好效果。中国中医科学院广安门医院对326例胃癌Ⅲ、Ⅳ期术后患者进行了随机对照研究，比较了健脾益肾冲剂配合化疗与单独化疗（MFV方案）的效果。结果显示，治疗组中有95%的患者能够完成疗程，而对照组仅有75%的患者完成疗程。从患者的全身状况、体重、消化道反应、外周血象和免疫功能分析来看，治疗组在各方面均优于对照组。此外，北京中日友好医院采用"扶正冲剂2号"对头颈部和胸部恶性肿瘤放疗患者进行辅助治疗。临床观察结果显示，治疗组（"扶正冲剂2号"辅助放疗）的30例患者中有28例顺利完成放射治疗，完成率为93.3%；而对照组（单独放疗）的31例患者中，只有23例完成放射治疗，完成率仅为74.2%。治疗组的完成率明显高于对照组，显示出该治疗方案的优越性。

(3) 提高手术效果

手术是治疗恶性肿瘤的重要手段，但手术也同时造成机体创伤和脏腑功能紊乱，可导致某些并发症和后遗症。中医扶正培本治疗可提高患者免疫功能、改善术前及术后的症状、减轻手术并发症和后遗症。福州市第一医院用"理胃化结汤"（党参、白花蛇舌草、白术、茯苓、甘草、生黄芪、熟地黄、黄精、白毛藤、芡实、莲肉、田三七、沙参、枸杞子、大枣）联合手术及化疗治疗胃癌患者320例，患者均行根治手术或切除手术，术后以理胃化结汤配合化疗，治疗3、5、10年的生存率分别为60.50%、47.36%、18.42%，均比国内报告的单纯手术和化疗为优。北京中医药大学东直门医院用黄芪党参注射液治疗胃癌及大肠癌术后患者40例。经治疗后，患者症状改善、体重增加、巨噬细胞吞噬功能提高，此法有效地促进了胃癌和大肠癌术后患者的康复。

(4) 预防肿瘤和治疗癌前病变

扶正方案预防肿瘤和治疗癌前病变已在全国范围内开展。根据1975年上海市对82万人的普查，对1097例甲胎蛋白（AFP）阳性对象（通过血凝法检测）

进行了为期一年的随访，结果显示有 8.5% 的患者发展为肝癌，而在同样条件下，270 例接受扶正培本中药治疗的患者，随访一年后仅有 2.6% 发展为肝癌，显示出扶正培本治疗有明显的防癌效果。此外，中国中医研究院中药研究所采用滋阴益肾的六味地黄丸治疗食管上皮重度增生（癌前病变），取得了 85% 的好转率。这些研究结果进一步支持了扶正方案在肿瘤预防和癌前病变治疗中的应用价值。

2. 活血化瘀

活血化瘀法是中医学治疗瘀血证的一种方法。早在两千多年前，《黄帝内经》中就有“恶血”记载并提出了“血实者决之”的治疗原则。汉代张仲景在《伤寒论》和《金匮要略》中提出了“瘀血”“干血”“蓄血”等病名并创造了诸多活血化瘀方剂。中医认为，瘀血为肿瘤病理病因之一。历代医家指出，癥积、石瘕、痞癖、噎膈以及肚腹结块等与瘀血有关。如《医林改错》明确指出：肚腹“结块者，必有形之血。”故活血化瘀法是治疗肿瘤的重要法则之一。在病因上，许多因素可致瘀血，如气滞、气虚均能引起血瘀。外邪入侵、伤脉伤络、血溢络外并停留经脉，即可在脏腑组织间形成瘀血，凝聚成肿块。肿瘤患者在临床上有如下症状之一者可认为有瘀血之证：①体内或体表肿块经久不消，坚硬如石或凹凸不平。②唇舌青紫，或舌体、舌边及舌下有青紫斑点，或静脉怒张。③皮肤暗黑有斑块、粗糙，肌肤甲错。④局部疼痛且痛有定处，日轻夜重。⑤脉涩滞等。

瘀血治疗原则是活血化瘀，通过活血化瘀、疏通血脉、破瘀散结、祛瘀生新等治疗，能达到活瘀止痛、利湿消肿并恢复正常气血运行的目的。活血化瘀法不仅能消瘤散结治疗肿瘤，而且对瘀血引起的发热、瘀血阻络引起的出血、血瘀经络所致的疼痛等症，分别结合清热活血、活血止血、化瘀止痛诸法治疗，也能收到一定效果。值得提出的是，肿瘤患者由于长期受癌肿侵蚀，身体功能下降，临床上以气虚血瘀为表现的并不少见，给予益气培本、活血化瘀相结合的治疗法则，可促进患者身体功能恢复，提高免疫力，增强消癌散结能力，常能取得满意的疗效。

目前，药理学研究证实，多种活血化瘀药物，如川芎、当归、丹参、莪术、三七、大黄、斑蝥、郁金、桃仁、红花、赤芍、延胡索、乳香、没药、栀子、水蛭、虻虫、全蝎、土鳖虫、三棱、鸡血藤、茜草、苏木、牡丹皮、泽兰，均有抗肿瘤作用并可调节人体的免疫功能；另外，当归、赤芍、莪术、丹参、大黄、牡丹皮、蒲黄等能增强单核吞噬细胞功能，遏止肿瘤细胞生长扩散，从而发挥抗肿瘤作用；丹参、降香能在一定程度上诱生干扰素而发挥抗癌作用；当归、鸡血藤、莪术、茜草、川芎等还具有增加外周血液白细胞计数的作用。

实验证明，赤芍、红花、三棱、莪术、水蛭、猪蹄甲等活血化瘀中药除具有直接杀灭癌细胞作用外，还有多方面的作用，如能抑制血小板粘附、聚集，降低纤维蛋白原含量，扩张血管，增加血流量，扩大纤维溶解，改善血液循环，提高血流区的含氧量和药物浓度，提升杀伤指数，扼制肿瘤细胞的转移。临床血液流变学研究表明，癌症患者血液黏稠度较高，而引起恶液质的消化道肿瘤，血供丰富的肝癌、肺癌等，以及癌转移患者，血液高黏状态更为严重。活血化瘀方剂芎龙汤（川芎、地龙、葛根、三棱、延胡索、益母草、牛膝等）治疗此证有一定疗效，有效率为55.6% ~ 66.7%。赤芍、红花、毛冬青、益母草、川芎、当归、姜黄、丹参等可降低血小板表面活性，抑制血小板聚集并可提高纤溶酶活性，从而有抗凝作用，可改善癌症患者血液高凝、高黏状态。实验研究还证实，活血化瘀中药对小鼠肠系膜实验性微循环屏障有改善作用，效果较好的有红花、莪术、刘寄奴、延胡索、五灵脂、川芎、益母草、牡丹皮、没药、山楂、苏木。

临床应用活血化瘀中药作放化疗增敏剂，可收到一定效果，这可能与活血化瘀中药改善疼痛区微循环、增加血流供给的作用有关。活血化瘀药还能改善结缔组织代谢作用，可使瘢痕疙瘩软化。研究表明，从当归、赤芍中提取的成分如阿魏酸钠、赤芍总苷、赤芍精和毛冬青甲素在体内、体外对血栓素（thromboxane

A2,TXA2) 的活性都有抑制作用,还通过拮抗前列腺素(prostaglandin, PG)发挥抗炎作用,抑制胶原纤维的生物合成与结缔组织增生。因此,临床上活血化瘀药物合并放射疗法,除可增强放疗的敏感性外,对肺部肿瘤放疗后的并发症如散射性肺炎、肺纤维化亦有一定的疗效。这是活血化瘀法在防治肿瘤方面的重要进展之一。

在肿瘤临床上,根据中医理论及辨证施治原则,有瘀血证或有一些瘀血证的客观指标异常(如血液流变学异常、舌及甲皱微循环改变、结缔组织纤维化改变等)时,就可应用活血化瘀法。但无瘀血证的患者如任意滥用,药物的破血攻瘀效果可伤正气,对患者极为不利,有促癌细胞转移的危险。活血化瘀法抗肿瘤的作用原理之一可能就在于改变肿瘤宿主的部分病理生理特点并由改善血液循环、增强细胞免疫功能而调动机体内外的抗癌能力。目前这一疗法在肿瘤治疗中的作用已基本形成共识并已经应用于肿瘤的临床治疗中。

3. 清热解毒

热毒是恶性肿瘤的主要病因病机之一。恶性肿瘤患者常有邪热瘀毒蕴结体内,临床上表现为邪热壅盛。中、晚期肿瘤患者在病情不断发展时,常见发热、疼痛、肿块增大、局部灼热疼痛、口渴、便秘、黄疸、舌质红绛、脉数等热性证候,治疗当以清热解毒为法则。炎症和感染往往是促使肿瘤发展和病情恶化的因素之一,清热解毒药能控制和消除肿瘤周围的炎症和感染,所以能减轻症状,在恶性肿瘤某一阶段起到一定程度的控制肿瘤发展的作用。

临床筛选出来的许多有抗肿瘤作用的中药属清热解毒药,清热解毒法是恶性肿瘤常用治疗方法之一。在诸多文献报道中,清热解毒方药如龙蛇羊泉汤(龙葵、蛇莓、蜀羊泉)、癌零九方(山豆根、重楼各 15 g,水杨梅根、凤尾草、野葡萄根、半枝莲、半边莲各 31 g,白茅根各 30 g,白术 10 g,藤梨根 60 g)、抗癌乙丸(山豆根、重楼、夏枯草、白鲜皮、败酱草、黄药子)、清瘤片(白花蛇舌草、重楼、肿节风、山豆根、半枝莲等),在临床上均有一定疗效。目前药理和临床研究证明大多数清热解毒中药有较强抗癌活性且已分离提取出有效成分(部分成分已能人工合成),做成制剂供临床应用,如喜树碱、羟喜树碱、野百合碱、山豆根生物碱、长春碱、长春新碱、三尖杉总碱、三尖杉酯碱、穿心莲内酯和靛玉红等。临床上常用的清热解毒抗肿瘤中药有白英、半枝莲、野百合、喜树、龙葵、山豆根、七叶一枝花、鸦胆子、石上柏、三尖杉、穿心莲、长春花、肿节风、白花蛇舌草、金银花、青黛等。

现代药理研究证实,许多清热解毒中药对机体免疫功能有较大影响,其中增强机体非特异性免疫功能的清热解毒药有肿节风、紫草、栀子、鱼腥草、金银花、白花蛇舌草、大青叶、野菊花、黄连、黄芩、穿心莲、白英、夏枯草、青黛等;增强机体细胞免疫功能的清热解毒药有山豆根、喜树、青黛、紫花地丁、蒲公英、漏芦等;增强机体体液免疫功能的清热解毒药有金银花、黄柏、蜀羊泉等;另外,鸦胆子油乳剂对造血干细胞的增殖有促进作用,能增加白细胞数量;白茅根、甘草亦有增加白细胞数的作用;龙胆草对干扰素的生成具有一定促进作用。总之,清热解毒药可从多方面增强机体免疫功能,尤其是提高巨噬细胞吞噬功能。安徽医学院附属医院肿瘤科应用中药64方(蜀羊泉、大枣)、65方(党参、蜀羊泉、大枣、茜草)等治疗子宫癌患者45例,近期治愈23例,显效4例,有效6例,无效12例,总有效率为73.3%,对糜烂型和菜花型子宫癌疗效较好。江西省妇幼保健院用山豆根制剂治疗恶性葡萄胎患者90例,临床治愈79例(87.8%),有效2例;治疗绒毛膜上皮癌患者10例,临床治愈4例,有效1例。江西医学院附属医院用山豆根制剂治疗白血病患者11例全部有效,其中显效3例,好转3例,进步2例,稳定3例。广东梅县地区人民医院妇产科对60例绒毛膜上皮癌和恶性葡萄胎患者使用穿心莲注射液进行治疗。治疗方案为将10%穿心莲注射液50 ~ 100 mL稀释于5% ~ 10%葡萄糖溶液中静脉滴注,每日1次,连续30天为1个疗程。对于阴道有结节性转移的患者,可在转移结节的基底部进行注射,每次 5 ～ 10 mL,每日或隔日 1 次。该疗法亦可与化疗、手术等其他治疗方法联用。最终治愈 47 例患者(其中 12 例为单用穿心莲),治愈率达到 78.3%。中国中医科学院西苑医院应用青黄散治疗 25 例慢性粒细胞性白血病,获得明显效果,完全缓解率达到 72%,部分缓解率为 28%。南昌市第二医院采用白花蛇舌草 75 g、白茅根 75 g、薏苡仁 30 g 和红糖 90 g 的组合,水煎后每日 1 剂,分 3 次服用,治疗 81 例胃癌患者,结果显示,痊愈 15 例,显效 7 例,有效 39 例,总有效率为 75.3%。江西萍乡矿务局职工医院应用白花蛇舌草和仙茅各 120 g,水煎后每日 1 剂,治疗直肠癌、肝癌、乳腺癌、宫颈癌及胃癌共 10 例患者,结果为特效、显效和有效各 2 例,无效 4 例。研究认为该疗法对直肠癌和乳腺癌的效果较为显著。在河南地区,采用山豆根、夏枯草、全瓜蒌、黄芪、白术、丹参、薏苡仁和香橼组成的复方加上"抗癌灵"(包含半枝莲、半边莲和白花蛇舌草)分别与博来霉素和环磷酰胺联用,显效率从单用化疗的 22.2% 提高到 44.5% 和 50.0%。这些研究结果表明中医清热解毒法在肿瘤治疗中有确切疗效和良好的发展前景。

在中医辨证论治中,根据疾病性质,清热解毒药也常与其他治疗方法及药物相结合。如热邪炽盛、耗损津液时,可将清热解毒药与养阴生津药及滋阴凉血药合并应用;热盛迫血妄行时,则应与凉血、止血药合并应用。肿瘤患者一般体质较差,还应注意与扶正药物的有机配合。另外,可根据毒热蕴结的部位和表现不同选择恰当的清热解毒药物,如黄芩清上焦肺热、黄连清胃肠热、黄柏清下焦热、山栀子清三焦热、龙胆草泻肝胆之积热、大黄泻肠胃之腑热等。同时,清热法常与利湿法、解毒法与化瘀散结法等同时应用。综上所述,根据病性辨证地应用清热解毒药,能使之在肿瘤治疗中发挥更好的作用。

4. 化痰祛湿

痰湿均为人体内的病理产物，作为病因又可作用于病体。中医认为许多肿瘤是痰凝湿聚所致，如元代医家朱丹溪说“凡人身上中下有块者多是痰”，清代医家高锦庭也说“癌瘤者……及五脏瘀血浊气痰滞而成”。此外，湿毒为患可浸润生疮，流脓、流水，或因肿瘤出现浮肿、胸水和腹水等。用化痰祛湿法治疗，不但可减轻患者的症状，某些肿瘤亦可得到有效控制。这使化痰祛湿法在中医肿瘤治疗中占有重要位置。现代实验研究进一步证明某些化痰、祛痰药物有抗肿瘤作用，如化痰药半夏、天南星、皂角刺、瓜蒌（包括天花粉）、昆布、黄药子等，清热燥湿药苦参、黄连、黄芩、黄柏等，利水渗湿药薏苡仁、金钱草、白术、茯苓、猪苓、淡竹叶、木通、泽泻、泽漆和瞿麦等，以及逐水药物大戟、芫花、半边莲、商陆、抽葫芦等。

根据中医辨证施治原则合理地运用化痰祛湿法，能提高肿瘤的治疗效果。中医所说的痰和湿，除表现为呼吸道感染炎症所形成的分泌物（外痰）外，还可以是由于水液代谢和脏腑功能失调，如脾失健运或肝气横逆致湿痰凝聚经络而生的痰核、瘰疬等证（内痰）。治疗此证须用化痰散结法，包括：①与理气药合用，称理气化痰法；②与清热药或有清热作用的化痰药合用，称清热化痰法；③与温热药或有助热作用的药合用，称温化寒痰法；④与软坚散结药合用，称化痰散结法；⑤与通经活络药合用，称化痰通络法。

湿作为病邪与病因、病理，在肿瘤临床上较为常见。湿性重浊而黏腻，阻滞气机运行及阻碍脾胃运化。湿邪有内外之分，外湿是感受外界湿邪，如气候潮湿、久居湿地或涉水淋雨等，且常与风邪、寒邪相并。治疗外湿可用祛风除湿法，常用药物有独活、威灵仙、徐长卿、秦艽、穿山龙、木瓜、莪术、海风藤、桑枝、寻骨风、络石藤等，并有一定的抗肿瘤作用。内湿是由于脾肾阳虚，不能运化水湿或水湿停聚于内，形成有形之水湿（如浮肿、胸腹水以及皮肤湿毒、疮疽），治当祛湿利水法。还应注意临床上常见到无形之湿邪引起的全身各部位功能紊乱，表现为头胀头沉、胸脘痞闷、口淡而黏、食欲不振、口渴而不欲饮、四肢沉乏、大便稀、女子白带多等，特有的体征为苔腻脉滑，可根据湿邪所在部位不同，分别以芳香化湿（三仁汤）、温化水湿（苓桂术甘汤）、健脾利湿（实脾饮）等法治之。

虽然化痰祛湿法在肿瘤临床上运用较广，但系统观察研究很少。虽有个别用化痰法为主治疗肿瘤的报道，但缺乏深入、系统的临床观察和实验研究。化痰祛湿有效方药的研究则更少，有待进一步探索。

5. 软坚散结

肿瘤质硬如石的称坚、质软的称结，使硬块消散的治法称为软坚散结法。《黄帝内经》中早已指出"坚者削之……结者散之""客者除之"，所以治疗肿瘤，常用软坚散结法。根据中医药理论及临床经验，一般认为味咸之中药能软化坚块，常用药物有硇砂、硼砂、牡蛎、鳖甲、龟甲、土鳖虫、瓦楞子、海藻、昆布、海螵蛸、海浮石、青黛、五倍子、夏枯草、山慈菇、地龙、猫爪草、猪蹄甲、鸡内金等。至于散结，则常针对产生聚结的原因而达到散的目的，常用的有：①消痰散结法治疗痰结。药用瓜蒌、海浮石、土贝母、川贝、白芥子、半夏、天南星、薏苡仁、皂角刺、山慈菇、黄药子、茯苓、天竺黄、杏仁等。②理气散结法治疗气结。药用八月札、木香、乌药、沉香、降香、丁香、陈皮、青皮、砂仁、枳壳、香附等。③温化散结法治疗寒结。药用干姜、高良姜、吴茱萸、薤白、艾叶、荔枝核、小茴香、川椒、棉花根、铁树叶等。此外，还有如解毒散结法治疗毒结、清热散结法治疗热结、化瘀散结法治疗血结及消导散结法治疗食结等。

以药物作用来说，一些具有软坚散结作用的中药也有抗肿瘤作用。例如，僵蚕对肉瘤 S180 细胞有抑制作用，并可在体外抑制人体肝癌细胞的呼吸；牡蛎及海藻提取物可抑制肿瘤细胞；夏枯草对肉瘤 S180 细胞、宫颈癌 U14 细胞有抑制作用；体外试验证明，土鳖虫对抑制人肝癌、胃癌、慢性淋巴细胞性白血病细胞增殖有效；另外，活血散结药水蛭味苦，性平，有毒，临床治癥瘕积块，其注射液可抑制精原细胞分裂，对鼠肝癌细胞生长有一定抑制作用。软坚散结法现已普遍应用于肿瘤临床，与其他疗法相结合，可增强消瘤除块效果。

本法在临床上应用虽多，但单独作为主要治法进行临床观察者却很少，虽有个别病例曾以此法治疗为主，但常合并其他治疗肿瘤方法和方药应用。目前这方面的研究还不多，有待进一步开发。

（二）治疗特点

中医药治疗肿瘤有其固有特色，也从大量临床实践中取得了不少经验，在肿瘤临床综合治疗和康复治疗中占有重要地位。归纳起来，其主要特点如下。

1. 抑癌作用切实，但缓而弱

国内外动物实验、临床观察及药理研究均已证明中药抗癌有肯定疗效。例如白花蛇舌草在动物试验中有抑制腹水性肝癌细胞作用，对小鼠肉瘤 S180 细胞的生长抑制率为 57.4%，可使癌细胞的核分裂象显著地受到抑制。又如苦参所含苦参碱及氧化苦参碱对小鼠肉瘤 S180 细胞也有明显抑制作用。1966 年，美国国家肿瘤化疗中心发表了对 1217 种植物提取物进行的抗癌药理研究的结果，其中狭叶苦参的 50% 醇提取物对小鼠移植性肿瘤如路易斯肺癌等表现出了抑制活性。

据临床观察，中药治癌一般作用缓和（除部分有毒药外），常需较长时间用药，方能显示其抗癌效果，且随着疗程延长，效果会更明显。动物试验也证明了这一点。例如：藤梨根的粗制品通过腹腔给药对艾氏腹水癌（Ehrlich's ascites carcinoma，EAC）细胞具有明显的抑制作用。在用药观察期间，经过 45 天和 60 天的治疗，荷瘤小鼠的生存期得到显著延长率分别达到了 75% 和 116.9%。使用藤梨根中提取的多糖复合物（ACPS-R）治疗 EAC 小鼠后，在停药 45 天再次用 EAC 癌细胞进行攻击时，接受治疗的小鼠具有明显的抵抗力。在 25 只小鼠中，仅有 2 只出现肿瘤，并且这 25 只小鼠在观察期间全部存活；而对照组小鼠则在25天后全部因肿瘤生长死亡。这些结果提示藤梨根及其活性成分在EAC的治疗中具有潜在的应用价值。

2. 可全方位调整机体功能

动物实验表明，中药药理作用除广泛调节免疫功能外，对机体神经系统、内分泌系统、造血系统及消化吸收、物质代谢等各方面均有影响，可间接抗癌，延长荷瘤动物的生存时间。比如健脾益肾、扶正培本的中药能提高荷瘤小鼠免疫功能，增加其对化疗的耐受性，促进骨髓棱形细胞和造血干细胞增殖，并激活非特异巨噬细胞和天然杀伤细胞，加速T淋巴细胞的分裂，诱生干扰素及调整抑制性T细胞和辅助性T细胞比例。

一些扶正固本方药具有清除对机体有害的自由基的作用，以控制自由基诱发癌变，达到预防和治疗肿瘤的目的。一些药物可提高细胞cAMP含量，调整细胞内cAMP和cGMP比值。还有些药物可调整机体微量元素的比值，对提高免疫功能有一定作用。有此效应的中药有人参、黄芩、女贞子等，方剂有健脾益肾冲剂、六味地黄丸等。

3. 增强其他疗法疗效

身体健康状况与肿瘤治疗效果密切相关，国际抗癌联盟《临床肿瘤学手册》指出："已证实无论采用哪种治疗方法，当健康状况差时治疗效果也差。"中医药可明显改善人体健康状况，故可增强疗效。中药与手术结合，于术前给予扶正治疗，可改善患者一般营养状况，有利于手术进行。癌症患者术后常表现为气血双亏或气阴两伤、脾胃失调、营养失调等，用中药辨证治疗，可以促进康复。中药与放化疗结合，可增强化疗敏感性和效果，提高远期生存率，还具有防止转移的作用。应用活血化瘀药，可改善肿瘤局部血液循环，使肿瘤局部化疗药浓度增加，从而提高疗效。例如临床和实验研究均观察到丹参对环磷酰胺抗肿瘤有明显的增效作用。中药与免疫疗法配合,也可增加疗效,如女贞子与白细胞介素Ⅱ有协同作用、芦笋原汁能增加白细胞介素Ⅱ的效价等。

4. 细胞毒性抗癌中草药杀伤力强,但只可局部外用

这些药多属中药中的腐蚀性药物,能使肿瘤细胞变性、凝固或裂解,肿瘤组织坏死、脱落。内服对机体有毒或腐蚀腔道,引起穿孔,故常作外用。单药如雄黄、轻粉、斑蝥、鸦胆子、狼毒、信石、硇砂等,复方如三品一条枪、白降丹、皮癌净等。

5. 不良反应少且轻

除某些有毒药物外,一般中药如扶正固本药、活血化瘀药等不良反应较少。清热解毒药虽有苦寒伤胃的弊端,但一般作用较轻,且临床应用时常用复方,按照君臣佐使的配方原则,佐以健脾益气药,相辅相成,既提高了疗效,又避免发生明显不良反应。

6. 减轻放化疗的毒副作用

临床观察及实验研究均证实,中药对于预防和治疗放化疗的多种副作用均有较好效果。例如,用养阴清肺佐以活血化瘀方药治疗放射性肺炎,能减轻肺纤维化;用清热解毒、凉血止血法佐以清利之品,可以治疗放射性膀胱炎及放射性直肠炎等;化疗时联合应用健脾益肾中药,可保护机体的免疫功能、造血功能等,使化疗顺利完成。又如用健脾和胃、降逆止呕药可预防和治疗放化疗引起的胃肠道反应;用补肾填精、益气健脾、养血生血药治疗放化疗所致的白细胞减少症有明显效果。

7. 改善症状，提高生存质量

中医药对改善肿瘤患者的临床症状，减轻其痛苦，有明显的效果。例如健脾和胃药可明显改善患者厌食症状，增加食欲、促进消化、调理胃肠功能；补气养血、扶正固本药可纠正患者贫血，减轻倦怠乏力症状，对改善各种功能低下状态等有明显效果。其他如治疗慢性疼痛、慢性发热、咳嗽、痰多、喘闷等也有明显效果。应用气功疗法可增强体质，且能明显改善患者精神状态和心理状态，增强其战胜疾病的信心。

8. 治愈后病情稳定，不易复发

中医药除有直接杀伤癌细胞作用外，更重要的是通过调整机体脏腑功能使内环境趋于稳定，改善整体健康状况，增强自身抗癌能力，所以肿瘤用中医药治愈后一般不易复发。

三、肿瘤辨证诊疗

（一）中医诊断

辨证论治是中医理、法、方、药在临床中的运用，既是指导中医工作的理论原则，又是解决临床诊断、治疗等实际问题的具体方法，辨证过程是认识疾病和治疗疾病的过程。辨证是根据四诊所收集的病情资料，从症状和体征入手，结合体质因素、环境因素，通过综合分析揭示疾病的本质，得出辨证结论，并以此作为治疗依据。

1. 四诊合参

临床诊断肿瘤与诊断其他疾病的方法类似，包括病史询问、全面的体格检查和常规化验与特殊检查（包括必要的放射学、病理学、生物化学、内窥镜、细胞学、同位素、免疫学等检查)。根据中西医结合的观点,把中医望、闻、问、切四诊结合八纲辨证进行综合分析,既能明确诊断肿瘤部位、临床分期等情况,又能掌握肿瘤患者所反映出来的阴阳、表里、寒热、虚实等辨证类型及气血、脏腑功能失调的状况,做到辨证与辨病相结合,突出中医辨证特点。

(1) 问诊。四诊首先是问诊,对肿瘤患者要询问发病经过、治疗情况、自觉症状等,也可按照《十问歌》的内容进行询问。以肿瘤患者发热为例,询问是否兼有突然发热或兼有怕风恶寒。高烧不恶风寒而仅恶热,欲去衣被,午后热甚,是为里实热证,此多由肿瘤患者感染引起。午后发低热,手足心热甚于手背,心中烦热,多由阴虚血亏所引起,病在肺与肝、肾者居多;但也有因湿热之留,内蕴结毒,引起状若阴虚的午后发热、夜间发热天亮即退的,多为阴亏所致。临床上多数肿瘤患者的发热与感染有关,在感染控制之后,发热退净。但有些患者发热原因不明,较常见于肝癌、恶性淋巴瘤、肺癌、骨肉瘤、肠癌及肾癌;或晚期癌瘤患者因癌瘤坏死、分解产物被吸收而导致发热,也常是患者一个主诉症状,问诊时必须弄清发热情况,观察不同热型,予以辨证论治。

(2) 闻诊。这是中医应用嗅觉诊察肿瘤患者及其排泄物所具气味或听患者声音以辨病的过程。闻口中气味是闻诊的一个重要方面。口味则是患者口中自觉味道:口发苦多是内里有火、有热;口发甜多为脾胃有湿热,或脾虚水饮上泛所致;口发酸多是消化不良或肝胃不和;口发淡属气虚;口黏腻感,多有湿浊内蕴。不思饮食是肿瘤患者常见、最早出现的症状之一,食量逐渐减少,常是脾胃气虚;顽固性食欲不振是癌症患者病情发展的一个重要标志,如治疗有效,肿瘤得到控制,食量可增加。肿瘤患者在放化疗中常出现味觉方面的改变,主要有口苦、口发甜、口淡无味、不思饮食等。因抗癌治疗期间,化疗或放疗都能伤及脾胃功能,使食欲下降,给予健脾胃中药可提高食欲。此过程又体现闻诊与问诊的结合。

(3) 望诊。此为通过视觉去观察患者精神、色泽、形态和舌苔、皮肤黏膜等的变化。中医理论认为，人体内外是紧密相连的，“有诸内，必形于外”。体内发生病变，必然反映到体表，《黄帝内经》有“望而知之谓之神”之说。目光奕奕、神情爽朗是精神充足的表现，即有神；如目无光彩、神情呆钝或萎靡不振，谓之失神。神志淡漠、精神不振可见于晚期肿瘤患者，其常有悲观失望、缺乏信心的心态。如病极晚期，循衣摸床、两手撮空、两目呆视，为神气将绝的先兆。肿瘤患者还有一些特有的望诊指征。有报道指出消化与生殖系统癌症患者下嘴唇有时出现紫斑，多为沿下嘴唇内侧的紫色斑，大如黄豆，小如绿豆、赤豆，呈不整齐圆形，数目不等；有时出现在唇黏膜上，排列不整齐，颜色淡紫或暗紫，随病情发展而加深；有时尚可见舌前半部或舌边出现线条形或若干个不整齐的圆形紫斑。此指征以消化系统、肝脏及女性生殖系统肿瘤患者较常见。有一些消化道肿瘤和女性生殖系统肿瘤患者的手指甲可出现黑纹或紫纹，黑纹常于拇指甲和中指甲中间或略偏处，拇指甲纹较深，中指甲较淡，其黑纹自指甲根部直接贯指甲尖顶呈直线形，粗细不一，黑纹由淡紫逐渐变黑。这种甲纹大多见于右手，双手均有者较少见，有时足趾甲亦有同样黑纹。拇指、示指甲紫纹多见于食管癌和胃癌出现症状的前 2 ～ 3 年，示指、环指甲紫纹多见于肝癌，三个指甲均出现紫纹见于胃癌。这一体征对恶性肿瘤早期诊断的意义尚待进一步验证，其规律性和产生机理也有待进一步探索。

(4) 切诊。这是用手直接检查身体各部位和脉象的一种诊断方法。脉诊在肿瘤辨证上具有重要意义。癌症属全身性疾病，其病理变化必然反映到脉象上，中医传统脉象有 28 种，肿瘤患者临床常见的脉象有沉、细、弱、弦、浮、滑、数、涩、促、结 (代) 脉等。

肿瘤患者见弦滑数或弦数脉，常常表示病邪猖獗，病性正在发展恶化。有时在手术后、根治性放疗后的患者，原发病灶已经切除或消失，邪毒已去，理应脉来平和或只显气血亏虚的沉细脉，但这时患者如有滑脉、弦数、细数时，就要高度警惕，判断是否有余邪未净。此时如患者有低热、血沉快等表现，即有肿瘤复发或转移到他脏之可能。

2. 辨证与辨病相结合

癌症是一类常见病、多发病，西医学认为无论哪种癌都有相似的生物特性，大致相同的发生、发展规律，有形态学变化的共同病理基础及生理、生化改变的共同规律，这些都是辨病的基础。但在如此辨病的同时，还须结合中医的辨证来进一步分清该病属哪个证型，因证型随时可能变化，只有做到这些才能更好地辨证施治，取得更好的疗效。如肺部鳞状上皮细胞癌，因个体差异和病理不同，可有多个不同类型，如气阴两虚、痰湿蕴结、毒热内炽、气滞血瘀等。因此，须将辨病与辨证相结合，从宏观到微观、局部到整体，诊断清楚是哪种癌，而且要进一步分清类型，气血、脏腑损伤的程度，正邪的胜负及进退变化。这些对于治疗与掌握预后非常重要。

3. 辨清局部与整体，掌握标本缓急

局部与整体、个性与共性是对立统一的辩证关系。病灶虽在局部，却会影响整体，引起全身性功能失调和形态变化；反之，全身整体状况又往往能左右治疗的成败与局部治疗的效果。癌症患者整体情况的判断对局部病灶的正确治疗十分重要，全身情况好，局部病灶好转消散就快，在用药上可以攻为主。但若只注意整体条件，而忽略局部情况，如肿瘤的大小、种类、发展浸润情况和性质，显然也不行。掌握局部与整体的辩证关系，对指导临床、提高疗效意义重大。如一些晚期癌症患者全身衰弱，或肿瘤已经很大，或已广泛转移出现恶病质，则必须侧重整体功能维护，当以扶正为主，特别是要调理脾胃、补气养血，以保后天之本，增强抗癌能力，可减轻痛苦、延长生命，使一些晚期癌症患者能够“死里逃生”。这也正是中医药抗癌的优势所在。

病有标、本之分。治疗疾病原发过程、消除内外致病因素、调整脏腑功能、疏通气血经络、控制消除肿瘤病变都可归于治本,疾病发展过程中可能会出现一些急危证候甚至马上危及患者生命,这些证候属于急标证候,应当及时对症治疗:出血的止血,痰多咳嗽者化痰止咳……这正是中医治病法则中急则治标、缓则治本的重要原则。

(二)中医药治疗

1.辨证施治的基本原则

中医治疗肿瘤的优势在于辨证论治,对于常见肿瘤证型的治疗,大体如下。

(1)气滞。气为血之帅,亦为津液运行之帅,气是整个机体功能活动的动力,气顺则气血、津液皆顺。外感六淫、内伤七情以及痰饮、湿浊、宿食、瘀毒等因素均可影响人体气的正常运行,引起气滞、气郁、气逆等病证,这些病证因发生脏腑不同而名称各异。具体包括:①肝郁气滞。肝为刚脏,性喜条达,肝气以疏为顺。因情志不遂、郁怒忧思及暴怒等而致两胁胀痛、少腹气痛、乳房胀痛、阴囊胀痛等结块症状,治以疏肝解郁,方用柴胡疏肝汤加减,常用中药有柴胡、青陈皮、香附、郁金、当归、橘叶、夏枯草、八月札、川楝子等;若气滞较甚,可选加三棱、文术、沉香、槟榔、川朴、枳壳、枳实等破气行滞之药。以上这些药物适用于乳癌初起及肝癌、腹腔肿瘤的早期阶段。②胃失和降。胃气以降为顺,以通为行,如胃气不降即可上逆,可见不思饮食、胃脘作胀、嗳气、恶心、呕吐、呃逆及反胃等消化系统病证。这些症状常见于食管癌、胃癌、贲门癌、肝癌等患者,亦可为放化疗后的副反应及其他恶性肿瘤引起的胃肠症状。治疗此证常用和降胃气之法,多选旋覆花、枳壳、代赭石、木香、半夏、厚朴、佛手、香橼皮、沉香、柿蒂、绿萼梅、黄荆子、刀豆、甘松、檀香,砂仁、陈皮等中药。③腑气不通。六腑以通为顺,泻而不藏,若由于寒热侵袭、食积停滞及腑气失通,可见腹胀、腹痛、肠型包块、大便秘结,甚则呕吐、腹中绞痛,脉来弦紧或弦数。治宜通腑化滞并通里攻下,常用承气汤加减,常用药有山楂、枳实、槟榔、厚朴、莱菔子、大腹皮、火麻仁、大黄、芒硝、郁李仁、番泻叶等。

(2) 血瘀。①气滞血瘀。气为血之帅，气行则血行，气止则血停。气滞日久必然会影响血液运行，导致血瘀，气血凝滞不通、积瘀而发为肿瘤。所以，从古至今善治肿瘤者无不着重从瘀血着手，特别是那些疼痛明显且肿块固定的肿瘤。治疗气滞血瘀型肿瘤常用理气活血、软坚散结之法，常选用木香、八月札、乌药、降香、川芎、丹参、桃仁、红花，三棱、文术、泽兰、鸡血藤、王不留行、牛膝、土鳖虫、白屈菜、干漆、急性子、水蛭、刘寄奴、苏木、虎杖、乳香、没药、马鞭草、石见穿、喜树根、五灵脂、毛冬青等药。②气虚血瘀。气为血之帅，血为气之母，气虚无力帅血运行亦可发生瘀血，这在肿瘤患者中更为多见。临床上气虚血瘀型肿瘤患者多是中晚期癌症患者，或是手术、放疗、化疗后的肿瘤患者，可见疲乏无力、纳谷减退、面色萎黄等症状，肚腹结块或其他部位有结块而产生固定性疼痛。这种瘀血患者万不可一味采用攻法，盖因虚而致瘀，此所谓“正气不复，瘀血难行”，当补气活血。常用药物有生黄芪、人参、太子参、丹参、赤芍、鸡血藤、红花、益母草、平地木、泽兰、虎杖根、石见穿、喜树根、急性子、乳香、没药、郁金、延胡索、三七等。③血瘀癥积。血瘀于内，形成癥积肿块，胸腹部肿物壅积均有血瘀或死血。《古今医统大全》描述食管癌时说：“凡食下有碍，觉屈曲而下，微作痛，此必有死血。”即与血瘀有关。治此型肿瘤宜破血祛瘀，攻坚消积，可投行气破血之药，如桃仁、水红花子、红花、皂角刺、猪蹄甲、水蛭、虻虫、鬼箭羽、喜树根、乳香、没药、土鳖虫、蜣螂、斑蝥、鼠妇、苏木、急性子、石见穿、郁金、毛冬青根、干漆、五灵脂等。

(3) 痰饮凝聚。痰饮同出一源，异名同类，二者皆为脏腑病理变化的产物，且与肺、脾、肾三脏功能失调相关，浊而稠者为痰，清而稀者为饮。咳吐可见者为有形之痰，痰注全身无处不到者为无形之痰。古人有“怪病多痰”说，而肿瘤的形成与痰浊关系更加密切。综观历代治肿瘤的专家，以痰论治癌的经验十分丰富。痰饮致肿瘤可有下述类型：①痰气交阻，痰不见气不结，痰随气升，无处不到。治痰必先治气，气降痰自降，气行痰自消。痰随气动，犯于肺，可见咳嗽、气喘、喉中痰鸣、胸部痞闷，脉弦滑，舌淡红，苔白润，为痰气结于气道，多见于肺癌偏于痰湿患者。常用药有苏子、莱菔子、白芥子、旋覆花、陈皮、枳壳、厚朴、葶苈子、瓜蒌、杏仁、桔梗、胆南星、半夏、牛蒡子、冬瓜仁、生苡仁等。食管癌亦可见痰气互结，症见咳吐、痰涎黏冻，胸闷发堵，噎塞不通，饮食不顺，治以化痰、降气、通腑、消噎之品，可改善症状，除上述诸药外，常加丝瓜络、威灵仙、急性子、木鳖子等。②痰火互结。痰不见、火不稠，痰火互结常见于肺痈或肺感染，表现为咳吐黄痰，黏稠有块。治以解毒化痰法，用桑白皮、瓜蒌、黄芩、金荞麦、金银花、前胡、鱼腥草、鸭跖草、蒲公英、马兜铃、青黛、牡丹皮、知母、生石膏、天花粉、猪胆汁、大贝母、人工牛黄、竹沥汁等品。③痰瘀互结，流注于皮里膜外，表现为瘿瘤、瘰疬、恶核、失荣及石疽等，治宜化痰祛瘀，软坚散结，药用夏枯草、生牡蛎、海藻、昆布、瓦楞子、半夏、桔梗、白芥子、南星、黄药子等。④痰浊阻窍，随气上逆，蒙蔽清窍，症见头痛有定处、胸膈满闷、头沉、呕恶、吐痰涎、气短，甚则出现神志不清，脉弦滑，舌暗红，苔白腻或白多见于脑瘤或脑转移癌。此型肿瘤治宜涤痰化浊、通络开窍，常用药有苍术、半夏、石菖蒲、远志、全瓜蒌、僵蚕、全蝎、天麻、佩兰、蜈蚣、天南星、川芎、白芷、威灵仙、郁金、皂刺。

(4) 热毒。肿瘤患者热毒内蕴，表现为热毒壅盛，如外感时邪，亦表现为热毒火盛；有时热毒伤阴，灼及脏腑，表现为肺热、心热、肝热、胃热、大肠热、膀胱热等，若热毒燔灼营血则出现气血两燔之证。治疗热毒壅盛型肿瘤可选清热解毒兼有抗癌作用的药物，如千里光、大青叶、玄参、金银花、鱼腥草、紫花地丁、四季青、八角莲、土茯苓、射干、一枝黄花、山豆根、马勃、白头翁、马齿苋、穿心莲、三颗针、重楼、白英、蛇莓、山慈菇、肿节风、白花蛇舌草、凤尾草、苦参、白鲜皮等。若因毒热蕴久而伤及阴津，引起邪热伤阴症状，可见午后低热不退、心烦不寐、舌红少苔、盗汗、脉细数，多见于肺癌及头颈部癌、食管癌放疗后，治宜养阴解毒，选用玄参、牡丹皮、赤芍、地骨皮、白蔹、紫草等。

(5) 正虚。中医认为“邪能伤正”“正能胜邪”。肿瘤临床表现多为正虚邪实，如邪毒不盛而见久病，以亏损为主时，主要表现为正气虚亏，即阴阳、气血、脏腑功能虚损和失调。古籍文献中，对晚期肿瘤及气血衰败患者大多主张补益气血、调理脏腑阴阳以减轻痛苦，延以时日。对肿瘤患者的治疗必须依靠人体正气，扶正是为祛邪治疗创造条件。只有营养状况好、身体抵抗力强、后天脾胃消化功能好，患者手术后的恢复才能更快、更好，承受放疗、化疗的能力更强，能接受足够剂量的放化疗，为祛邪抗癌治疗提供条件。因而治疗肿瘤患者要维护好正气，使其避免再受病邪的破坏和损伤。

2. 辨证论治与单、偏、验方相结合

辨证论治是中医治疗疾病的基本原则，但在民间还流传着不少行之有效的治疗肿瘤的单方、偏方、验方及中草药，这些方药常有一定的效果。一些方药简便易行，可就地取材，符合简、便、廉、验的原则。不过，单、偏、验方和单味中草药也有其局限性，不可能对所有肿瘤或对每一位肿瘤患者都有效，因此不能单靠一方一药治癌，还是要与辨证论治的基本原则相结合。另外，不同的单、偏、验方和中药分别具有不同的性、味和功能主治，须根据四诊信息进行寒、热、虚、实的辨证，并加以选用。单、偏、验方中多有偏性较大的药，也不能不加辨证单纯一味地使用。如患者毒热邪盛，用大热药物则犹如火上加油，必然招致不良后果；又如患者脾胃已受损，若用一些大苦大寒的单方草药，脾胃更伤，后患很大。所以必须把辨证论治原则与单、偏、验方的运用有机结合起来，才能达到互相补充、取长补短的目的。

各地收集的治疗肿瘤的单、验方有不少，通过临床试验，有的疗效不明显，有的确实看到治疗效果。因此，对民间中医这一宝贵遗产还需继续努力发掘，对民间疗法加以整理，去伪存真、去粗取精，通过重复验证，找出其中有效的方药，丰富中医临床肿瘤治疗学。如民间流传治疗皮肤癌的“农吉利”，通过临床观察，证实治疗皮肤癌及宫颈癌有效。经实验研究，发现其主要有效成分是野百合碱，动物移植性肿瘤实验也发现其具有一定的抑瘤作用。又如守宫酒、醋制硇砂，以及核桃树枝煮鸡蛋治疗食管癌和软组织肉瘤均有一定效果。民间广泛流传的斑蝥蒸鸡蛋治疗瘰疬和恶性肿瘤也有一定效果。动物实验研究证实，斑蝥提取物对移植性动物肿瘤有一定作用，其主要有效成分斑蝥素和斑蝥酸钠现已制成注射剂，临床证实对食管癌、肝癌、乳腺癌均有一定疗效。蟾酥制剂等则具有广谱抗癌作用。这类制剂采用了单方和验方中的有效成分，经研究整理及发展，有望成为中医肿瘤治疗中的新药和新方法。

第二节　常见肿瘤

一、肺癌

肺癌为西医病名，又称原发性支气管肺癌，中医属于“肺积”“痞癖”“咳嗽”“咯血”“胸痛”等范畴。中医认为，本病与正气虚损、邪毒入侵有密切关系。

（一）病因与病机

正气虚损，阴阳失调，邪毒乘虚入内而滞于肺，致肺气闭郁，升降失司，气机不利而血行瘀滞，津液失于输布，津聚为痰；痰凝气滞，瘀阻络脉，而瘀毒凝结，日久形成肺部积块。又因肝主疏泄，脾主运化水湿，肾主水之蒸化，故本病与肝、脾及肾关系密切。

1.正气不足

“正气存内，邪不可干”“邪之所凑，其气必虚”。正气内虚，脏腑阴阳失调，为肺癌发病的主要基础。如《医宗必读·积聚》说：“积之成者，正气不足，而后邪气踞之。”年老体衰，肺部慢性疾病等造成肺气耗损而虚衰；或七情所伤，气逆气滞，升降失调；或劳累过度致肺气、肺阴亏损，外邪乘虚而入，客邪留滞不去，气机不畅，终致肺部血行瘀滞，结而成块。

2. 烟毒内侵

清代顾松园认为：“烟为辛热之魁。”长期吸烟，热灼津液，阴液内耗，致肺阴不足，久则气阴亏虚，加之烟毒之气内蕴，羁留肺窍，阻塞气道，而致痰湿瘀血凝结，形成瘤块。

3. 邪毒侵肺

肺为娇脏，易受邪毒侵袭。长期接触工业废气、石棉、矿石粉尘、煤焦烟垢和放射性物质等，致使肺气肃降失司，肺气郁滞不宣，进而血瘀不行，毒瘀互结，久而可形成肿块。

4. 痰湿聚肺

脾为生痰之源，肺为贮痰之器。脾主运化，脾虚运化失调，水谷精微难生化输布，致湿聚生痰，留于脏腑；或饮食不节，水湿痰浊内聚，痰贮肺络，肺气宣降失常，痰凝气滞；或肾阳不足，失于蒸化，水饮上犯于肺，酿湿生痰。这些均可导致气滞瘀阻，毒聚邪留，郁结胸中，肿块逐渐形成。

（二）辨证论治

辨证要点：①辨证候虚实。肺癌多与肺气不足及痰湿、瘀血阻滞有关，早期多见气滞血瘀、痰湿毒蕴之证，以邪实为主，晚期多见阴虚毒热、气阴两虚之证，以正虚为主，临床病情复杂，常虚实互见。②辨邪正盛衰。肺癌是高度恶性的肿瘤，发展快、变化速。辨明邪正盛衰是把握扶正祛邪治则和合理遣方用药的关键。一般说来，肺部癌瘤及症状明显但患者形体尚丰，生活、活动、饮食等尚未受阻，此时多为邪气盛而正气尚充，正邪交争之时；如病邪在肺广泛侵犯或多处转移，全身情况较差，消瘦、乏力、衰弱、食少，生活行动困难，症状复杂多变，多为邪毒内盛，正气明显不支而致正虚邪实者。

扶正祛邪、标本兼治是治疗肺癌的基本原则。本病整体属虚，局部属实，正虚为本，邪实为标。肺癌早期以邪实为主，治当行气活血、化瘀软坚、清热化痰、利湿解毒；肺癌晚期以正虚为主，治宜扶正祛邪，用养阴清热、解毒散结、益气养阴、清化痰热等法。临床上还应根据虚实的不同、患者的具体情况，按标本缓急恰当处理。由于肺癌患者正气内虚，抗癌能力低下，虚损情况突出，在治疗中要始终顾护正气、保护胃气，把扶正抗癌原则贯穿肺癌治疗全过程。应在辨证论治基础上选加有一定抗肺癌作用的中药，如活血化瘀、软坚散结、补气益肺的单药或组方辅助治疗。

1.气血瘀滞

患者咳嗽不畅，胸闷气憋，胸痛有定处，如锥如刺，或痰血暗红；口唇紫暗，舌质暗或有瘀斑，苔薄，脉细弦或细涩。治法为活血散瘀，行气化滞。方用血府逐瘀汤。本方用桃红四物活血化瘀，柴胡、枳壳疏肝理气，牛膝活血化瘀、引血下行，桔梗载药上行，直达病所，甘草调和诸药。胸痛明显可配伍香附、郁金、延胡索等以理气通络、活血定痛；若反复咯血，血色暗红，可减少桃仁、红花的用量，加蒲黄、三七、藕节、仙鹤草、茜草根祛瘀止血；瘀滞化热则暗伤气津，见口干、舌燥，加沙参、天花粉、生地黄、玄参、知母等清热养阴生津；食少乏力、气短者，加黄芪、党参、白术益气健脾。

2.痰湿蕴肺

咳嗽，咯痰，气憋，痰质稠黏，痰白或黄白相兼，胸闷胸痛，纳呆便溏，神疲乏力；舌质淡，苔白腻，脉滑。治法为行气祛痰，健脾燥湿。方用二陈汤合瓜蒌薤白半夏汤。二陈汤理气燥湿化痰，合瓜蒌薤白半夏汤以助行气祛痰及宽胸散结之功。若见胸脘胀闷、喘咳较甚者，可加用葶苈大枣泻肺汤泻肺行水；痰郁化热而痰黄稠黏难出者，加海蛤壳、鱼腥草、金荞麦根、黄芩、栀子清化痰热；胸痛甚，且瘀象明显者，加川芎、郁金、延胡索行瘀止痛；神疲、纳呆者，加党参、白术、鸡内金健运脾气。

3. 阴虚毒热

咳嗽无痰或少痰，痰中带血，甚则咯血不止；胸痛、心烦、寐差，低热盗汗，或热势壮盛，久稽不退，口渴，便干结；舌质红，苔黄，脉细数或数大。治法为养阴清热，解毒散结。方用沙参麦冬汤合五味消毒饮。药用沙参、玉竹、麦冬、桑叶、天花粉、生扁豆、甘草养阴清热，金银花、野菊花、蒲公英、紫花地丁、紫背天葵清热解毒散结。若咯血不止，可选加白及、白茅根、仙鹤草、茜草根、三七凉血止血；低热盗汗者加地骨皮、白薇、五味子育阴清热敛汗；大便干结加全瓜蒌、火麻仁润燥通便。

4. 气阴两虚

患者咳嗽痰少或痰稀而黏，咳声低弱，气短喘促，神疲乏力，面色㿠白，形瘦恶风，自汗或盗汗，口干少饮；舌质红或淡，脉细弱。治法为益气养阴。方用生脉饮合百合固金汤。生脉饮中人参补元气，麦冬养阴生津，五味子敛补肺津，三药合用，共奏益气、养阴、生津之功。百合固金汤用生地黄、熟地黄、玄参滋阴补肾，当归、白芍养血平肝，百合、麦冬、甘草润肺止咳，桔梗止咳祛痰。气虚征象明显者加生黄芪、太子参、白术等益气补肺健脾；咯痰不利，痰少而黏者加贝母、瓜蒌、杏仁等利肺化痰。若肺肾同病，由阴损阳，以阳气虚衰为突出表现，可选用右归丸温补肾阳。

上述证候中，如合并上腔静脉压迫综合征，出现颜面及胸上部青紫水肿、声音嘶哑、头痛晕眩、呼吸困难，甚至昏迷等严重症状，重者可在短期内死亡。中医治疗从瘀血、水肿论治，活血化瘀、利水消肿可使部分患者缓解。常用方剂有通窍活血汤、五苓散、五皮饮、真武汤等。压迫症状较轻者可在辨证施治方药中酌加葶苈子、猪苓、生麻黄、益母草等，以泻肺除壅、活血利水。

学者在肺癌长期临床研究过程中筛选出了一些较常用的抗肺癌中药,如清热解毒类的白花蛇舌草、半边莲、半枝莲、拳参、龙葵、蛇莓、马鞭草、凤尾草、重楼、黄芩、蝉蜕、蒲公英、野菊花、金荞麦、苦参、山豆根、马勃、射干等;化痰散结类的贝母、海蛤壳、马兜铃、瓜蒌、胆南星、半夏、杏仁、百部、牡蛎、海藻等;活血化瘀类的桃仁、大黄、三棱、猪蹄甲、莪术、鬼箭羽、威灵仙、紫草、延胡索、郁金、三七、虎杖、丹参等;攻逐水饮类的猪苓、泽泻、防己、大戟、芫花等。上述有一定抗肺癌作用的药物,可在辨证论治基础上,结合肺癌具体情况酌情选用。

(三)预防与调护

1.饮食调护

(1)戒烟戒酒,忌用发物(如猪头肉、羊肉、驴肉、鹿肉、狗肉、公鸡肉)。

(2)宜食用清润利湿的食物,如芦笋、杏仁、香菇、胡萝卜、百合、冰糖、猪肺。①体虚可用燕窝 5 g、银耳 20 g、瘦猪肉 80 g、大米 50 g,以慢火熬稀粥调味服食。②干咳、心中烦热、痰血可用百合 30 g、大米 100 g 以慢火熬稀粥调味服食。③咳嗽多痰,宜吃芥菜、萝卜、枇杷、芦笋,可化痰平喘。④若咯血,可吃鲜藕、青菜炖肉、蚕豆花、芥菜,有止血之效。⑤各期均可用天冬 20 g、绿茶 3 g、甘草 5 g 加适量水煎汤代茶饮用。

(3)药膳可用板栗烧猪肉、补肺乌骨鸡汤、虫草鸭或三七鸡等。

(4)注意辨证择食。热证宜食用寒凉性食物,寒证宜食用热性食物。阳热偏盛者不宜食用桂圆及荔枝等食物,虚寒体质者不宜食用西瓜、梨、黄瓜等寒凉食物。阴虚者少吃辣椒、葱、姜等辛散之品,可多吃百合、银耳、海参等。

2.情志护理

中医认为,恼怒时肝气上逆犯肺、悲忧过度伤肺、过度思虑伤脾,均对本病恢复不利,甚至可能加重病情或使迁延不愈,故应避免这些不良因素刺激。

3. 日常起居

(1) 病情相对稳定期也应慎风寒、节饮食、戒恼怒、节房事，防止病情加重。

(2) 咯血或病情严重时应卧床休息，缓解期可做适宜的体育锻炼。化疗期间注意休息。

(四) 预后转归

一般初起多为邪毒、痰瘀壅滞于肺，侧重实证，虚损不明显，机体正气尚强，通过调治病情可好转。若未控制，邪毒伤正，肺脾气虚，遏邪乏权，邪毒可进一步向肺外传变，或流窜于皮下肌肤，或流注于脏腑筋膜，或着于肢节骨骼、淫髓蚀骨，或邪毒上扰清窍，甚至蒙蔽清窍，虚损加重、耗气伤血、伤阴损阳。若见面削形瘦、大肉尽脱等虚损衰竭之症，常预示着患者已进入了生命垂危阶段。部分术后复发的患者可出现由气虚发展为阳虚，又渐变为精血亏虚，可出现肺、脾、肾三脏之气阴两伤及阴阳两虚的见证，多预示病势极其严重，治疗效果极差。

此外，痰热常为肺癌病理演变的一个方面，多是痰瘀化热所致。痰瘀化热的直接原因是癌块阻塞支气管，致使痰液引流不畅，继发感染。一旦出现这种转化，临床治疗时必须采取截断方法，以求得热象迅速控制，以阻断病情的急剧恶化。

二、肝癌

肝癌为西医病名，中医属于“肥气”“痞气”“积气”等范畴。对于肝癌病证，早在《黄帝内经》中就有一些记载，历代中医典籍也有记载，如《难经 · 五十六难 · 论五脏积病》记载：“肝之积，名曰肥气，在左胁下，如覆杯，有头足。”又载：“脾之积，名曰痞气，在胃脘，覆大如盘，久不愈。令人四肢不收，发黄疸，饮食不为肌肤。”《诸病源候论 · 积聚病诸候 · 积聚候》也有相似记载：“诊得脾积，脉浮大而长，饥则减，饱则见，䐜起与谷争，累累如桃李。起见于外，腹满呕泄，肠鸣，四肢重，足胫肿厥，不能卧，是主肌肉损……色黄也。”宋代《圣济总录》云：“积气在腹中，久不瘥，牢固推之不移者……按之其状如杯盘牢结。久不已，令人身瘦而腹大，至死不消。”这些文献所描述的症状与肝癌近似，对肝癌不易早期诊断、临床进展迅速、晚期恶病质、预后较差等特点都做了较为细致的观察。在治疗上则强调既要掌握辨证用药原则，又须辨病选药，应针对具体病情灵活掌选方用药。

（一）病因与病机

当脏腑气血虚亏，加之七情内伤、情志抑郁，脾虚湿聚、痰湿凝结，六淫邪毒入侵、邪凝毒结等，可使气、血、湿、热、瘀、毒互结而成肝癌。

1. 病因

(1) 情志久郁。肝主疏泄，调畅气机，故一身之气机畅达与否与肝关系密切。情志久郁，疏泄不及，气机不利，气滞血瘀，是肝癌形成的主要因素之一。

(2) 脾虚湿聚。饮食失调，损伤脾胃，气血化源告竭，后天不充，使脏腑气血虚亏。脾虚则饮食不能化生精微而变为痰浊，痰阻气滞、气滞血瘀、肝脉阻塞、痰瘀互结，因而形成肝癌。如《医宗必读·积聚》所说：“积之成也，正气不足，而后邪气踞之。”

(3) 湿热结毒。情志不遂，而气滞、肝郁日久，化热化火、火郁成毒；肝郁乘脾，运化失常，痰湿内生、湿热结毒，形成肝积。肝之疏泄失常，亦影响胆排泄功能，故此种病因所致肝癌，多伴胆汁外溢而呈黄疸。

(4) 肝阴亏虚。热毒之邪阻于肝胆，久之则耗伤肝阴，肝血暗耗，导致气阴两虚，邪毒内蕴。此为本虚标实之证。

2. 病机

肝癌病位在肝，但因肝与胆相表里，肝与脾有密切的五行生克制化关系，脾又与胃相表里，肝、肾同源，故肝癌与胆、脾、胃、肾密切相关。肝癌病性早期以气滞、血瘀、湿热等邪实为主，日久则兼见气血亏虚、阴阳两虚，而成为本虚标实、虚实夹杂之证。本病病机演变复杂，由肝脏自病或由他脏病及于肝，使肝失疏泄是病机演变的中心环节。肝失疏泄则气血运行滞涩，可致气滞、血瘀，出现胁痛、肝肿大；且肝失疏泄可致胆汁分泌、排泄失常，出现黄疸、纳差。肝失疏泄可致气机不畅，若影响脾胃之气升降，则脾胃功能失常，气血生化乏源，见纳差、乏力、消瘦，水湿失于运化而聚湿生痰，湿郁化热，致胁痛、肝肿大。肝失疏泄致气血运行不畅，若影响肺、脾、肾的通调水道功能，则水液代谢失常，致腹胀大、水肿。故肝失疏泄可产生气滞、血瘀、湿热等病理变化，三者相互纠结，蕴结于肝，而表现出肝癌的多种临床表现，日久则由于病及脾、肾，肝不藏血、脾不统血而合并血证；邪毒炽盛，蒙蔽心包而合并昏迷；肝、脾、肾三脏受病而转为臌胀。

（二）辨证论治

肝癌发病后，病情多进展迅速，病情严重。因此，要全面掌握辨证要点。①辨虚实。患者本虚标实极为明显。本虚表现为乏力倦怠，形体逐渐消瘦，面色萎黄及气短懒言等。而患者右胁部有坚硬肿块而拒按，甚至伴黄疸、脘腹胀满而闷、腹胀大等，均属于标实的表现。②辨危候。晚期可见昏迷、吐血、便血、胸腹水等危候。

针对肝癌患者以气血亏虚为本，气血、湿热、瘀毒互结为标，虚实错杂等病机特点，可扶正祛邪、标本兼治，以恢复肝主疏泄之功能，使气血运行流畅，湿热瘀毒之邪有出路，从而减轻和缓解病情。治标之法常用疏肝理气、活血化瘀、清热利湿、泻火解毒、消积散结等，尤其重视疏肝理气的合理运用；治本之法常用健脾益气、养血柔肝、滋补阴液等。要注意结合病程、患者全身状况处理好正与邪、攻与补的关系，攻补适宜，治实勿忘其虚，补虚勿忘其实。还当注意攻伐之药不宜太过，否则虽可图一时之快，但耗气伤正，最终易致正虚邪盛，加重病情。在辨证论治的基础上可选加具有一定抗肝癌作用的中药，以加强治疗的针对性。

1. 肝气郁结

患者常有右胁部胀痛，右胁下肿块，胸闷不舒，善太息，纳呆食少，时有腹泻，月经不调；舌苔薄腻，脉弦。治法为疏肝健脾，活血化瘀。方用柴胡疏肝散。方中柴胡、枳壳、香附、陈皮可疏肝理气，川芎活血化瘀，白芍、甘草平肝缓急。若疼痛较明显，可加郁金、延胡索以活血定痛；胁下有肿块，加莪术、桃仁、半夏、浙贝母等破血逐瘀，软坚散结；纳呆食少者，加党参、白术、神曲、薏苡仁等开胃健脾。

2. 气滞血瘀

右胁疼痛较剧，如锥如刺，入夜更甚，甚至痛引肩背；右胁下结块较大，质硬拒按，或同时见左胁下肿块；面色萎黄而暗，倦怠乏力，脘腹胀满，甚至出现腹胀大，皮色苍黄，脉络暴露，食欲不振，大便溏结不调，月经不调；舌质紫暗有瘀点、瘀斑，脉弦涩。治法为行气活血，化瘀消积。方用复元活血汤。方中桃仁、红花、大黄活血祛瘀，天花粉消脓肿瘀血，当归活血补血，柴胡行气疏肝，猪蹄甲疏通肝络，甘草缓急止痛。可以酌加三棱、莪术、延胡索、郁金、水蛭、䗪虫等以增强活血定痛、化瘀消积之力，或配用鳖甲煎丸或大黄䗪虫丸，以消癥化积。若转为臌胀之腹胀大，皮色苍黄，脉络暴露，加甘遂、大戟、芫花攻逐水饮，或改用调营饮活血化瘀、行气利水。

3. 湿热聚毒

患者右胁疼痛，甚至痛引肩背，右胁部结块，身黄目黄，口干口苦，心烦易怒，食少厌油，腹胀满，便干溲赤；舌质红，苔黄腻，脉弦滑或滑数。治法为清热利胆，泻火解毒。方用茵陈蒿汤。方中茵陈、栀子、大黄清热除湿，利胆退黄。常加白花蛇舌草、黄芩及蒲公英清热泻火解毒；疼痛明显者，加柴胡、香附、延胡索疏肝理气，活血止痛。

4. 肝阴亏虚

胁肋疼痛，胁下结块，质硬拒按；五心烦热，潮热盗汗，头昏目眩，纳差而食少，腹胀大，甚则呕血、便血、皮下出血；舌红少苔，脉细而数。治法为养血柔肝，凉血解毒。方用一贯煎。方中生地黄、当归、枸杞子滋养肝肾阴血，沙参、麦冬滋养肺胃之阴，川楝子疏肝解郁。出血者加仙鹤草、白茅根、牡丹皮，清热、凉血、止血；出现黄疸可合茵陈蒿汤清热、利胆、退黄；肝阴虚日久，累及肾阴，见阴虚症状突出者，加生鳖甲、生龟甲、女贞子、墨旱莲滋肾阴，清虚热。肾阴虚日久常可阴损及阳而见肾之阴阳两虚，临床见形寒怯冷、水肿、腹胀大、腰酸膝软等症，可用金匮肾气丸温补肾阳为主方，加减化裁。

在上述辨证论治基础上，可按病情选用具有一定抗癌作用的中药，如清热解毒类的白花蛇舌草、半枝莲、半边莲、拳参、蛇莓、马鞭草、凤尾草、紫草、蒲公英、肿节风、野菊花、苦参、重楼、夏枯草等，活血化瘀类的大蓟、莪术、鬼箭羽、䗪虫、虎杖、丹参、水红花子、三棱、水蛭等，软坚散结类的海藻、夏枯草、牡蛎等。若合并血证、黄疸及昏迷，或转为臌胀者，可根据有关情况进行辨证论治，病情危重者尚须中西医结合救治。

本病在中医临床多属“肝积”“痞气”“臌胀”“黄疸”等范畴，健脾活血汤和抗癌益肝汤等均为临床总结出的有效方剂，可根据病情选用。①健脾活血汤。本方出自《金匮要略》，可健脾理气、破血抗癌。因晚期肝癌多肝失条达及脾失健运二脏同病，本方可益气健脾、理气疏肝，收治疗之效。②抗癌益肝汤。本方的功能为健脾理气，主治原发性肝癌。中医认为，“脾为后天之本”“有胃气则生，无胃气则死”，而肝癌兼杂证多，发展迅速，关键脏器则为脾胃，临床上以本方治疗Ⅱ期肝癌可取得较好疗效。

（三）预后转归

初起以气滞、血瘀、湿热的邪实之证为主，日久则肝失疏泄、脾失运化与统摄、肾失温煦与滋养，正虚邪盛，正不胜邪，而出现肝进行性肿大、疼痛剧烈，并可合并黄疸、血证及昏迷等危重证候，也可转为臌胀等难治之症。肝癌自然病程约1年，病势凶险。

本病初期症状不显，确诊时多已是中晚期。早期手术根治结合中西医综合治疗，部分病例尚可得到改善；中晚期肝癌则预后差，为消化道恶性肿瘤中死亡率较高的一种。近年来开展中西医结合疗法，对提高疗效、改善患者的预后有一定的作用，成为应对晚期肝癌的方向。中医药治疗晚期肝癌还可缓解患者的疼痛，大大提高患者生存质量。中国现已普遍应用中医中药治疗肝癌，在临床上多与其他疗法配合应用，对保护或改善肝功能，减轻不良反应，提高机体抵抗力具有一定作用。肝癌患者经中医治疗后常可带瘤生存，一些常见的肝癌症状缓解或消失，一些患者病情长期稳定，一般状况良好，可独立工作和生活，处于临床治愈状态。

三、胃癌

胃癌是西医病名，为最常见的癌症之一，中医属于“噎膈”“反胃”“癥瘕”“积聚”“伏梁”“心腹痞”“胃脘痛”范畴。《素问·通评虚实论》记载：“隔塞闭绝，上下不通。”《金匮要略·呕吐哕下利病脉证治》说：“脉弦者，虚也，胃气无余，朝食暮吐，变为胃反。”而更多的学者则以为古人所谓“心之积”的“伏梁”，在很大程度上就是现今部分胃肿瘤的临床表现。又如《素问·腹中论》说：“病有少腹盛，上下左右皆有根……病名伏梁……里大脓血，居肠胃之外，不可治，治之每切按之致死。”《难经·五十六难·论五脏积病》说：“心之积，名曰伏梁，起脐上，大如臂，上至心下，久不愈，令人病烦心。”这种从脐上到心下的上腹部包块，应是胃癌表现。治法和方药方面，武威出土的《武威汉代医简》专门载有“治伏梁方”，此方主治脘腹痞满、肿块等症，可能是治疗胃部肿瘤最古老的方剂之一。《金匮要略·呕吐哕下利病脉证治》的治疗胃反呕吐的大半夏汤,《伤寒论》治疗心下痞硬、噫气不除的旋覆代赭汤,《医部全录》记载的华佗胃反为病方(雄黄、珍珠、丹砂、朴硝),《本草纲目》治疗噎膈反胃的中药(硇砂、槟榔)等,对现今的临床与实验研究仍有参考价值。

(一)病因与病机

本病是由正气内虚,加之饮食不节、情志失调等引起的,气滞、痰湿、瘀血蕴结于胃及胃失和降为基本病机,以脘部饱胀或疼痛、纳呆、消瘦、便黑、积块为主要临床表现。

1.病因

胃癌病因迄今尚未完全明了,但根据患者的起病经过及临床表现,可知本病的发生与正气虚损和邪毒入侵有比较密切的关系。

(1)饮食不节。如烟酒过度,恣食辛香、燥热、熏制、腌制、油煎之品,或霉变、不洁之食物等,使脾失健运,不能运化水谷精微,气滞津停,酿湿生痰。或过食生冷,伤败脾胃之阳气,不能温化水饮,则水湿内生。

(2)情志失调。如果忧思伤脾,脾失健运,则聚湿生痰;或郁怒伤肝,肝气郁结,克伐脾土,脾伤则气结,水湿失运。

(3)正气亏虚。有胃痛、痞满等病证,久治未愈,正气亏虚,痰瘀互结而致本病。或因年老体虚及其他疾病久治不愈,正气不足,脾胃虚弱,复因饮食失节、情志失调等使痰瘀互结为患,而致本病。

2.病机

本病发病常较缓,早期可无任何症状,或以胃脘疼痛、嗳气作胀、胃纳不佳、大便色黑等为首发症状。本病病位虽在胃,但与肝、脾、肾等脏器关系密切:胃与脾相表里,脾为胃行其津液,若脾失健运则酿湿生痰,阻于胃腑;胃气以降为顺,以通为用,和降有赖于肝气之条达,肝失条达则胃失和降,气机郁滞,进而可发展为气滞血瘀，日久形成积块；中焦脾、胃有赖肾之元阴、元阳的濡养、温煦，若肾阴不足，失于濡养，使胃失濡润可发为胃癌，或肾阳不足，脾、胃失于温煦，虚寒内生，阳气不足，无以化气行水，则气滞、痰阻、瘀血变证丛生。

初期痰气交阻、痰湿凝滞为患，以标实为主；久病则本虚标实，本虚以胃阴亏虚、脾胃虚寒及气血两虚为主，标实则以痰瘀互结多见。

（二）辨证论治

辨证要点：①辨证候虚实。本病与正气内虚、痰气交阻、痰湿凝滞，痰瘀互结有密切关系。胃癌早期多见痰气交阻、痰湿凝结之证，以邪实为主；中晚期则多见痰瘀互结、胃阴亏虚、脾胃虚寒、气血两虚等本虚标实而以正虚为主之证。临床上多病情复杂，虚实互见。②辨胃气有无。食欲尚可、舌苔正常、面色荣润、脉搏从容和缓是有胃气之象，病尚浅，预后较好；反之则胃气衰败，病情重，预后不良。《中藏经·论胃虚实寒热生死逆顺》说："胃者，人之根本也。胃气壮，五脏六腑皆壮……胃气绝，则五日死。"胃气的虚实关系着人体之强弱，甚至生命之存亡。③辨危候。晚期可见大量吐血、便血、昏迷等危候。

本病多由气、痰、湿、瘀互结所致，故理气、化痰、燥湿、活血化瘀是本病主要治标之法；后期出现胃热伤阴、脾胃虚寒、气血两虚者，则应标本兼顾，扶正与祛邪并进。本病病位在胃，多有脾胃气机阻滞，气化不利，运化无权，在治疗中应始终重视顾护脾胃，勿损正气，这也是肿瘤的基本治疗原则，对中晚期患者和放化疗患者更为重要。只有胃气得充、脾气得健，才能使气血生化有源，助药以祛邪。但补虚时用药也不可过于滋腻，以免呆滞脾胃。可在辨证论治基础上结合选用、增添具有一定抗癌作用的中草药。

1. 痰气交阻

胃脘满闷作胀或疼痛，窜及两胁，呃逆，呕吐痰涎，胃纳减退，厌肉食；苔白腻，脉弦滑。治法为理气化痰。方用开郁至神汤。方中人参、白术、茯苓、陈皮健脾理气，脾气健则气机运行正常，痰湿无从内生；香附、当归、柴胡调和肝脾之气血，理气化痰；佐以苦寒的栀子以解痰气交阻郁久之热，泻火除烦，清热利湿；甘草调和诸药。可加半夏、天南星，助化痰之力；闷胀及疼痛明显，可加厚朴、郁金，行气活血定痛；呕吐痰涎，可加半夏、旋覆花以和胃降逆。

2.痰湿凝滞

患者胃脘满闷，面黄虚胖，呕吐痰涎，腹胀便溏，痰核累累；舌淡滑，舌苔滑腻。治法为燥湿化痰。方用导痰汤。以祛痰降逆的二陈汤为基础，加入理气宽胸的枳壳和祛风涤痰的天南星，共奏祛风涤痰之功。方中天南星、半夏燥湿祛痰力量颇强，故本方是强有力的祛痰剂。若伴腹胀便溏，可加猪苓、泽泻、苍术以利水渗湿、健脾理气。

3.瘀血内结

胃脘刺痛而拒按，痛有定处，或可扪及腹内积块，腹满不食，或呕吐物如赤豆汁样，或黑便如柏油样，或左颈窝有痰核，形体日渐消瘦；舌质紫暗或有瘀点，脉涩。治法为活血化瘀，行气止痛。方用膈下逐瘀汤。方中桃仁、红花、当归、川芎、牡丹皮、赤芍、延胡索、五灵脂活血化瘀止痛；香附、乌药、枳壳疏肝理气，取气行则血行之意；甘草调和诸药。可加三棱、莪术破结行瘀。有呕血或黑便者应注意把握活血药物的种类和剂量，可以配伍仙鹤草、白及、地榆、槐花以止血，加海藻、瓜蒌化痰软坚，加沙参、麦冬、白芍滋阴养血。吞咽梗阻，腹满不食者，也可改用通幽汤破结行瘀、滋阴养血。

4.胃热伤阴

患者胃脘部灼热，口干欲饮，胃脘嘈杂，食后剧痛，进食时可有吞咽哽噎难下之感，甚至食后即吐，纳差，五心烦热，大便干燥，形体消瘦；舌红少苔，或舌黄少津，脉细数。治法为清热养阴，益胃生津。方用竹叶石膏汤。方中淡竹叶、石膏辛凉甘寒，清胃之热；人参、麦冬益气生津；半夏降逆下气，其性虽温，但配于清热生津药中，则温燥之性去而降逆之用存，不仅无害，且能转输津液，活动脾气，使参、麦生津而不腻滞；配甘草、粳米扶助胃气，又可防石膏寒凉伤胃。若大便干结难解，加火麻仁、郁李仁润肠通便。

5.脾胃虚寒

胃脘隐痛，喜温喜按，腹部触及积块，朝食暮吐，或暮食朝吐，宿食不化，面色㿠白而肢冷神疲，泛吐清涎，面部、四肢浮肿，便溏，大便可呈柏油样；舌淡而胖，苔白滑润，脉沉缓。治法为温中散寒，健脾和胃。方用理中汤。方中人参大补元气，干姜可温中散寒，白术、甘草健脾益气，共奏健脾温中之功。可加丁香、吴茱萸温胃降逆止吐。若肢冷、呕吐、便溏等虚寒症状明显，可加肉桂、附子，即桂附理中汤，以增加温阳、补虚、散寒之力；全身浮肿者可合用真武汤以温阳、化气、利水；便血者可合黄土汤温中健脾、益阴止血。

6.气血两亏

胃脘疼痛绵绵，全身乏力，心悸气短，头晕目眩，面色无华，虚烦不眠，自汗盗汗，面浮肢肿，或可扪及腹部积块，或见便血，纳差；舌淡苔白，脉沉细无力。治法为益气养血。方用十全大补汤。以四君子汤补气健脾，以四物汤补血调肝。在此基础上，更配伍黄芪益气补虚，肉桂补元阳、暖脾胃，共奏气血双补、补虚暖中之功。此证型多属胃癌晚期，以虚为主，气血两亏，不任攻伐，当以救后天生化之源、顾护脾胃之气为要，待能稍进饮食，再适当配合行气、化痰、活血等攻邪之品，且应与补益之品并进，或攻补两法交替使用。若气血亏虚损及阴阳，致阴阳俱虚，阳竭于上而水谷不入，阴竭于下而二便不通，则为阴阳离决之危候，当积极救治。

学者经现代药理及临床研究已筛选出一些可抗胃癌及治其他消化道肿瘤的中药，如清热解毒类的白花蛇舌草、半枝莲、菝葜、肿节风、藤梨根、拳参、苦参、野菊花、野葡萄藤等，活血化瘀类的鬼箭羽、丹参、虎杖、三棱、莪术、铁树叶等，化痰散结类的牡蛎、海蛤壳、半夏、瓜蒌、石菖蒲等，利水渗湿类的防己、泽泻等。上述这些具有一定抗癌作用的药物，可在辨证论治的基础上，结合胃癌的具体情况酌情选用。晚期出现并发症及转移，可根据情况辨证论治。病情危重者还应中西医结合积极救治。

（三）预后转归

胃癌早期以邪实为主，如痰气交阻、瘀血内阻，可用理气化痰、活血化瘀之品消除邪实，并采取中西医结合的治法，部分患者病情可缓解，但也有部分患者转为胃热阴伤、脾胃虚寒、气血两虚之证，出现正虚邪盛之势。胃癌患者预后一般较差，但如能早期诊断和治疗，尤其是用中西医结合治疗，不少患者病情可缓解。

晚期胃癌可合并肝肿大、黄疸、大量便血、呕血或转为臌胀等，均为危重难治之证，预后不良。近年来，对晚期胃癌患者开展中西医结合治疗，用中药积极扶正培本，适当辅以攻邪，使不少患者的生存期得到延长。

四、结直肠癌

此为西医病名，包括结肠癌和直肠癌。中医药治疗注重调节机体免疫力，使术后患者的免疫系统功能得到恢复、增强，与化疗有协同增效作用，对化疗引起的消化道反应、造血机能抑制等具有缓解作用。中医药治疗结肠癌，可改善患者的症状，增强机体的抗病能力，减轻放疗、化疗的副作用。用药时可辨证及辨病兼顾，应用有清热解毒、益气健脾、活血攻坚、滋阴养血、除痰散结、调补脾胃等功效的方剂或中药，根据辨证结果，结合不同病期、不同体质、不同证型等情况，进行个体化治疗。中医药也可用于结肠癌术后患者的康复治疗。

有的中药有直接抗癌作用，如白花蛇舌草、半枝莲、山慈菇、龙葵等。中药方地榆炭 15 g，白花蛇舌草、红藤、白英、败酱草、乌蔹莓各 30 g，煎服，用于治疗结直肠癌有可靠效果。以华蟾素为主要成分的中成药也常用于治疗结直肠癌：①华蟾素注射液。10 ~ 20 mL 加入 5% 葡萄糖注射液 500 mL 中静脉滴注，每天

1 次，用药 7 天，休息 1 ~ 2 天，4 周为 1 个疗程；肌内注射每次 2 ~ 4 mL，每日 2 次。此法可单独或与放化疗联合使用。②华蟾素口服液，每次 10 ~ 20 mL，每日 3 次，口服。此法与放化疗联合应用，具有减轻放化疗副作用、保护肝肾功能、骨髓保护等作用。对于不能耐受放化疗的晚期患者，也可单独应用。

五、乳腺囊性增生

对本病疼痛明显、增生弥漫者，可服中药治疗，以疏肝理气、活血化瘀、软坚化结为原则，如乳癖消片、乳结消颗粒、乳康片等中成药，还可口服中药小金丹或逍遥散，均可缓解症状。临床上治疗乳腺囊性增生的成药较多，如乳块消、平消片、天冬素片、囊癖灵等，治疗效果不一。

参考文献

[1] 张伯臾,董建华,周仲瑛．中医内科学 [M]. 5 版．上海：上海科学技术出版社，2022.

[2] 林果为,王吉耀,葛均波．实用内科学 [M]. 16 版．北京：人民卫生出版社,2022.

[3] 胡品津,谢灿茂．内科疾病鉴别诊断学 [M]. 7 版．北京：人民卫生出版社,2021.

[4] 廖二元,袁凌青．内分泌代谢病学 [M]. 4 版．北京：人民卫生出版社,2019.

[5] 赵明辉,张路霞．中国肾脏疾病科学报告 [M]. 北京：科学出版社,2019.

[6] 陈灏珠,钟南山,陆再英等．内科学 [M]. 9 版．北京：人民卫生出版社,2018.

[7] 陈金水．中医学 [M]. 9 版．北京：人民卫生出版社,2018.

[8] 谢宁，张国霞．中医学基础 [M]. 4 版．北京：中国中医药出版社,2016.

[9] 林瑞芳,来要良．现代医学基础与操作·中医学 [M]. 北京：华龄出版社,2016.

[10] 张月娥,任佳伟．当代医学基础与临床·中医学 [M]. 北京：华龄出版社,2015.

[11] 时银萍,崔学艳．泌尿系统疾病 [M]. 北京：人民卫生出版社,2014.

[12] 陈玉铭,鲁海龙．现代临床医学诊疗：中医学 [M]. 北京：中医古籍出版社,2014.

[13] 谢艳飞,杨传英,康凤河．临床医学研究：中医学 [M]. 北京：知识产权出版社，2013.

[14] 唐志锋,樊红,崔涛．实用临床医学：消化内科学 [M]. 北京：知识产权出版社,2013.

[15] 中华中医药学会，中华中医药学会内科分会．中医内科常见病诊疗指南：中医病证部分 [M]. 北京：中国中医药出版社，2008.

[16] 中华中医药学会，中华中医药学会内科分会．中医内科常见病诊疗指南：西医疾病部分 [M]. 北京：中国中医药出版社，2008.